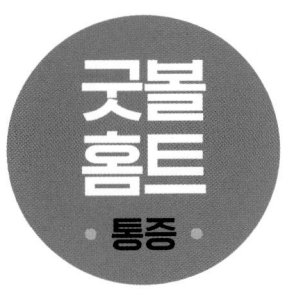

굿볼
홈트

통증

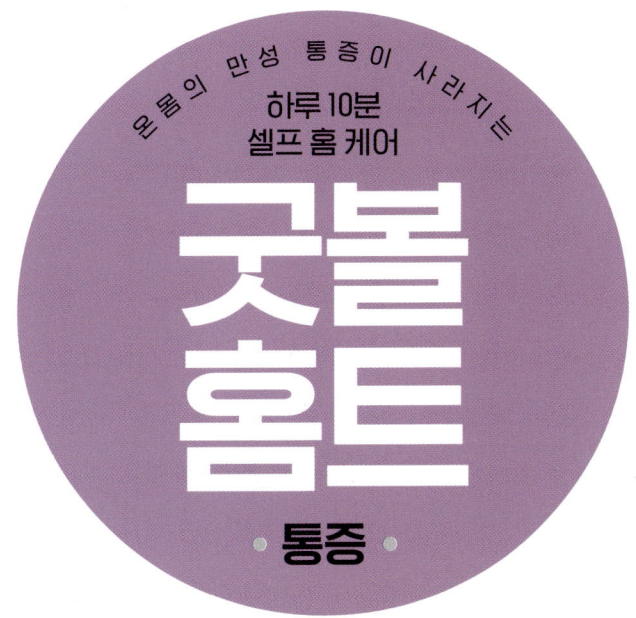

온 몸 의 만성 통증이 사라지는

하루 10분
셀프 홈 케어

굿볼
홈트

· 통증 ·

이동신 지음

Good Ball
Home Training
for Pain-free

황금시간

CONTENTS

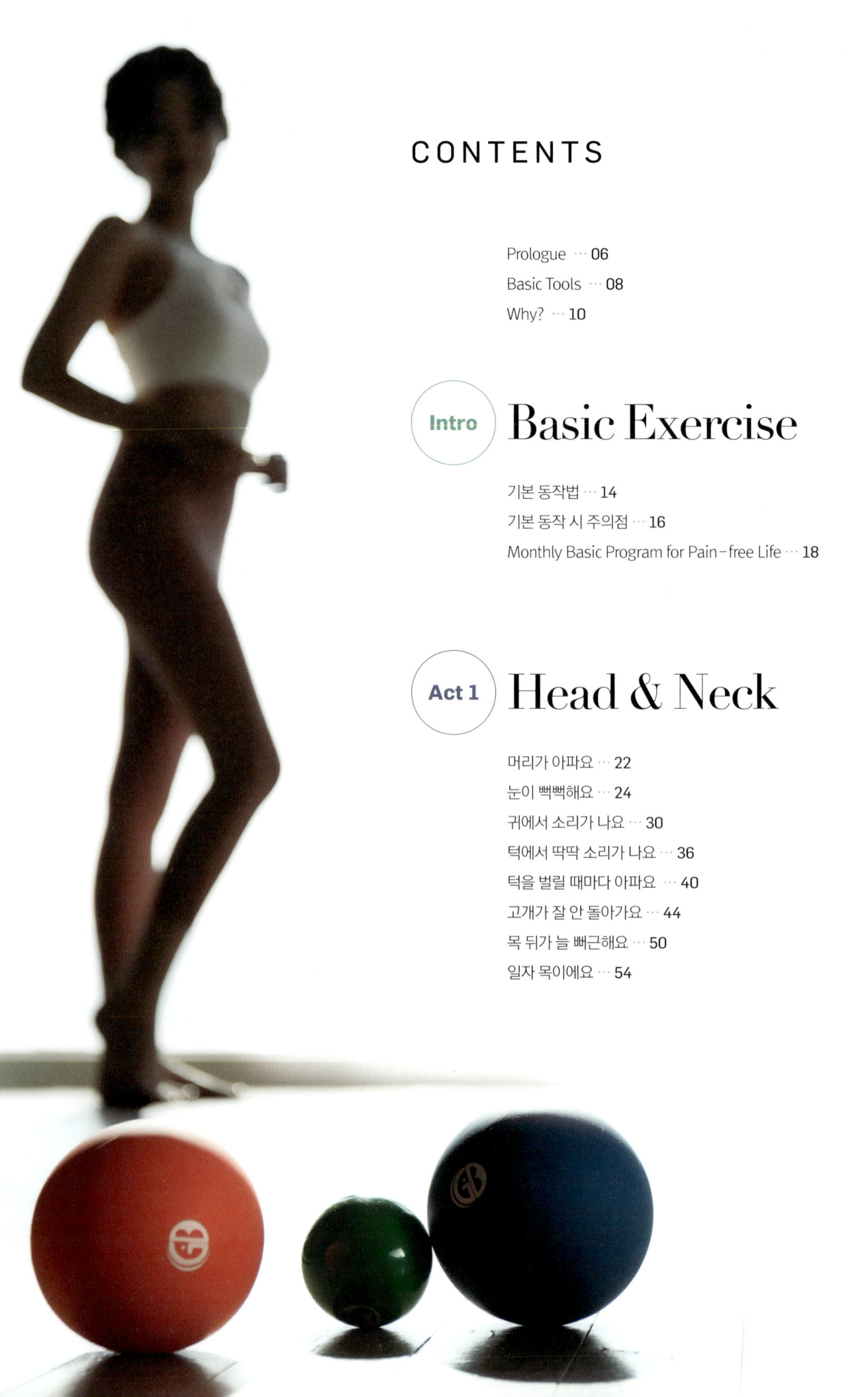

Good Ball
Home Training
for Pain-free

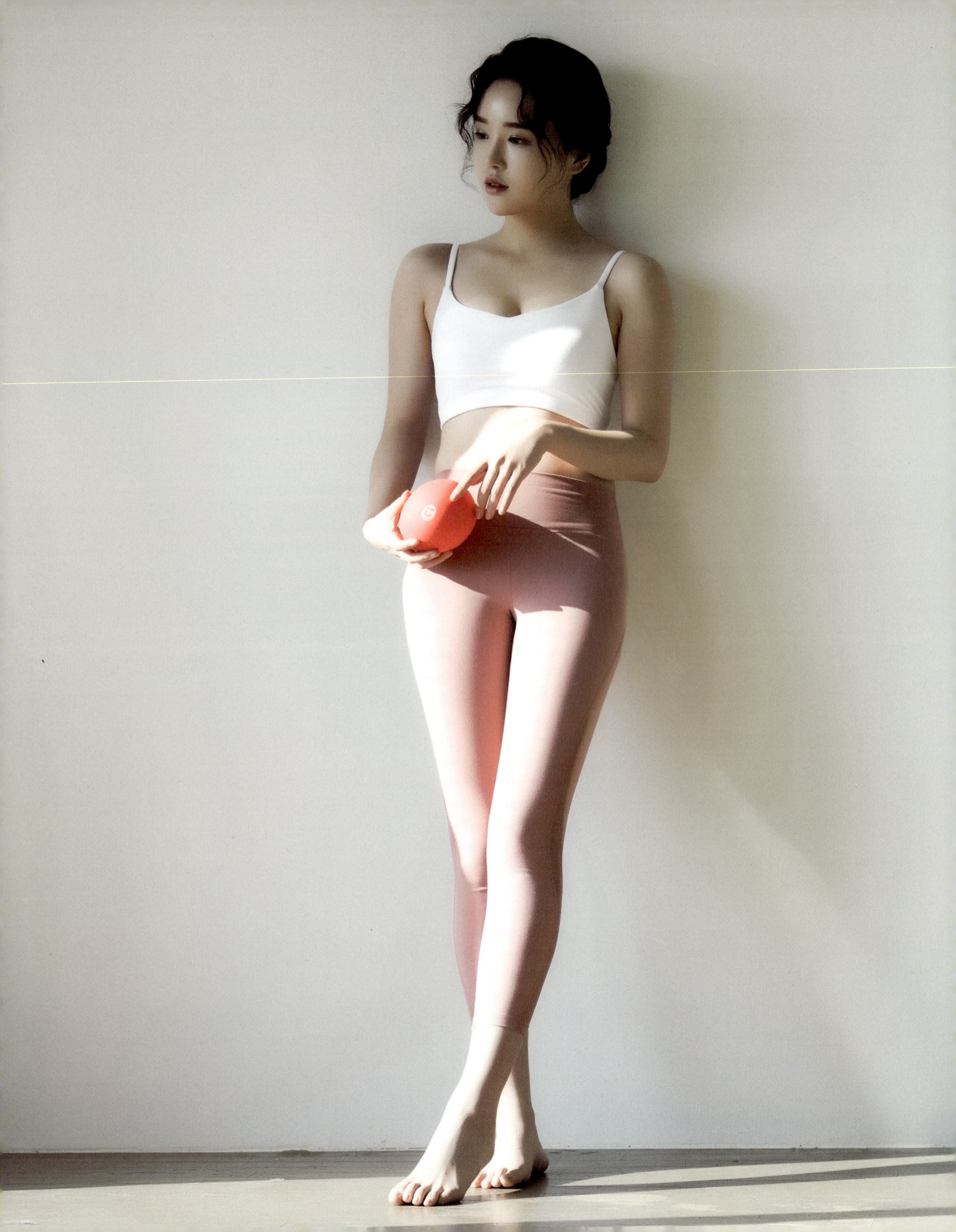

Good Ball
Home Training
for Pain-free

Prologue

어느 날 갑작스럽게 내게 찾아온 반갑지 않은 통증.
그럴 때 가장 자주 드는 두 가지 감정이 있지요.

'내가 나이가 들었나?' 하는 서글픔과
'혹시 큰 병에 걸린 거 아니야?'라는 겁이 바로 그것입니다.
하지만 너무 겁먹지도, 서글퍼하지도 마세요. 대부분의 생활 통증은
잘못된 자세와 현대인의 생활 패턴 변화에 따른 제한적 몸 움직임 때문에 생기니까요.

그러니 괜한 걱정으로 스트레스를 받지 말고 오늘부터 '굿 볼 홈트'를 시작해 보세요.
하루 10분씩, 한 달이면 효과를 볼 수 있는 에션셜 프로그램과
한국인이 가장 많이 겪는 30가지 증상을 정리한 통증 솔루션까지!

일상에서 쉽게 할 수 있고, 그리 긴 시간이 필요하지도 않은 간단한 동작들이지만
당신의 아침은 한결 가뿐해지고, 하루가 활기로 가득해집니다.

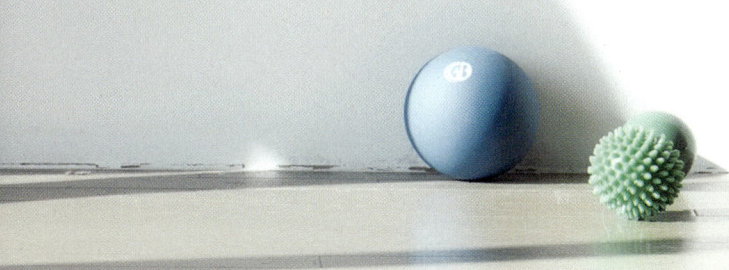

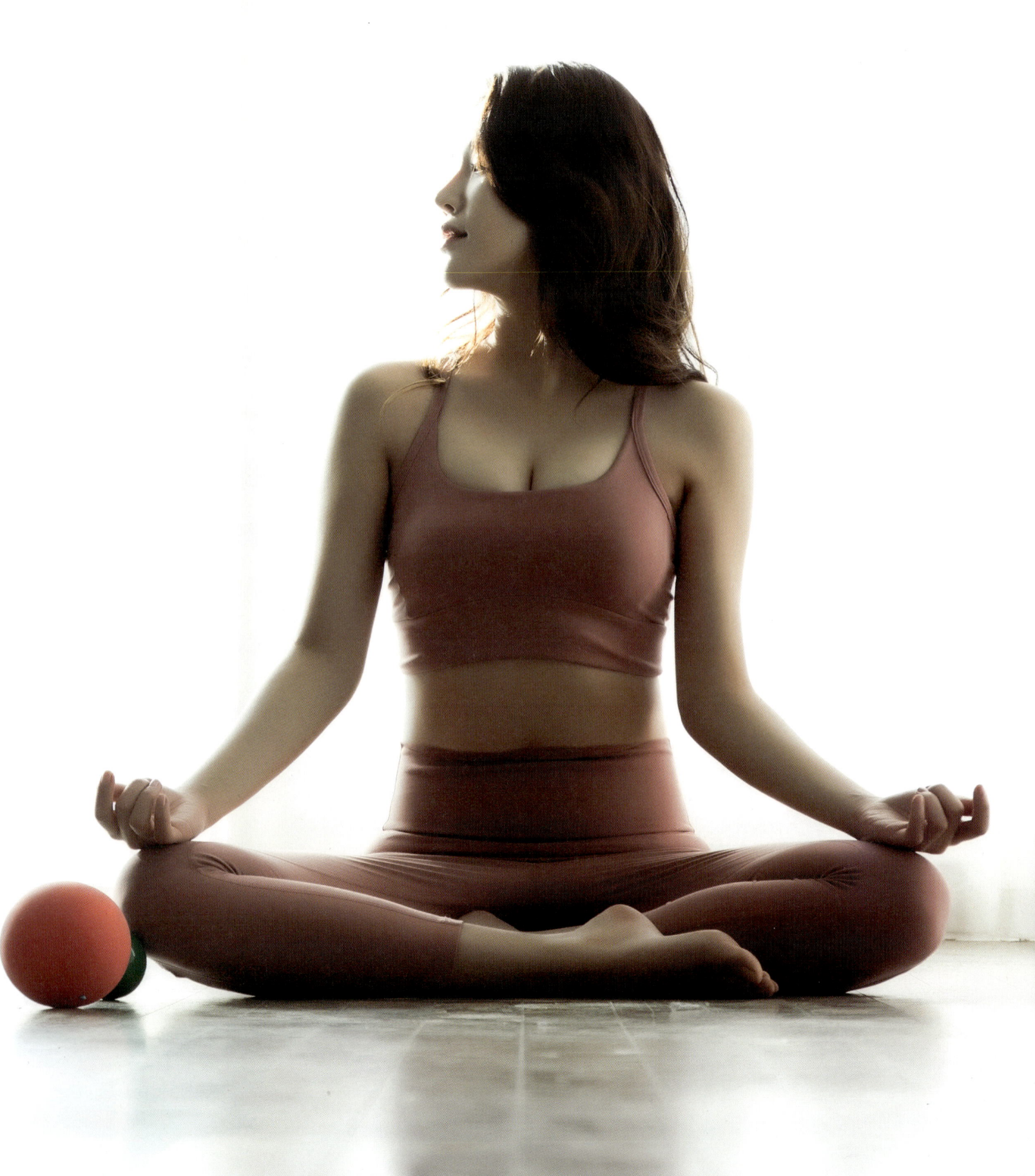

Basic Tools

정말 쉬운 굿 볼 홈트, 이것만 준비하세요!

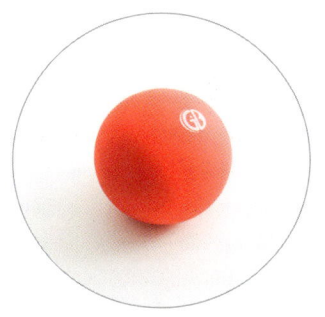

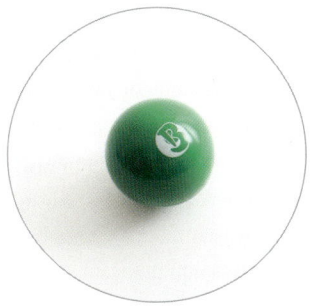

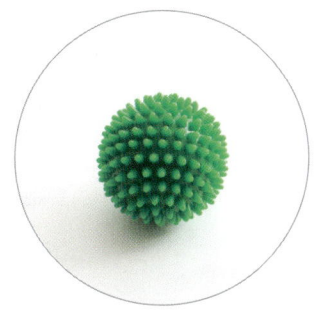

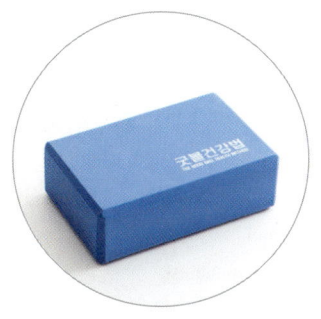

큰 공(지름 12cm 정도)

운동 효과가 있다고 알려져 시중에서 많이 팔리는 테니스공, 짐볼, 마사지 볼 같은 공 말고 굿 볼 홈 트레이닝(이하 굿 볼 홈트)에서는 말랑말랑한 고무 소재의 공을 사용합니다.

반드시 안에 공기만 들어 있고, 공기를 적당히 빼서 쓸 수 있게 공기를 주입하는 구멍이 있는 공을 써야 하니 주의하세요! 피부에 닿는 것이니 무해성 인증을 받았거나 천연 소재이면 더욱 좋겠지요. 저는 아기가 가지고 노는 공을 추천합니다. 아기가 입에 넣어도 안전한 소재로 만들고, 공기만 들어 있어 말랑말랑해 굿 볼 홈트에 적합합니다. 최소한 2~3, 최대 4개까지 필요합니다.

*굿 볼 홈트를 위해 만든 전용 공을 구매하고 싶으시면 아래 링크를 참고하세요!
http://smartstore.naver.com/goodball

작은 공(지름 7cm 정도)

큰 공과 같은 조건에 크기만 지름 7cm 정도의 작은 공이면 됩니다. 이것 역시 2개를 기본으로 갖추세요.

돌기가 있는 공

두피에 사용하기 위해 특별히 고안된 이 공을 활용하면 눈에 띄는 효과를 볼 수 있습니다.

블록

누워서 하는 동작을 할 때나 적절히 힘을 가해야 할 때 필요한 보조 기구입니다. 인터넷에서 요가용 블록을 치면 쉽게 구매할 수 있습니다. 하지만 집에 있는 베개나 수건, 책 등으로도 충분히 대체 가능합니다.

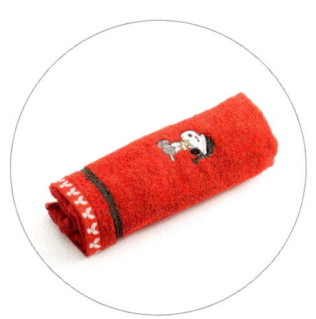

블록 대신 수건 활용하기

수건 한 장 혹은 여러 장을 위의 사진처럼 돌돌 말아 높이를 7~12cm 정도 조절하면 됩니다. 적절한 높이는 해당 과정에서 설명해 드립니다.

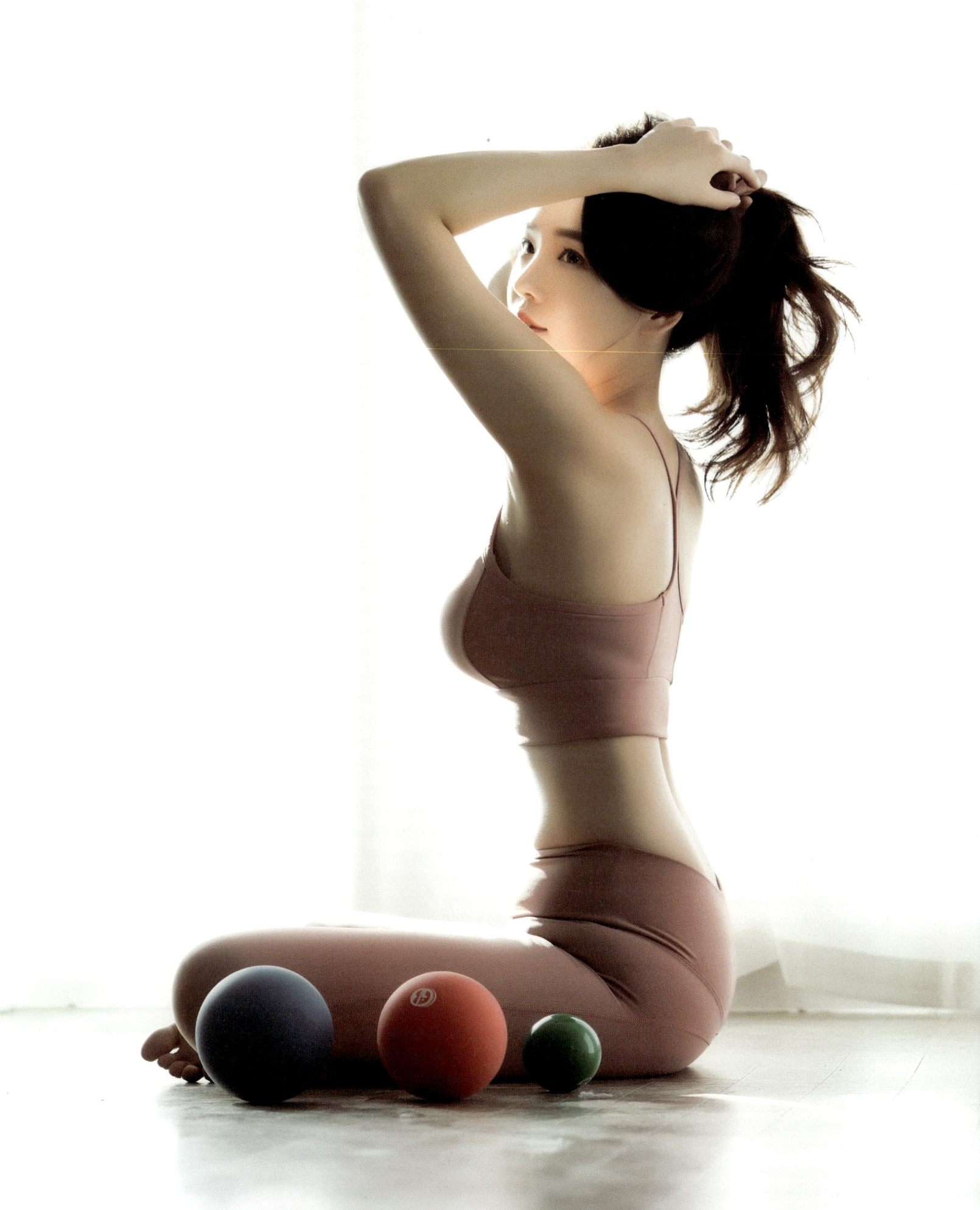

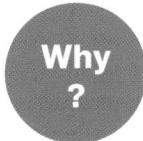

왜 굿 볼 홈트일까요?

굿 볼 홈트는 말랑말랑한 공으로 몸매를 아름답게 교정하거나 통증을 감소시킬 수 있는, 놀라울 정도로 쉽지만, 효과는 탁월한 셀프 트레이닝입니다. 물리치료사로 오랫동안 수많은 사례를 보아 온 저는 손보다 세밀하고 안전한 도구인 말랑말랑한 공으로 근막을 이완시켜 통증을 가라앉히거나 불균형한 체형을 바로잡는 방법을 고안해 냈는데, 그 결과물이 굿 볼 홈트라고 할 수 있습니다.

굿 볼 홈트에서 가장 큰 효과를 보이는 건 역시 통증 해소와 체형 관리입니다. 발생 부위는 달라도 괴롭기는 마찬가지인 우리 몸의 통증, 특히나 근골격계 통증은 약을 먹거나 병원에서 치료를 받아도 그때뿐인 경우가 많습니다. 나쁜 습관이나 잘못된 자세 등으로 통증이 발생하는 만큼 원인이 해소되지 않으면 계속 반복되기 때문입니다. 게다가 어느 한 부위가 아프게 되면 주변 부위도 덩달아 아파져 괴로움이 더해지죠. 그리고 통증만으로 끝나지 않고 체형의 변형이나 적체로 비만까지 유발해 미용적으로도 많은 고민거리를 안깁니다.

절대 나을 것 같지 않은 통증과 갖은 다이어트로도 효과를 못 거둔 몸매 문제를 말랑말랑한 공 하나로 해결할 수 있다면 어떨까요? 물론 공이 만병통치약이라는 것은 아닙니다. 하지만 사람이라면 누구나 자연 치유력을 지니고 있으며, 굿 볼 홈트를 통해 내 안에 숨어 있던 자연 치유력을 끌어낸다면 분명 삶에 변화가 있을 거라 감히 말씀드릴 수 있습니다.

근막이란?

공으로 자연 치유력을 끌어내는 굿 볼 홈트는 근막 이완을 근간으로 합니다. 근막은 근육, 뼈, 림프샘 등을 둘러싸고 있는 얇은 막으로 온몸의 근막은 하나로 연결돼 있습니다.

근막은 근육을 보호하는 동시에 근육의 형태를 유지하는 역할을 합니다. 무엇이 근막인지 감이 잘 안 오신다면 비닐 안에 넣어 둔 다진 고기를 떠올려 보세요. 비닐 안에 들어 있으면 고정된 형태를 유지하지만, 비닐을 벗겨 버리면 흐물흐물 무너집니다. 근막의 역할이 이와 같습니다. 근육에서 근막을 벗겨 버리면 근육 또한 그 형태가 무너지지요. 그리고 근막이 굳어 이상한 형태로 일그러져 있으면 근막이 감싼 근육 또한 형태가 변형되어 체형이 무너지는 거고요. 즉, 근막 문제를 해결하면 몸매 고민과 고질적인 통증 문제도 해결할 수 있습니다.

근막을 풀어 통증을 완화하고, 관절의 회복과 체형 교정까지 가능하게 하는 근막 이완 요법은 통증 치료와 체형 교정을 위해 세계적으로 쓰이고 있는 치료법입니다. 〈굿 볼 홈트〉 시리즈에는 한 손에 들어오는 말랑말랑한 공만 있으면, 전문가의 도움 없이도 집에서 편하게 근막을 이완하는 제 노하우가 담겨 있습니다.

최소의 자극, 최대의 효과 〈굿 볼〉

몇 년 전부터 마사지 볼로 몸의 굳은 부위를 직접 자극해 통증을 해소하고 굳어 있는 근육을 이완하는 방법이 유행입니다. 이는 언뜻 굿 볼과 비슷해 보이지만 차이는 공의 특성에 있습니다. 마사지 볼이 대부분 작고 단단한 것에 비해 굿 볼은 말랑말랑합니다. 동작에 따라 바람을 채워 넣는 정도가 다르지만, 기본적으로 누르면 누르는 대로 모양을 바꾸지요. 그래서 바람 빠진 공인 굿 볼을 처음 접하면 이게 무슨 효과가 있겠냐고 여기는 분들이 많습니다.

하지만 말랑말랑한 공은 가랑비처럼 서서히 몸을 바꾸고 통증의 역치를 낮춥니다. 말랑말랑한 공을 가지고 책 속의 동작을 따라 하다 보면 하루가 다르게 내 몸이 달라지는 걸 분명히 느낄 수 있을 겁니다. 혼자 해도 다칠 위험성이 없고, 효과 또한 탁월한 굿 볼 홈트는 최소의 자극으로 최대의 효과를 끌어내는 방법입니다.

꾸준한 실천이 내 몸을 바꾼다.

굿 볼 홈트의 큰 장점은 장소와 시간에 구애받지 않는다는 겁니다. 따로 시간을 내 병원이나 다이어트 전문 기관에 가지 않아도 되니 시간이 절약되고, 공 하나로 다양하게 활용할 수 있으니 비용도 거의 들지 않지요.

개인에 따라 다르지만, 굿 볼 홈트는 단 한 번만 동작을 해도 효과가 나오기 때문에 놀라워하는 분들이 많습니다. 하지만 우리 몸은 원래 자리로 돌아가려는 성질이 있다는 것을 잊어서는 안 됩니다. 변화한 상태를 뇌가 인지하기 위해서는 짧게는 3개월, 길게는 6개월 이상의 노력이 필요합니다. 그러니 하루 10분에서 20분 정도의 시간 투자를 할 각오가 되어 있다면 몸은 분명히 바뀔 수 있습니다.

모난 곳 없이 둥글고 말랑말랑한 굿 볼은 몸을 많이 사용하는 직업군은 물론, 근력이 약해진 노년층도 쉽게 따라 할 수 있는 안전한 홈 트레이닝입니다. 내 안에 숨어 있는 자연 치유력을 믿고 굿 볼을 가까이해 보세요. 그리고 공 하나가 가져올 놀라운 변화를 느껴 보세요.

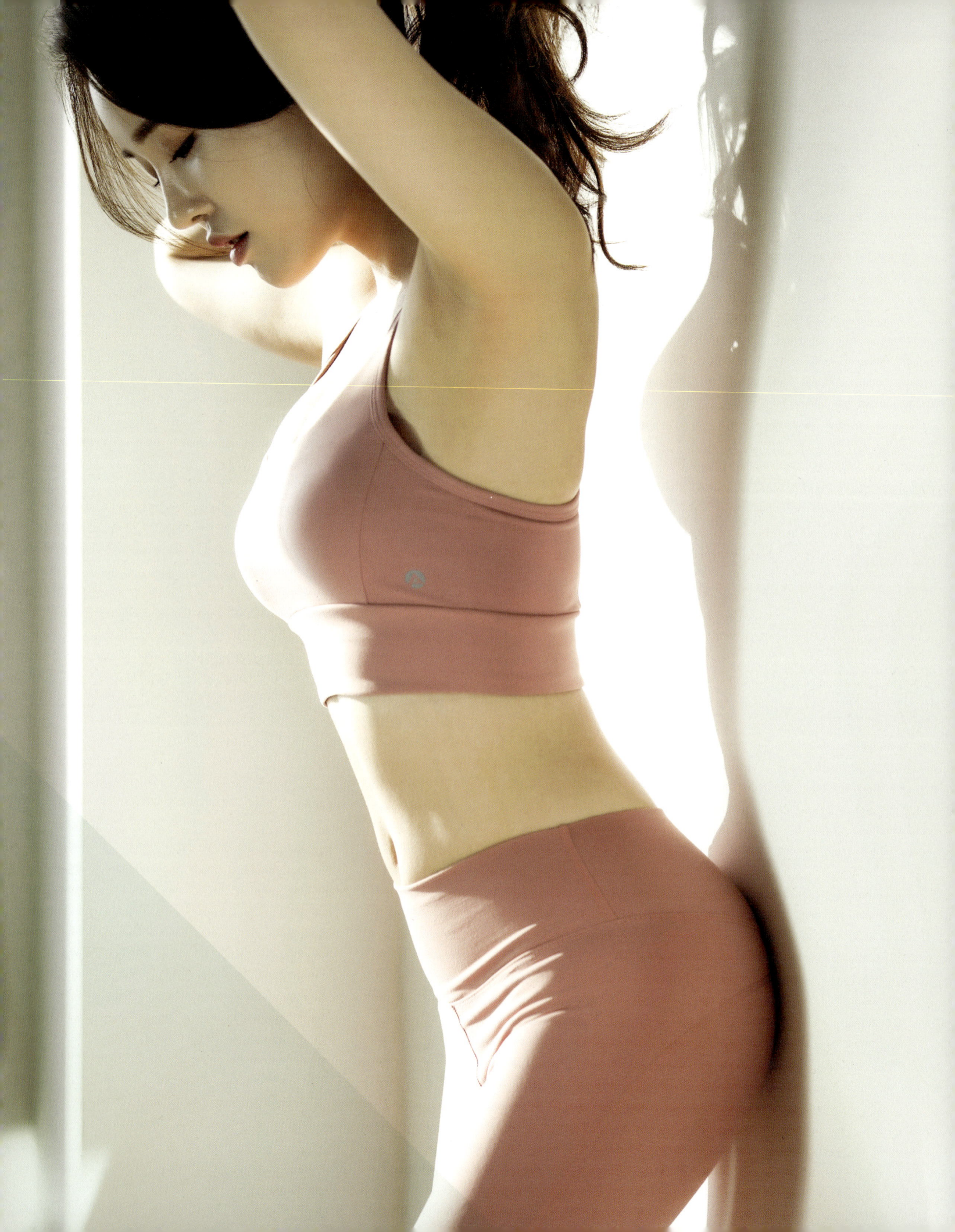

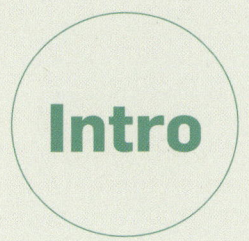

EASY &
COMFORTABLE
PROGRAM
FOR 4 WEEKS

Basic Exercise

굿 볼 홈트는 앞서 말씀드렸다시피 유착된 근막을 풀고, 흐트러진 몸의 균형을 찾아 아름답고 건강한 몸을 만드는 홈 트레이닝으로 근력 운동이 아닙니다. 그리고 자세만 다를 뿐 거의 모든 과정이 기본 동작으로만 이루어집니다. 따라서 절대로 몸에 무리가 가지 않고, 힘도 전혀 들지 않으며, 그리 긴 시간이 필요하지도 않습니다.

이번 장에서는 3단계의 기본 동작과 기본 동작 시 주의할 점에 대해 알려 드리겠습니다. 이것만 알고 계시면 이 책의 모든 과정을 이미 반은 익힌 것이나 다름없습니다.

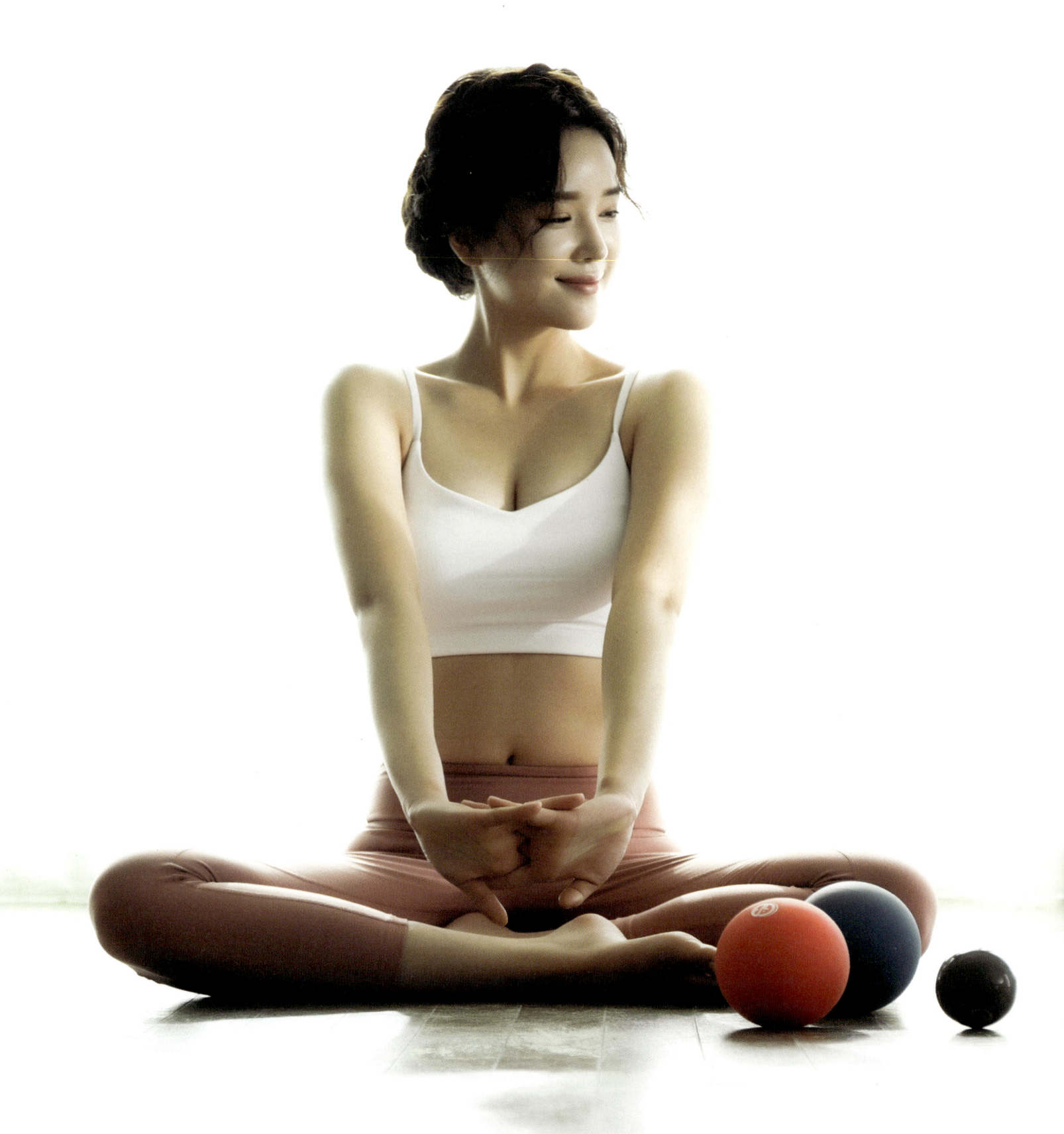

기본 동작법 (책 속의 과정에서 '기본 동작을 합니다'라고 할 때 아래 3단계 동작을 순서대로 하면 됩니다.)

① **공에 체중을 10초 동안 싣는다**

공을 풀어 줄 부위에 댄 뒤 내 체중을 공에 싣는다는 느낌으로 10초 동안 편하게 호흡합니다. 이때 공에 몸을 비비거나 세게 누르는 게 아니라 공에 내 몸을 맡긴 채 이완하면 됩니다. 누울 때도, 앉을 때도, 어떤 자세에서도 이 원칙이 적용되니 잊지 마세요.

② **몸을 부드럽게 5회 흔든다**

앞 자세에서 몸만 가볍게 흔들어 주세요. 이때 몸 전체가 아니라 공을 댄 부위만 흔드는 겁니다. 유의하세요! 예외가 있다면 해당 동작에서 따로 설명해 드립니다.

③ **심호흡을 3회 한다**

마지막으로 공을 댄 상태 그대로 3초 정도 들이쉬고, 6초 정도 내쉽니다. 들이쉬는 숨의 두 배만큼 내쉰다고 생각하세요. 몸에서 공기가 빠져나가는 만큼 공이 몸에 더 깊숙이 들어오는 느낌이 들 겁니다. 여기까지가 기본 동작입니다.

기본 동작 시 주의점

1 **기본 프로그램과 응용 동작을 병행하면 더욱 효과적입니다.**

〈굿 볼 홈트 – 통증 편〉은 30일 기본 프로그램(18~19쪽)과 기본 동작을 응용하여 조합한 30가지 통증 완화 및 개선법(4~5쪽의 목차 참조)으로 이루어져 있습니다. 하루 10분으로 구성된 기본 프로그램은 매일 실천하고, 목차에서는 자신에게 필요한 통증 완화 및 개선법을 골라 일주일에 3회 정도 책에 실린 방법대로 따라 해 보세요.

2 **팽팽하게 공기를 채운 공을 쓰지 마세요**

굿 볼 홈트에서 사용하는 공의 적절한 공기 함유량은 50퍼센트와 70퍼센트입니다.
팽팽한 공을 쓰지 않는 이유는 공이 말랑말랑해야 몸에 지나친 자극을 주지 않기 때문입니다. 따라서 공기가 팽팽하게 들어 있는 공에서 공기를 적당히 빼 주어야 합니다. 하지만 공기의 함유 정도를 맨눈으로 판단하기에는 어려움이 있으니 이를 구분하는 간단한 방법을 알려 드리겠습니다.

• 70퍼센트 공기가 들어 있는 상태

책 속에서 보편적으로 사용하는 기본 공입니다. 해당 동작에서 특별한 언급이 없는 한 70퍼센트 정도 공기가 차 있는 공을 사용하면 됩니다. 겉보기에는 동그란 형태를 유지하고 있지만, 손가락에 힘을 주었을 때 손가락 첫째 마디 깊이 정도로 공이 패면 공 속에 70퍼센트 정도 공기가 차 있는 상태입니다.

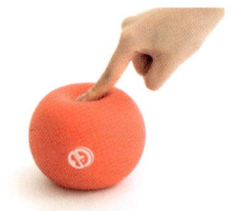

• 50퍼센트 공기가 들어 있는 상태

공이 동그란 형태를 유지하지 못한 채 푹 팬 상태라면 공 속에 절반 정도만 공기가 차 있는 겁니다. 골반 아래쪽 같은 예민한 부위를 풀어 줄 때 해당 상태의 공을 사용하는 게 좋습니다. 50퍼센트 정도 공기가 차 있는 공을 쓸 때는 해당 동작에서 언급하니 책 속의 과정 설명만 잘 따라오시면 아무런 문제가 없습니다.

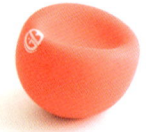

3 **공을 대는 위치를 가능한 한 정확하게 지켜 주세요.**

이 책의 대부분의 동작에는 오른쪽 사진처럼 공을 대는 위치 설명이 있습니다. 동작이 진행되는 부위별로 정확하게 공을 대면 그만큼 동작의 효과가 더 좋아지기 때문입니다. 그러니 오른쪽 사진에 첨부된 설명에 따라 공을 대는 위치를 찾고, 주황색을 넣어 놓은 영역 바깥으로 벗어나지 않게 공을 댄 채 동작을 해 주십시오.

• ①~③는 공을 대는 정확한 위치를 찾기 위한 기준선입니다.
• 주황색이 들어간 부분은 공을 대는 영역으로 알파벳 순서에 따라 공을 대고 해당 영역을 풀어 주면 됩니다.
• 오른쪽 사진대로 동작을 할 경우, 공 2개를 a-1과 a-2 지점에 나란히 놓고 기본 동작을 한 뒤 b-1과 b-2 지점으로 공을 옮겨 다시 기본 동작을 하고, 마지막으로 c-1과 c-2 지점으로 옮겨 기본 동작을 하면 됩니다.
• 기본 동작은 15쪽을 참조하세요.

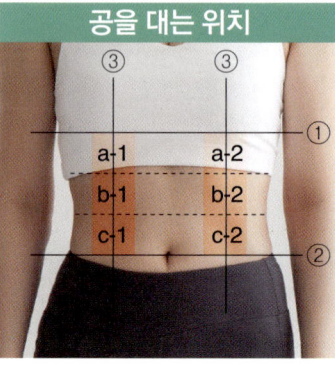

공을 대는 위치

① 가슴 바로 아래
② 배꼽
③ BP.(버스트포인트)에서 수직으로 내려온 지점

4 **공은 피부에 붙인 채 굴리듯 부드럽게 이동시키는 게 원칙입니다.**

공을 정해진 영역 안에서 이동시킬 때는 반드시 공을 피부에 붙인 채 끌듯 옮겨 주세요**(예외가 있을 때는 과정 설명에서 따로 언급합니다)**. 그래야 공이 근육과 근육 사이를 가르며 움직여 유착된 근막을 효과적으로 떼어 낼 수 있습니다. 갯벌에서 조개를 잔뜩 캔 뒤 무거워진 바구니를 팔에 든 채 움직이기보다는 바구니를 갯벌 바닥에 놓고 질질 끌며 옮기기가 더 편하다는 원리를 떠올리면 이해가 쉬울 겁니다. 물론 처음에는 몸이 뜻대로 움직이지 않아 당황스러울 수도 있지만 몇 번 하다 보면 금세 익숙해지니 걱정하지 마세요.

5 **내 몸은 소중하니까 공도 천연 소재로**

공은 부드럽고 말랑말랑한, 피부에 나쁜 영향을 주지 않는, 무해성 인증을 받았거나 천연 소재 제품으로 고르는 게 좋습니다.

6 **공을 댄 부위가 아프다면?**

공을 댄 부위에 체중을 실었을 때 살짝 통증이 있을 수 있습니다. 하지만 그것은 대체로 시원함을 동반한 기분 좋은 통증입니다. 하지만 그걸 넘어선 심한 통증이 느껴지거나, 공을 댄 부근의 맥박이 빠르게 뛰면 공이 혈관을 압박하여 생기는 증상이니 즉시 동작을 멈추세요. 그런 뒤 공의 위치를 조금 옮기거나 공의 바람을 좀 더 빼 주면 문제가 바로 해결됩니다.

7 **과정, 시간, 횟수를 지키는 게 핵심**

자극이 센 경락이나 마사지에 익숙해져 있다면 굿 볼 홈트가 성에 차지 않을 수 있습니다. 그래서 좀 더 세게 압박하고, 지시한 시간보다 더 오래 하려는 경우가 종종 있습니다. 하지만 굿 볼 홈트의 핵심은 유착된 근막을 풀어 체형을 교정 및 개선하는 것이므로 반드시 책에서 설명하는 과정, 시간, 횟수를 지켜 주세요.

8 **이런 경우에는 굿 볼 홈트를 잠시 쉬시는 게 좋아요**

- 급성 류머티즘성 관절염 : 염증이 악화될 수 있습니다.
- 급성 디스크
- 심한 정맥류성 종창이 생겼을 때
- 혈전 방지제를 복용 중 : 약해진 혈관을 손상할 수 있습니다.
- 골절 상태 : 부러진 뼈가 다시 붙는 걸 방해할 수 있습니다.
- 혈종 : 출혈이 있을 수 있습니다.
- 복부 대동맥류 : 혈관에 압력이 가해지면 좋지 않습니다.
- 염증이나 찢어진 상처가 생긴 부위 : 해당 부위에 공을 대면 자극이 심해 좋지 않습니다.
- 습관성 탈골 부위 : 늘어진 연부 조직에 손상이 생길 수 있습니다.

※ 아래에 해당하는 분은 전문가와 상의 후 진행하세요.
- 심한 당뇨 : 감각 장애로 인해 자극 인지가 느려 문제가 생길 수 있습니다. 다만 약을 복용하고 있어 일상생활에 지장이 없는 경우라면 상관없습니다.
- 임산부 : 전문가와 상의한 뒤 적절한 부위(복부, 골반을 제외한 부위)에만!
- 고혈압
- 악성 종양

Monthly Basic Program for Pain-free Life

(통증 없는 활기찬 생활을 위한 30일 프로그램)

1 DAY 목덜미 풀기(24~25p)
→ 목 근육 풀기(50~51p)

2 DAY 빗장뼈 아랫부분 풀기(40p)
→ 가슴 윗부분 풀기(57p)

3 DAY 어깨 긴장 풀기(46~47p의 A~C 과정)
→ 뒷통수 아랫부분 풀기(52~53p)

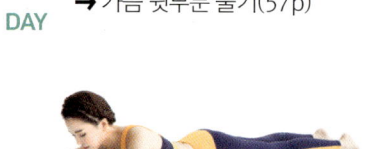
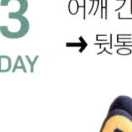
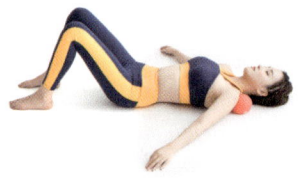

7 DAY 등 풀기(100p)
→ 엉덩이 풀기(101~102p)

8 DAY 허벅지 앞쪽 풀기(128~129p)

9 DAY 햄스트링 풀기
(154~155p)

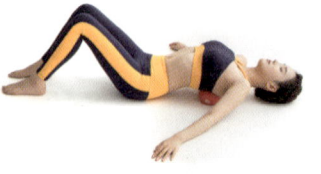
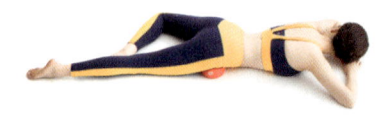
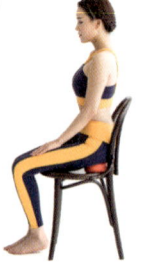

13 DAY 발바닥 풀기(151p)
→ 코어 강화하기
(139~141p)

14 DAY 손목 관절 풀기(176p)

15 DAY 목덜미 풀기(24~25p)
→ 눈 주변 풀기(29p)

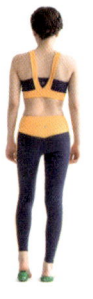
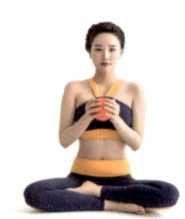
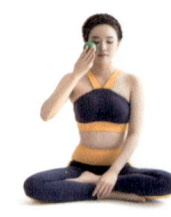

19 DAY 빗장뼈 아랫부분 풀기(40p)

20 DAY 가슴 윗부분 풀기(57p)

21 DAY 어깨와 위팔 풀기
(88~89p)
→ 유착된 어깨
풀기(90~91p)

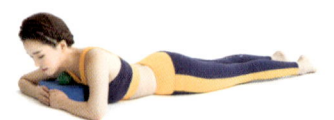
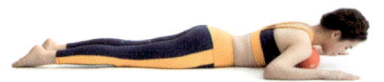
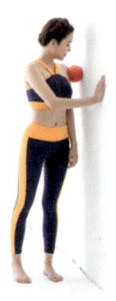

25 DAY 가슴 아래와 복부 풀기(98~99p)
→ 등 풀기(100p)

26 DAY 허리 풀기(103~105p)

27 DAY 허벅지 앞쪽 풀기(128~129p)
→ 햄스트링 풀기(154~155p)

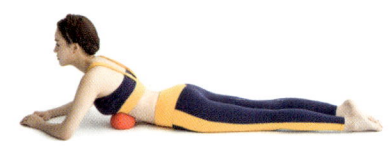
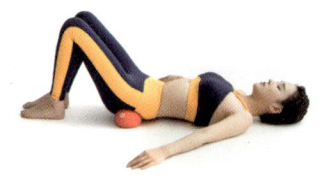
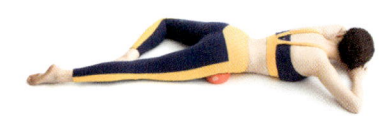

※ 이 프로그램은 전신을 고르게 풀어 주고 강화하는 개념으로 구성한 30일 프로그램으로, 하루에 10분 정도 시간을 내면 누구나 할 수 있습니다. 매일 꾸준히 진행하되, 절대로 무리하지 마십시오.

※ 일부 동작은 과정 전체를 하지 않는 경우도 있으니 각 동작 옆 괄호 안에 표기된 페이지에 실린 동작까지만 하면 됩니다.

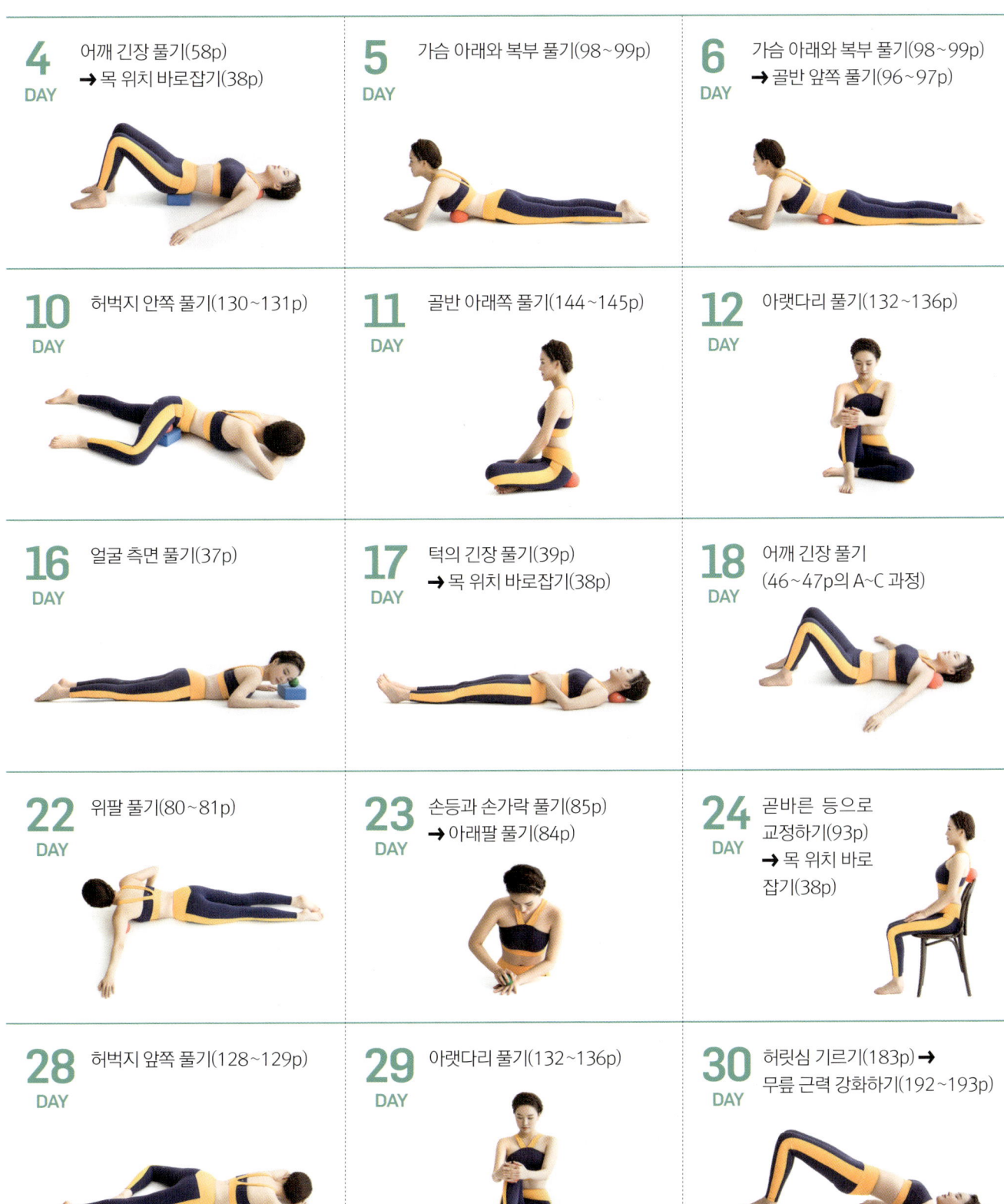

4 DAY 어깨 긴장 풀기(58p) → 목 위치 바로잡기(38p)

5 DAY 가슴 아래와 복부 풀기(98~99p)

6 DAY 가슴 아래와 복부 풀기(98~99p) → 골반 앞쪽 풀기(96~97p)

10 DAY 허벅지 안쪽 풀기(130~131p)

11 DAY 골반 아래쪽 풀기(144~145p)

12 DAY 아랫다리 풀기(132~136p)

16 DAY 얼굴 측면 풀기(37p)

17 DAY 턱의 긴장 풀기(39p) → 목 위치 바로잡기(38p)

18 DAY 어깨 긴장 풀기 (46~47p의 A~C 과정)

22 DAY 위팔 풀기(80~81p)

23 DAY 손등과 손가락 풀기(85p) → 아래팔 풀기(84p)

24 DAY 곧바른 등으로 교정하기(93p) → 목 위치 바로잡기(38p)

28 DAY 허벅지 앞쪽 풀기(128~129p)

29 DAY 아랫다리 풀기(132~136p)

30 DAY 허릿심 기르기(183p) → 무릎 근력 강화하기(192~193p)

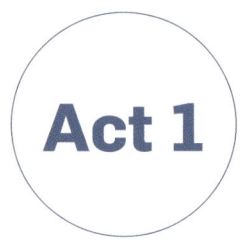

Act 1

Head & Neck

두통, 이명 등 얼굴과 목 부위에 나타나는 통증은 뇌와 관련된 통증인 만큼 남들은 그 심각성을 못 느껴도 당사자는 참 괴롭고 힘듭니다. 업무 능률에도 나쁜 영향을 미치죠. 이번 장에서는 근막의 유착과 근육의 경직으로 생긴 두통과 이명 그리고 턱관절의 이상 증상을 개선하고 관리하는 데 도움을 주는 유용한 동작들을 알려 드리겠습니다.

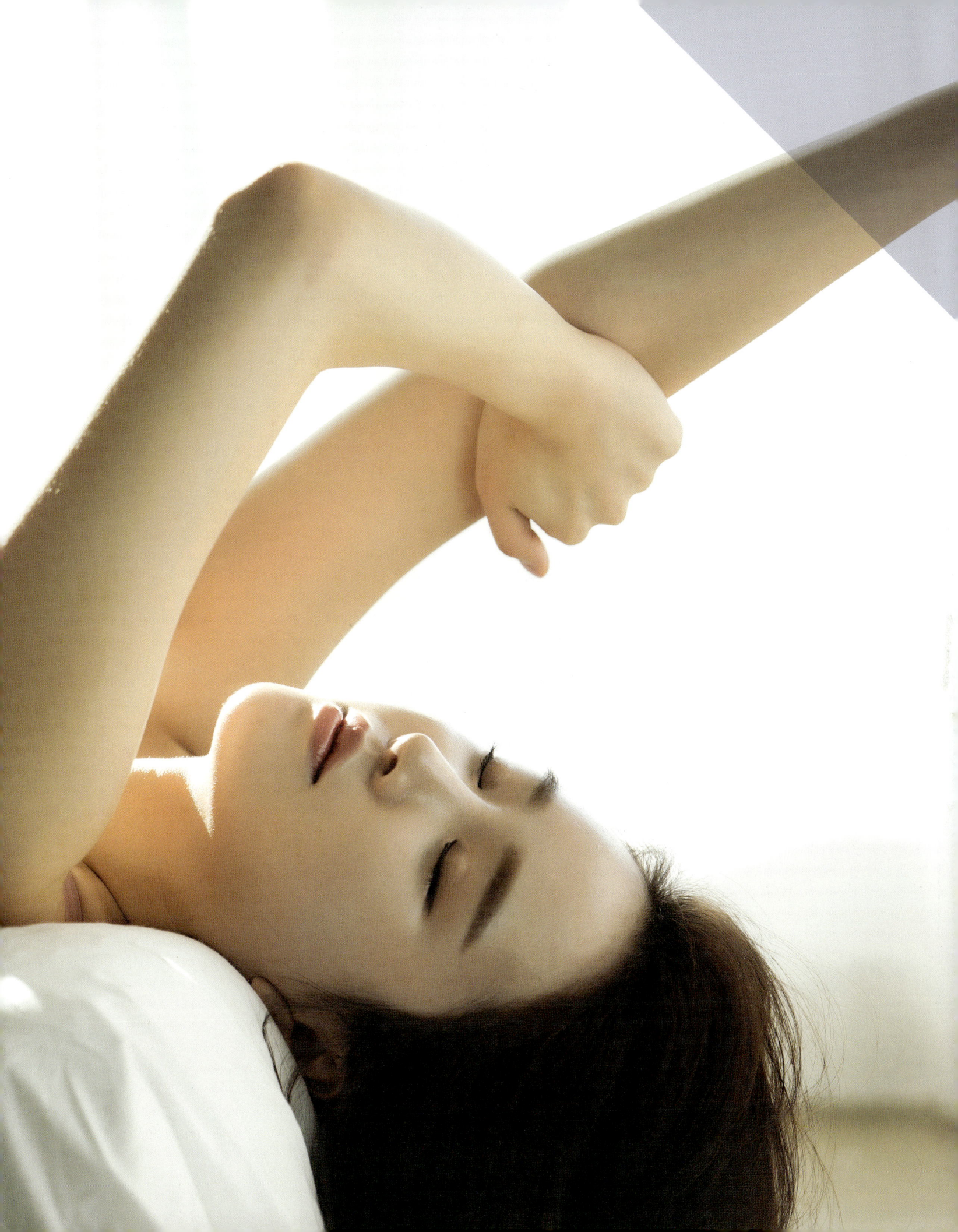

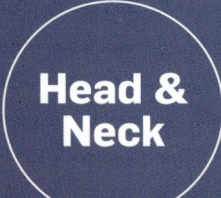
머리가 아파요

현대인은 스트레스나 각종 요인으로 고질적인 두통에 시달리는 경우가 많습니다. 그 예로 지끈지끈 아프거나, 뻐근하거나 혹은 편두통이 있지요. 통증의 정도나 부위가 조금씩 다르긴 해도 뒤통수 아래를 풀어 주면 대부분의 두통이 완화되거나 해소됩니다. 간단한 방법으로 여러 가지 두통 증상을 가라앉혀 보세요.

시작하기 전에 CHECK!	대부분 왼쪽부터 운동을 시작하지만, 꼭 지킬 필요는 없습니다. 자신이 편한 방향부터 먼저 해도 됩니다.

준비물	작은 공(지름 7cm) 1개, 수건이나 블록

목덜미 풀기

① 목을 반으로 나눈 지점
② 목이 시작되는 지점

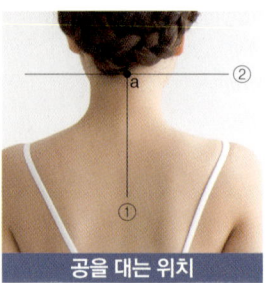

EASY &
COMFORTABLE
PROGRAM
FOR 4 WEEKS

공을 대는 위치

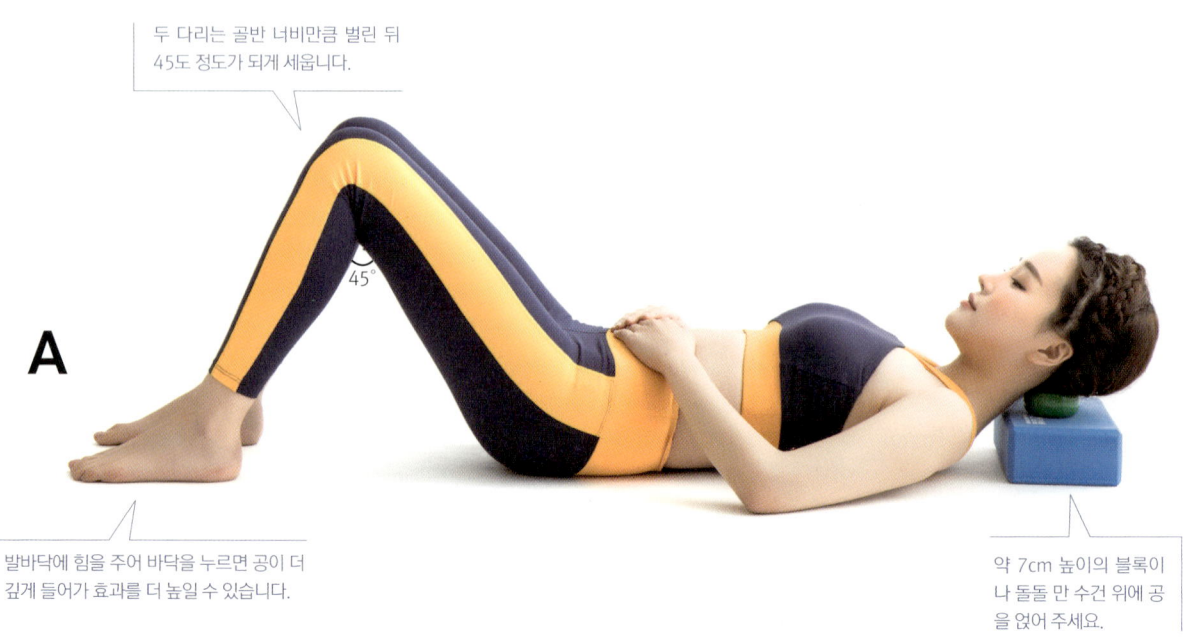

A

두 다리는 골반 너비만큼 벌린 뒤 45도 정도가 되게 세웁니다.

45°

발바닥에 힘을 주어 바닥을 누르면 공이 더 깊게 들어가 효과를 더 높일 수 있습니다.

약 7cm 높이의 블록이나 돌돌 만 수건 위에 공을 얹어 주세요.

a 지점에 작은 공을 끼운 뒤 공에 머리 무게를 실은 채 기본 동작을 합니다.

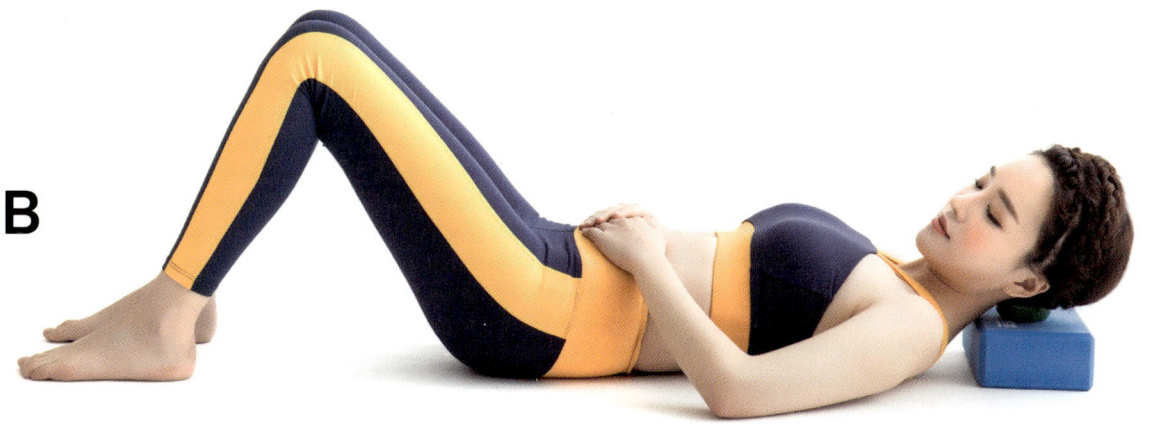

B

공을 몸에서 떼지 않은 상태로 고개를 바닥으로 천천히 돌립니다. 이때 코가 60도 정도 기운다고 생각하면 됩니다. 공이 자연스럽게 귀를 향해 수평으로 이동하는 걸 의식하면서 움직이세요. 목적한 지점에 이르렀다 싶으면 움직임을 멈추고 기본 동작을 합니다.

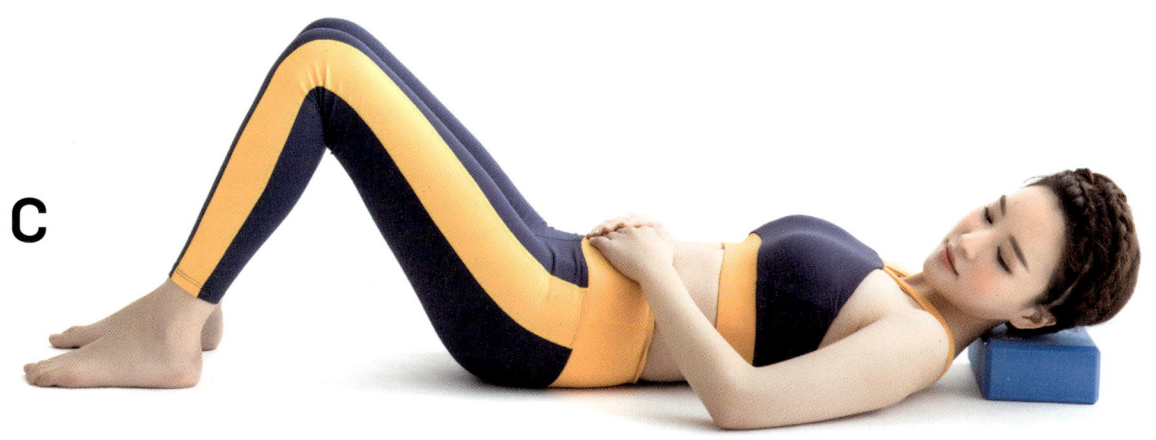

C

고개를 바닥으로 더 돌립니다. 이때 코가 45도 정도 기운다고 생각하면 됩니다. 목적한 지점에 이르렀다 싶으면 움직임을 멈추고 기본 동작을 합니다. 여기까지가 1세트로 총 3세트 실시합니다. 반대쪽에도 3세트 실시합니다.

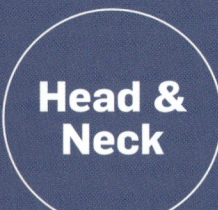

Head & Neck

눈이 뻑뻑해요

눈이 뻑뻑하면 흔히 눈에 문제가 생긴 것으로 여기기 쉽습니다. 하지만 사실 뒤통수의 근육이 굳어 있어 혈액순환이 원활하지 못해 눈이 뻑뻑해지고 불편한 증상이 생기는 경우가 많답니다. 따라서 뻑뻑한 눈을 풀어 줄 때는 눈 주변과 뒤통수를 같이 풀어 주세요. 한결 눈이 시원해집니다.

시작하기 전에 CHECK!	얼굴은 예민한 부위이니, 작고 부드러운 공을 사용하세요!

준비물	작은 공(지름 7cm) 1개, 수건이나 블록

① 목을 반으로 나눈 지점
② 목이 시작되는 지점

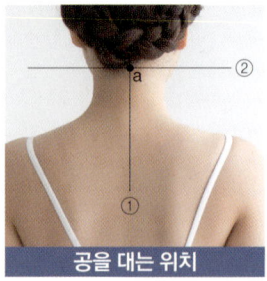

EASY &
COMFORTABLE
PROGRAM
FOR 4 WEEKS

공을 대는 위치

1 목덜미 풀기

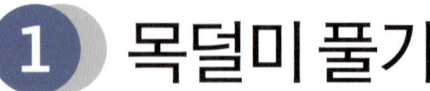

두 다리는 골반 너비만큼 벌린 뒤 45도 정도가 되게 세웁니다.

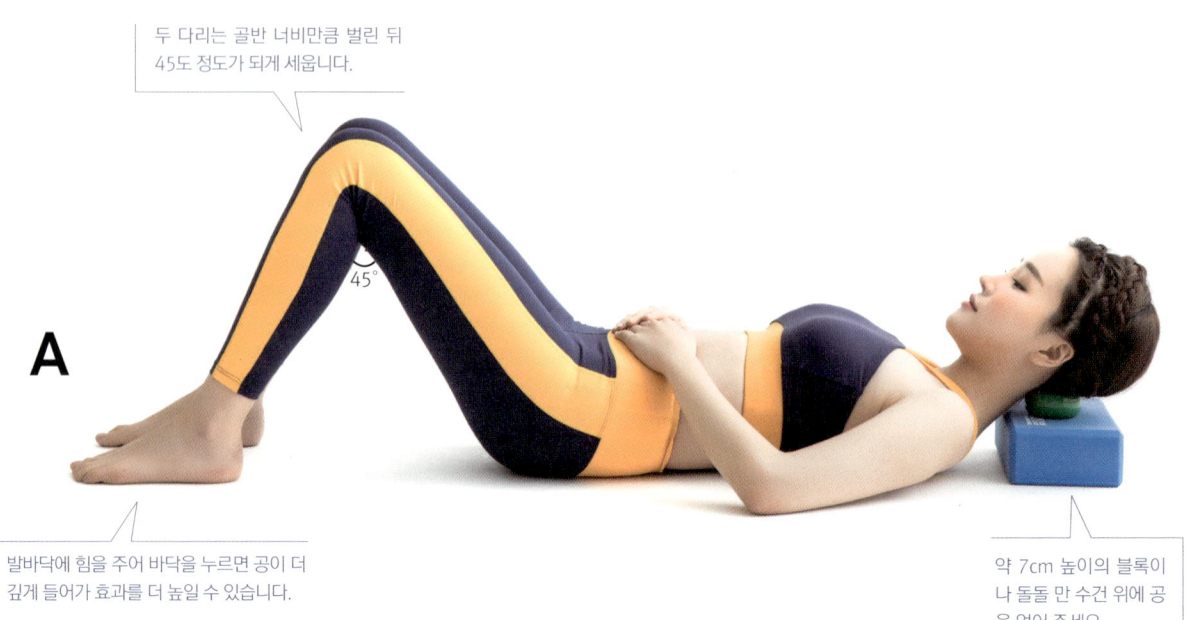

A

45°

발바닥에 힘을 주어 바닥을 누르면 공이 더 깊게 들어가 효과를 더 높일 수 있습니다.

약 7cm 높이의 블록이나 돌돌 만 수건 위에 공을 얹어 주세요.

a 지점에 작은 공을 끼운 뒤 공에 머리 무게를 실은 채 기본 동작을 합니다.

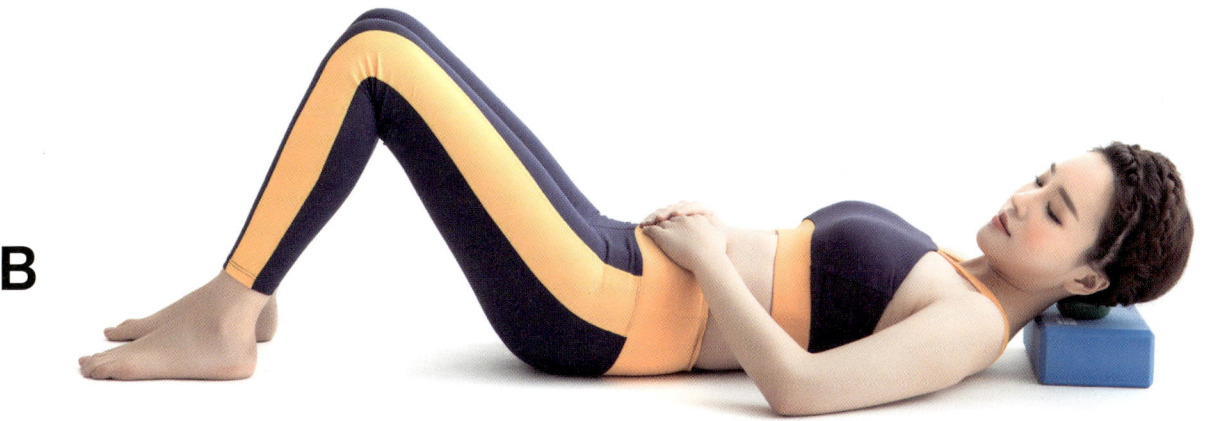

B

공을 몸에서 떼지 않은 상태로 고개를 바닥으로 천천히 돌립니다. 이때 코가 60도 정도 기운다고 생각하면 됩니다. 공이 자연스럽게 귀를 향해 수평으로 이동하는 걸 의식하면서 움직이세요. 목적한 지점에 이르렀다 싶으면 움직임을 멈추고 기본 동작을 합니다.

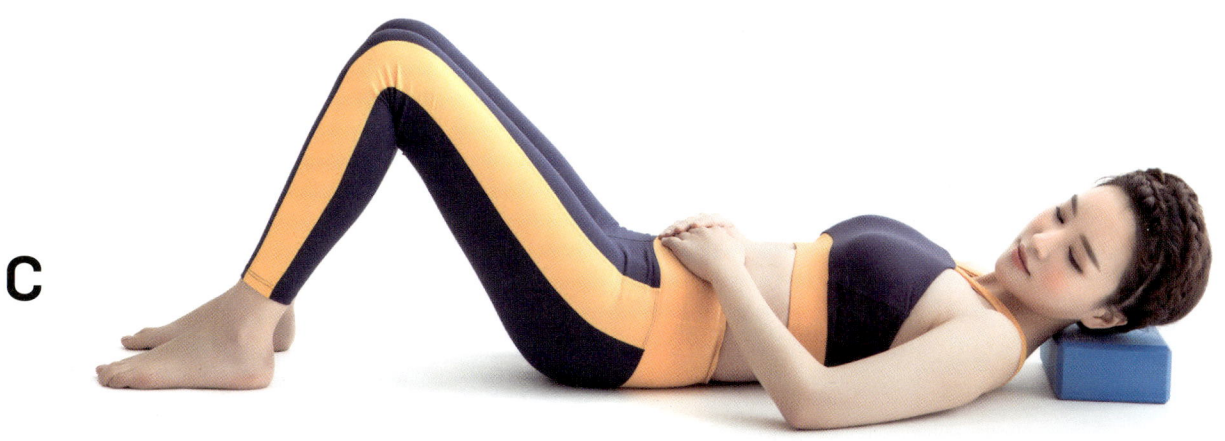

C

고개를 바닥으로 더 돌립니다. 이때 코가 45도 정도 기운다고 생각하면 됩니다. 목적한 지점에 이르렀다 싶으면 움직임을 멈추고 기본 동작을 합니다. 여기까지가 1세트로 총 3세트 실시합니다. 반대쪽에도 3세트 실시합니다.

2 눈 주변 자극하기

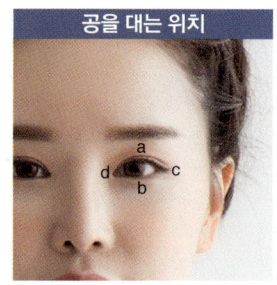

공을 대는 위치

A

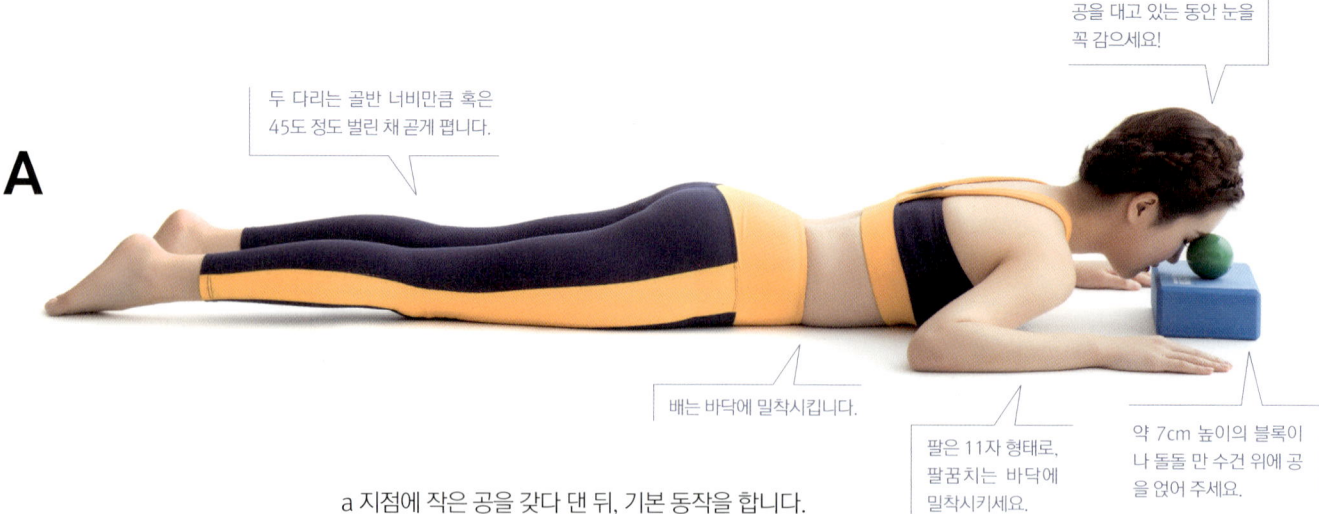

두 다리는 골반 너비만큼 혹은
45도 정도 벌린 채 곧게 폅니다.

공을 대고 있는 동안 눈을
꼭 감으세요!

배는 바닥에 밀착시킵니다.

팔은 11자 형태로,
팔꿈치는 바닥에
밀착시키세요.

약 7cm 높이의 블록이
나 돌돌 만 수건 위에 공
을 얹어 주세요.

a 지점에 작은 공을 갖다 댄 뒤, 기본 동작을 합니다.

B

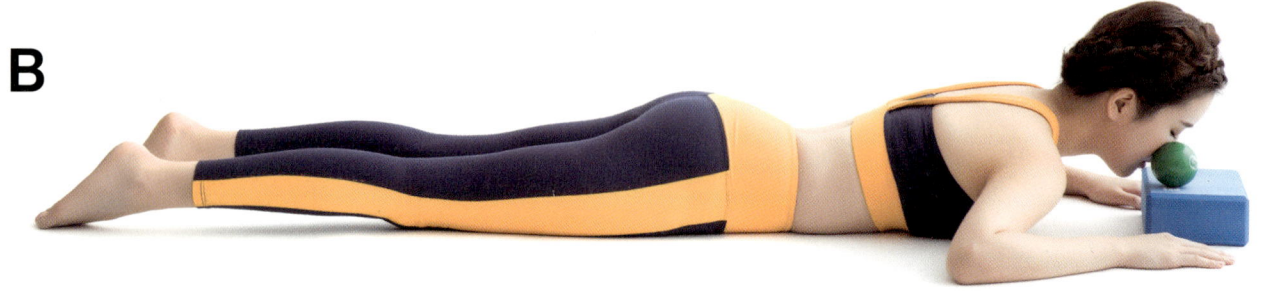

공을 b 지점으로 옮겨 기본 동작을 합니다.

C

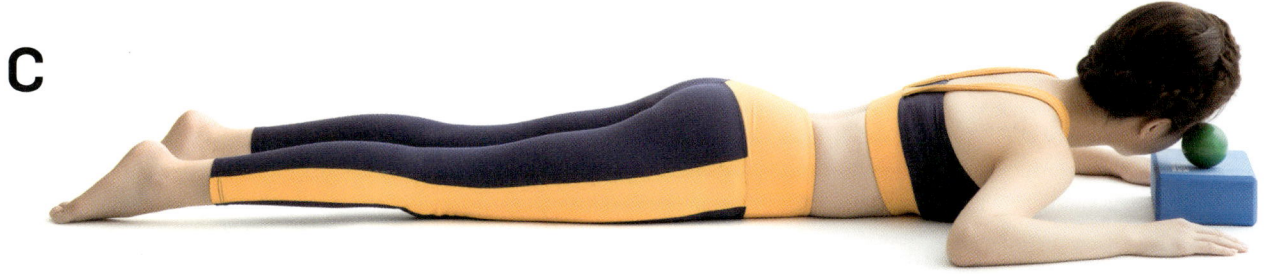

공을 c 지점으로 옮겨 기본 동작을 합니다.

D

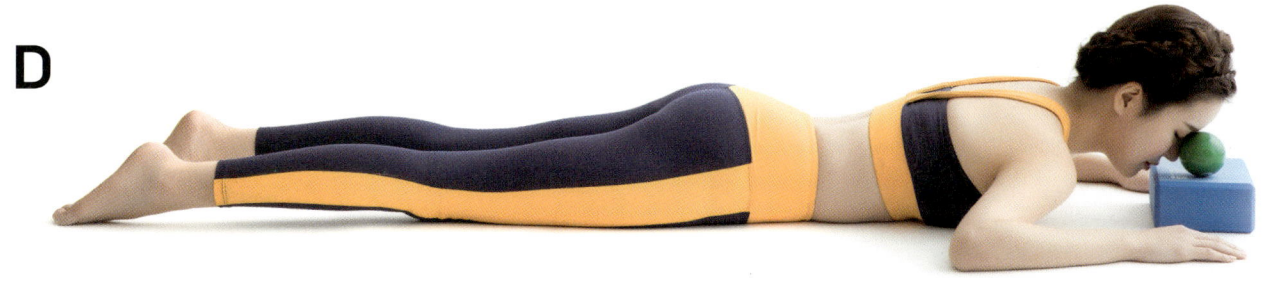

공을 d 지점으로 옮겨 기본 동작을 합니다. 여기까지가 1세트로
총 3세트 실시합니다. 반대쪽에도 3세트 실시합니다.

③ 눈썹 주변 긴장 풀기

공을 대는 위치

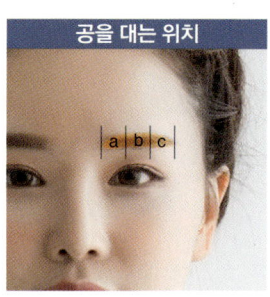

* 공을 대는 위치가 눈썹 밖으로
삐져 나가지 않게 조심하세요.

공을 대고 있는 동안 눈을
꼭 감으세요!

두 다리는 골반 너비만큼 혹은
45도 정도 벌린 채 곧게 폅니다.

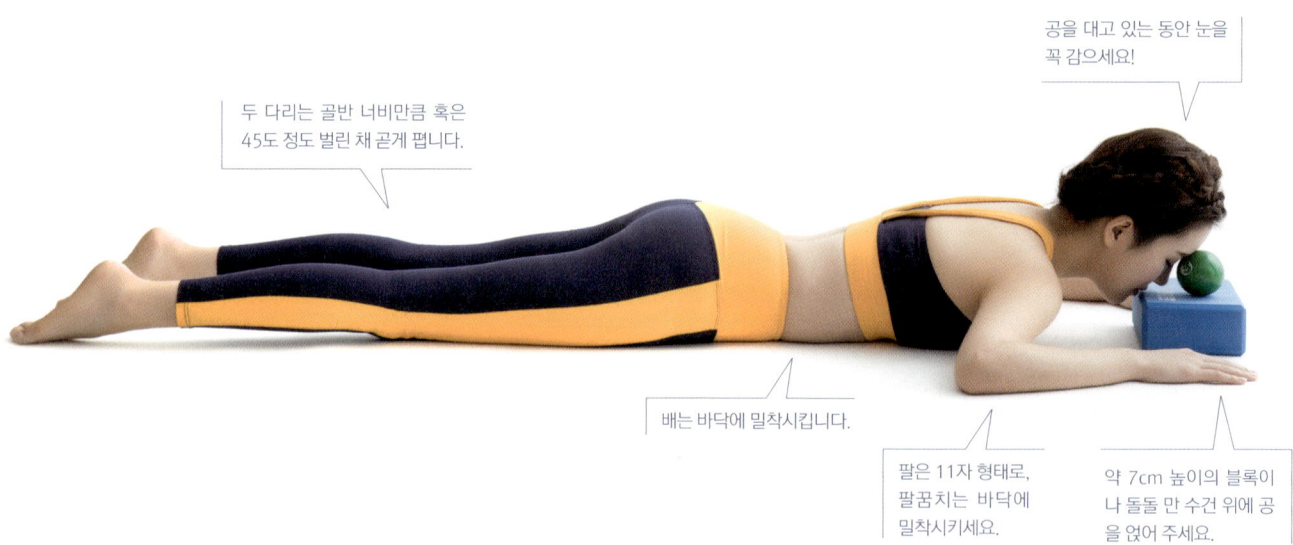

배는 바닥에 밀착시킵니다.

팔은 11자 형태로,
팔꿈치는 바닥에
밀착시키세요.

약 7cm 높이의 블록이
나 돌돌 만 수건 위에 공
을 얹어 주세요.

a 지점에 작은 공을 갖다 댄 뒤, 기본 동작을 합니다. 그다음에는 공을
b, c 지점으로 옮겨 기본 동작을 합니다. 여기까지가 1세트로 총 3세트
실시합니다. 반대쪽에도 3세트 실시합니다.

Tip 굳이 눕지 않고 책상에 팔꿈치를 괸 뒤,
공을 쥔 채 같은 방법으로 풀어도 됩니다.

4 눈 주변 풀기

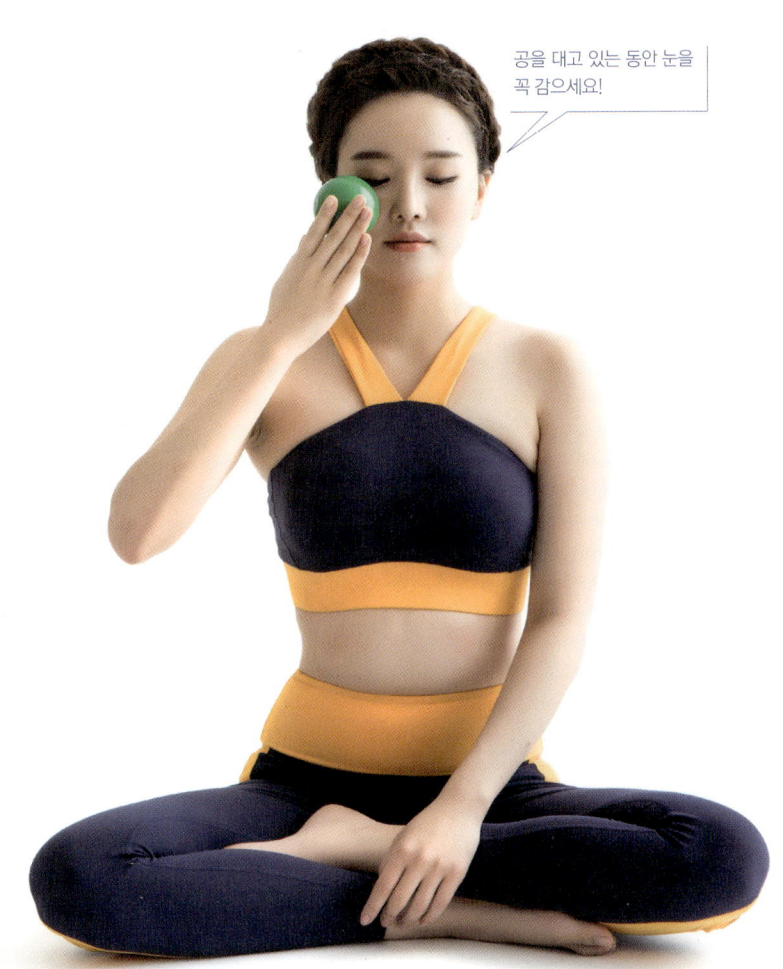

공을 대고 있는 동안 눈을
꼭 감으세요!

2번 과정과 같은 부위에 작은 공을 대고 시계 방향으로 원을 그리듯
10회 굴리며 눈 주변을 풀어 주세요. 멍이 들었을 때 달걀 마사지를
하듯 손에 힘을 뺀 채 살살 돌려야 하니 유의하세요. 반대쪽에도 같
은 방법으로 반복합니다.

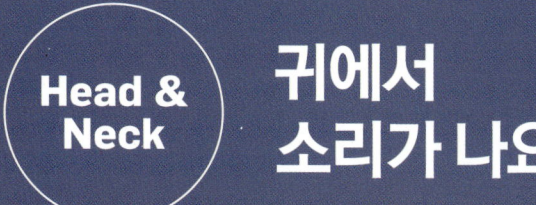
귀에서
소리가 나요

이명의 원인은 여러 가지입니다. 그중 흔한 경우가 귀 주변 근육 경직과 목뼈의 뒤틀림입니다. 따라서 이명을 효과적으로 치료하려면 그 부위의 근육을 자주 풀어 주어야 합니다.

시작하기 전에 CHECK!	이명 현상이 생긴 귀 쪽에만 아래 동작대로 따라 하세요. 이 경우에는 굳이 양쪽을 할 필요 없습니다.

준비물	작은 공(지름 7cm) 1개, 큰 공(지름 12cm) 1개, 수건이나 블록

1 목덜미 풀기

① 목을 반으로 나눈 지점
② 목이 시작되는 지점

EASY &
COMFORTABLE
PROGRAM
FOR 4 WEEKS

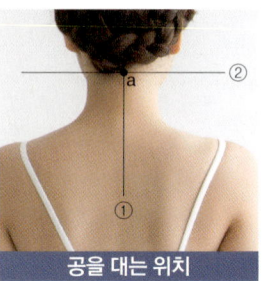

공을 대는 위치

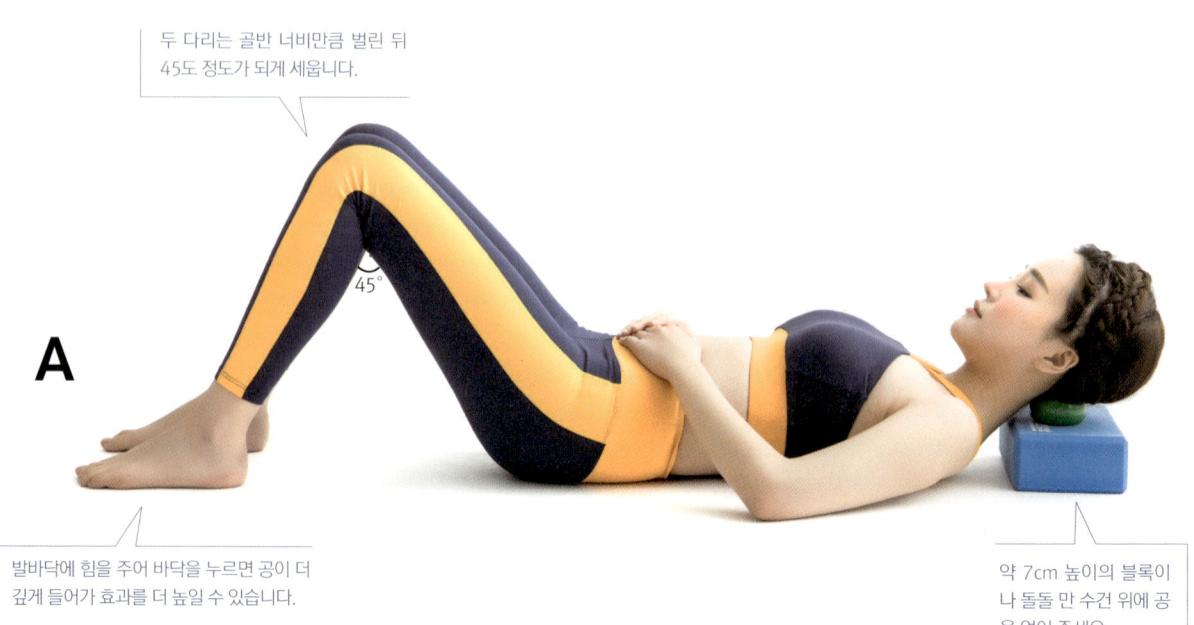

두 다리는 골반 너비만큼 벌린 뒤 45도 정도가 되게 세웁니다.

45°

A

발바닥에 힘을 주어 바닥을 누르면 공이 더 깊게 들어가 효과를 더 높일 수 있습니다.

약 7cm 높이의 블록이나 돌돌 만 수건 위에 공을 얹어 주세요.

a 지점에 작은 공을 끼운 뒤 공에 머리 무게를 실은 채 기본 동작을 합니다.

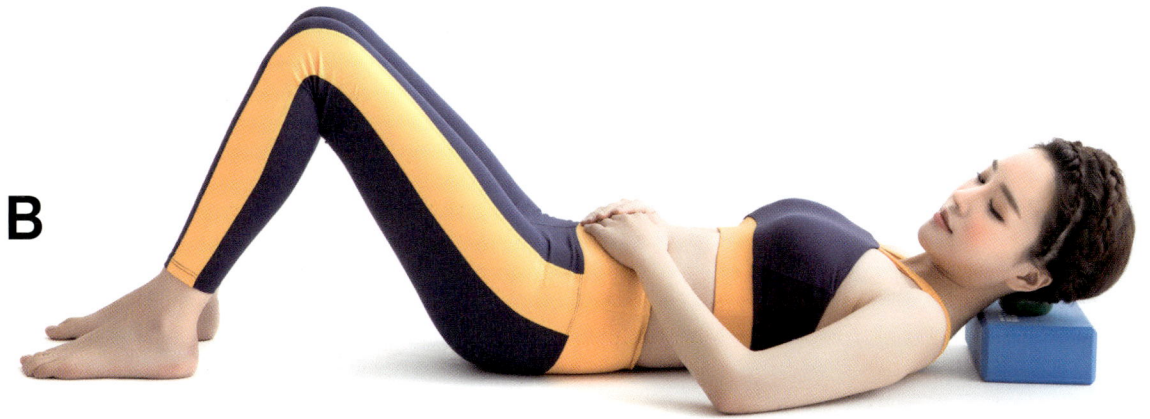

B

공을 몸에서 떼지 않은 상태로 이명이 들리는 쪽 고개를 바닥으로 천천히 돌립니다. 이때 코가 60도 정도 기운다고 생각하면 됩니다. 공이 자연스럽게 귀를 향해 수평으로 이동하는 걸 의식하면서 움직이세요. 목적한 지점에 이르렀다 싶으면 움직임을 멈추고 기본 동작을 합니다.

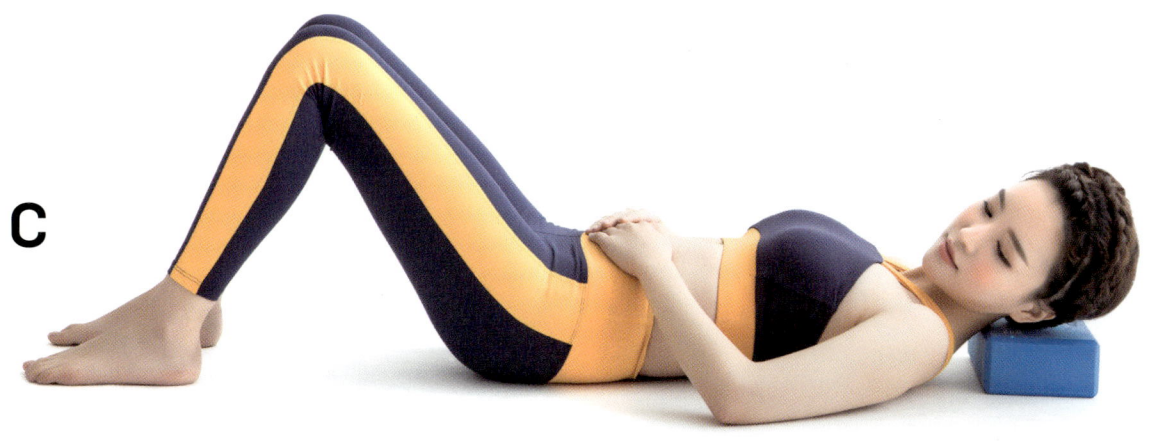

C

고개를 바닥으로 더 돌립니다. 이때 코가 45도 정도 기운다고 생각하면 됩니다. 목적한 지점에 이르렀다 싶으면 움직임을 멈추고 기본 동작을 합니다. 여기까지가 1세트로 총 3세트 실시합니다.

2 얼굴 측면 풀기

① 입술 끝에서 수평선을 그어 턱과 만나는 지점
② 눈썹 산을 기준으로 수평으로 그은 선
③ 정수리부터 머리 옆을 따라 그은 선

공을 대는 위치

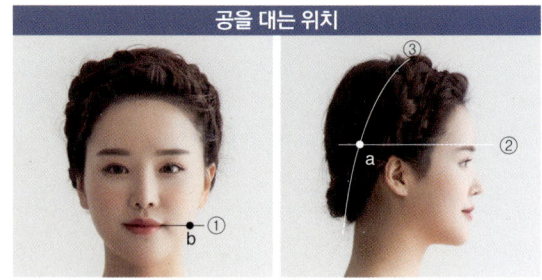

A

두 다리는 골반 너비만큼 혹은
45도 정도 벌린 채 곧게 폅니다.

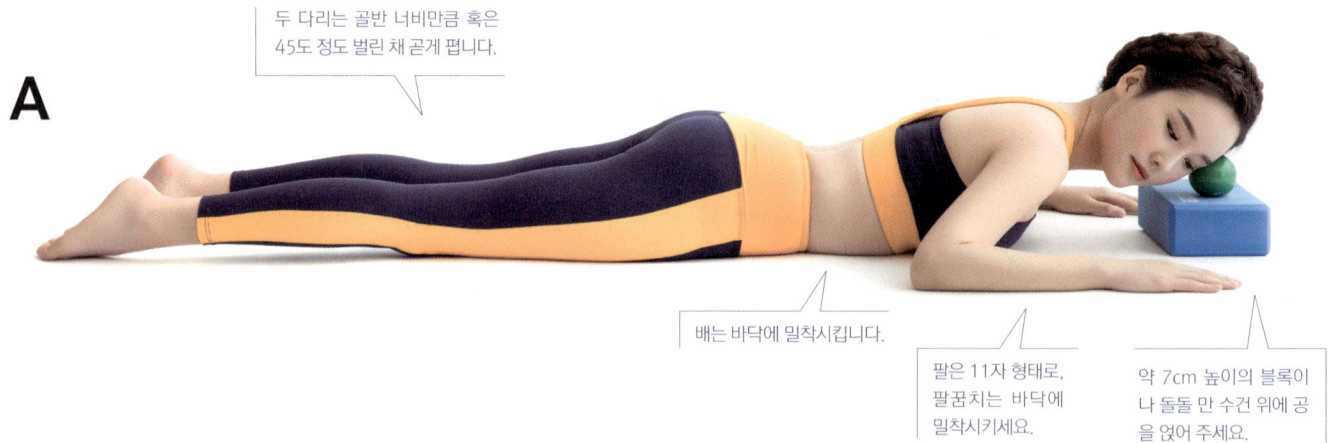

배는 바닥에 밀착시킵니다.

팔은 11자 형태로,
팔꿈치는 바닥에
밀착시키세요.

약 7cm 높이의 블록이
나 돌돌 만 수건 위에 공
을 얹어 주세요.

이명이 들리는 쪽 귀의 a 지점에 작은 공을 댄 뒤 기본 동작을 합니다.

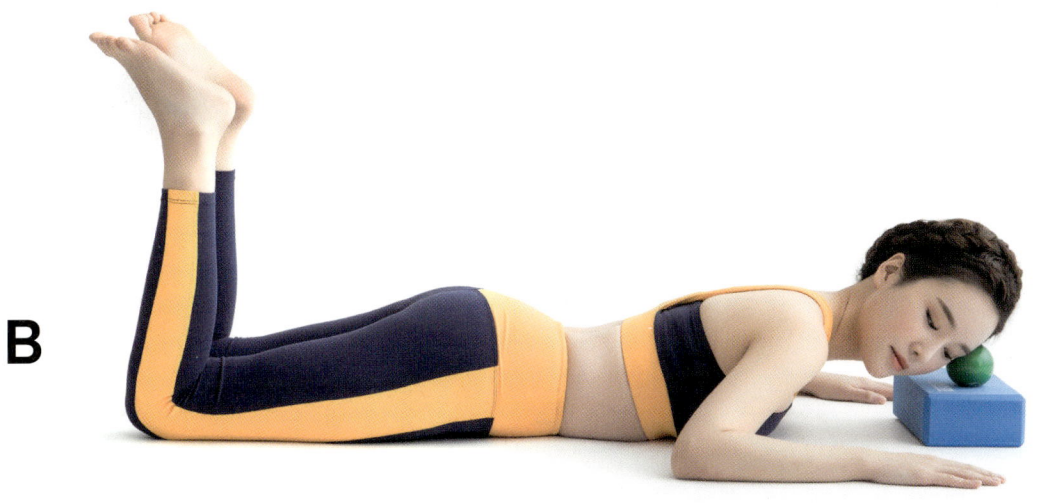

B

앞 과정에서 두 다리만 사진처럼 90도로 구부려 주세요.
이 상태로 기본 동작을 합니다.

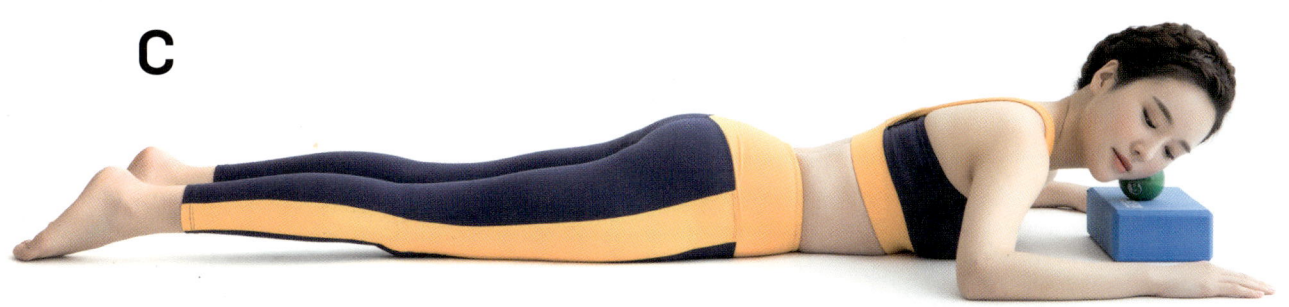

C

공을 굴리지 말고 손으로 공을 집어 직접 b 지점으로 옮기세요. 그런
뒤 기본 동작을 합니다. 여기까지가 1세트로 총 3세트 실시합니다.

3 목 근육 풀기

① 머리카락이 끝나는 지점
② 목을 반으로 나눈 지점
③ 어깨가 시작되는 지점

공을 대는 위치

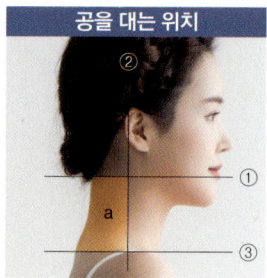

공을 귀 뒷부분에 딱 붙게
끼워야 합니다.

A

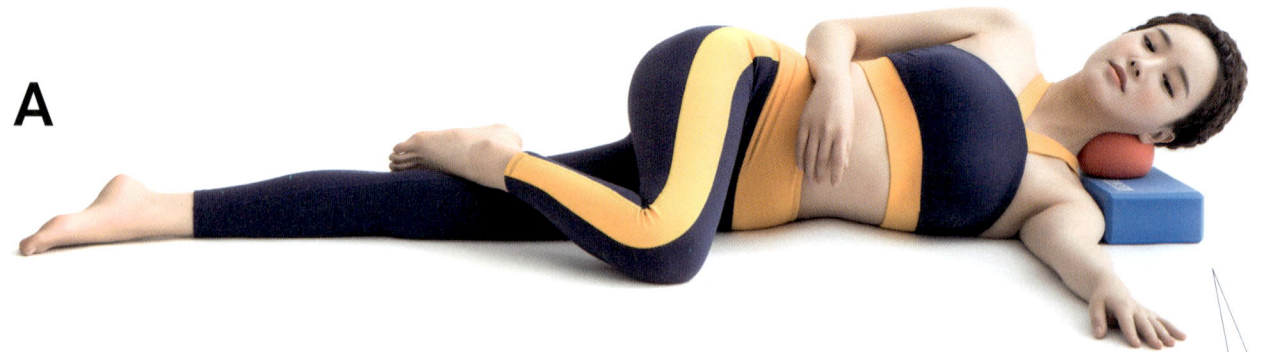

이명이 들리는 귀 쪽으로 모로 누운 자세로 a 지점에 큰 공을 딱 붙이듯
끼웁니다.

약 7cm 높이의 블록이
나 돌돌 만 수건 위에 공
을 얹어 주세요.

B

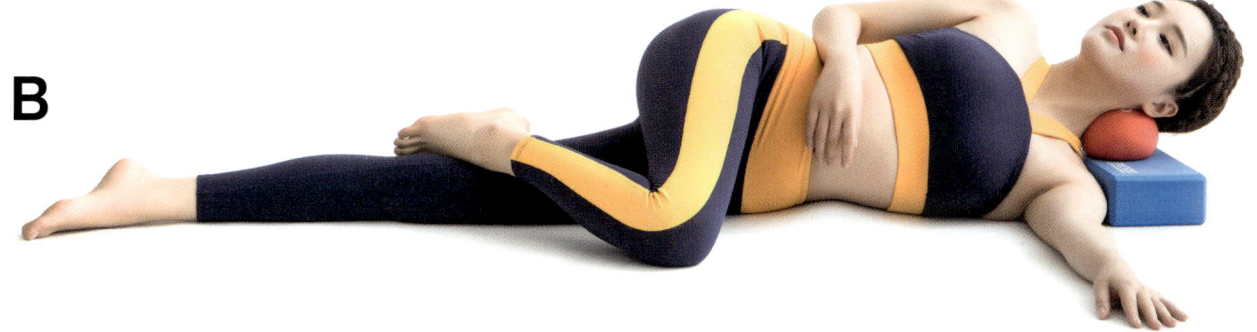

코가 천장 쪽으로 이동한다는 느낌으로 블록과 코가 이루는 각도가 45도 정도 될 때까지 고개를 젖혀 주세요. 목적한 지점에 이르렀다 싶으면 움직임을 멈추고 기본 동작을 합니다.

C

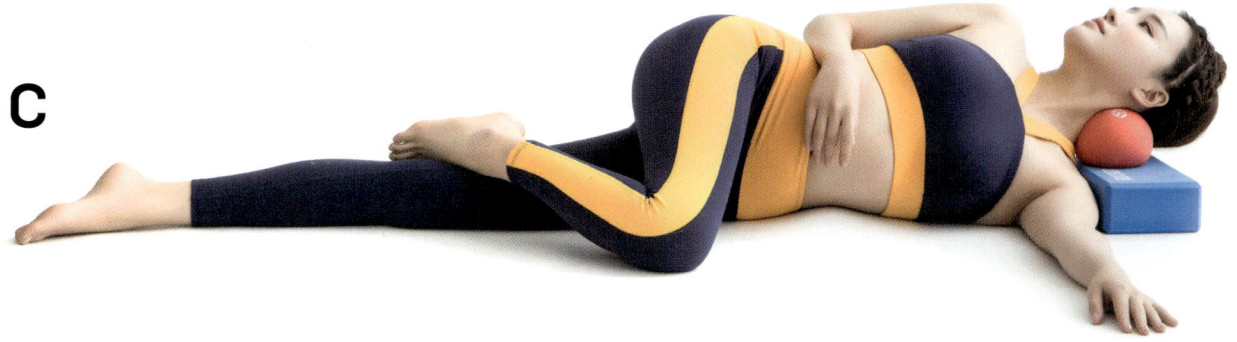

블록과 코가 이루는 각도가 60도 정도 될 때까지 고개를 더 뒤로 젖혀주세요. 목적한 지점에 이르렀다 싶으면 움직임을 멈추고 기본 동작을 합니다. 만약 목에 무리가 간다 싶으면 B 과정까지만 3회 실시하고, C 과정까지 가능하다면 여기까지를 1세트로 보고 총 3세트 실시하세요.

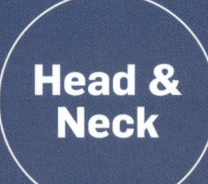

Head & Neck

턱에서 딱딱 소리가 나요

조금만 입을 크게 벌려도 턱에서 딱딱 소리가 나고, 뭔가가 빠지는 느낌이 드는 분들이 많습니다. 병원에 가 봐도 딱히 이상이 없다고 하니 답답하기만 하지요. 이러한 증상은 턱관절을 감싼 근육이 굳어 턱관절의 간격이 좁아졌거나 어긋났을 때 생깁니다. 따라서 턱관절과 목의 위치를 바로잡는 동작을 반복해 주면 증상을 완화하는 데 큰 도움이 됩니다.

시작하기 전에 CHECK! 얼굴은 예민한 부위이니, 작고 부드러운 공을 사용하세요!

준비물 작은 공(지름 7cm) 1개, 큰 공(지름 12cm) 1개, 수건이나 블록

---

1 광대뼈 아랫부분 풀기

① 광대뼈

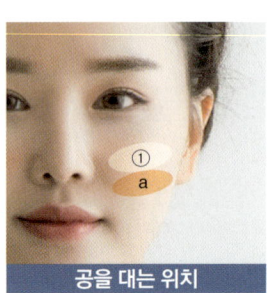

EASY & COMFORTABLE PROGRAM FOR 4 WEEKS

공을 대는 위치

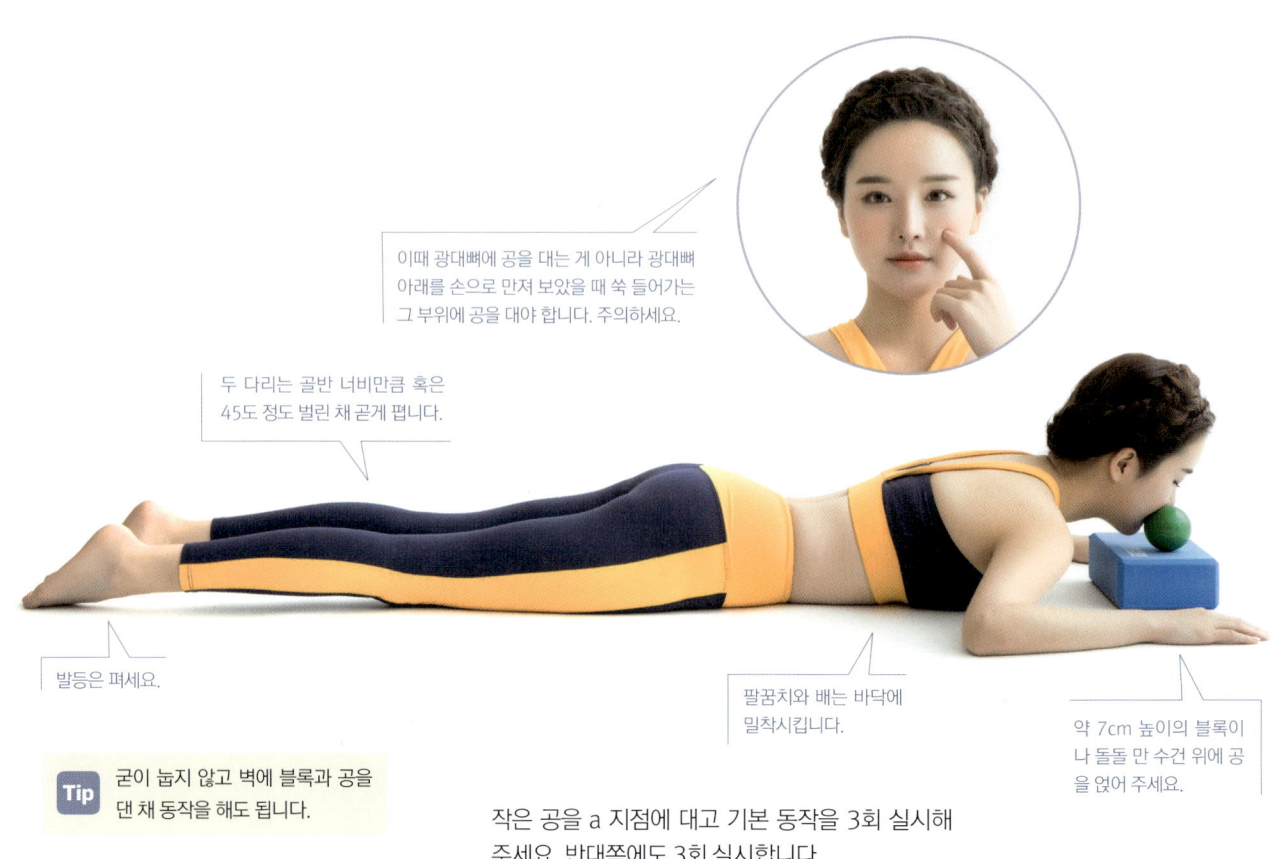

이때 광대뼈에 공을 대는 게 아니라 광대뼈 아래를 손으로 만져 보았을 때 쏙 들어가는 그 부위에 공을 대야 합니다. 주의하세요.

두 다리는 골반 너비만큼 혹은 45도 정도 벌린 채 곧게 펴세요.

발등은 펴세요.

팔꿈치와 배는 바닥에 밀착시킵니다.

약 7cm 높이의 블록이나 돌돌 만 수건 위에 공을 얹어 주세요.

 **Tip** 굳이 눕지 않고 벽에 블록과 공을 댄 채 동작을 해도 됩니다.

작은 공을 a 지점에 대고 기본 동작을 3회 실시해 주세요. 반대쪽에도 3회 실시합니다.

② 얼굴 측면 풀기

① 입술 끝에서 수평선을 그어 턱과 만나는 지점
② 눈썹 산을 기준으로 수평으로 그은 선
③ 정수리부터 머리 옆을 따라 그은 선

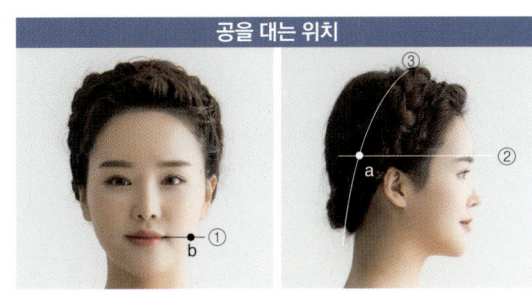

공을 대는 위치

A

> 두 다리는 골반 너비만큼 혹은
> 45도 정도 벌린 채 곧게 폅니다.

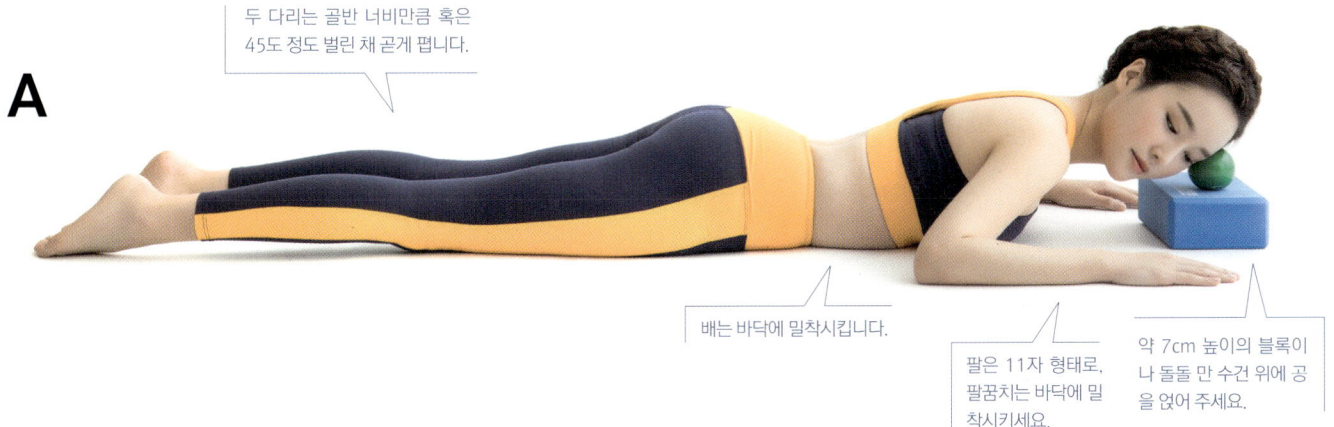

> 배는 바닥에 밀착시킵니다.

> 팔은 11자 형태로,
> 팔꿈치는 바닥에 밀
> 착시키세요.

> 약 7cm 높이의 블록이
> 나 돌돌 만 수건 위에 공
> 을 얹어 주세요.

엎드린 자세에서 살짝 고개를 돌려 a 지점에 작은 공을 댄 뒤
기본 동작을 합니다.

B

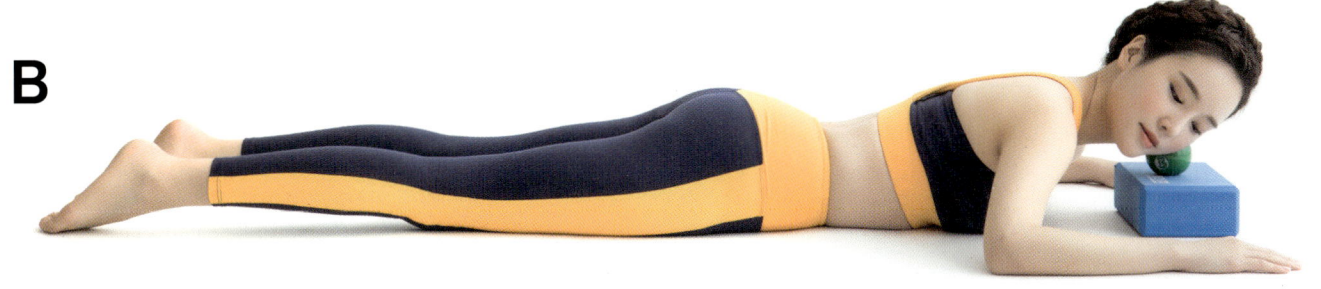

공을 굴리지 말고 손으로 공을 직접 집어 b 지점으로 옮기세요.
그런 뒤 기본 동작을 합니다. 여기까지가 1세트로 총 3세트 실시
합니다. 반대쪽에도 3세트 실시합니다.

3 목 위치 바로잡기

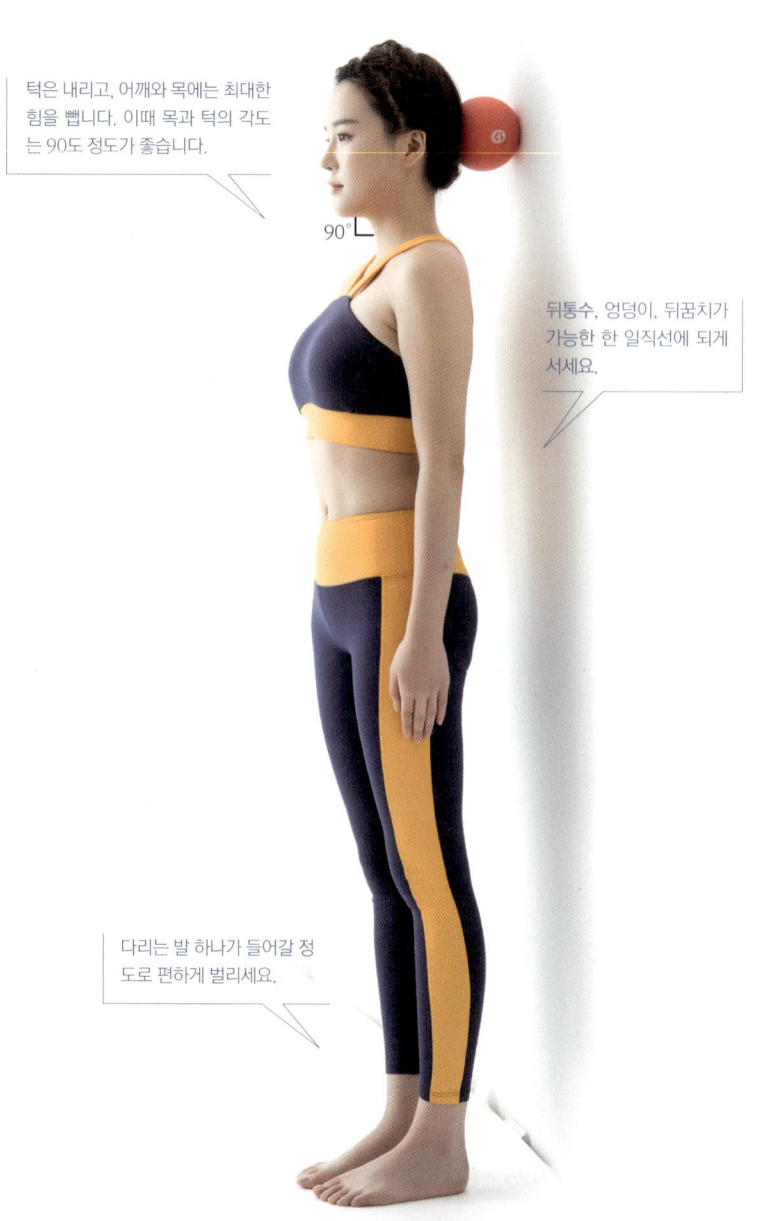

턱은 내리고, 어깨와 목에는 최대한
힘을 뺍니다. 이때 목과 턱의 각도
는 90도 정도가 좋습니다.

90°

뒤통수, 엉덩이, 뒤꿈치가
가능한 한 일직선에 되게
서세요.

다리는 발 하나가 들어갈 정
도로 편하게 벌리세요.

벽에 기대서서 큰 공을 뒤통수 가운데에 댄 뒤
공이 떨어지지 않을 정도로만 뒤통수에 힘을
주어 3분 동안 버팁니다.

4 어깨 긴장 풀기

① 목이 시작되는 지점
② 목이 끝나는 지점

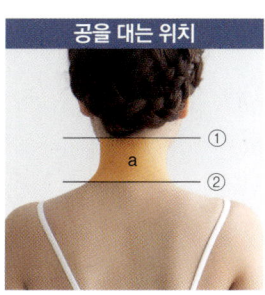

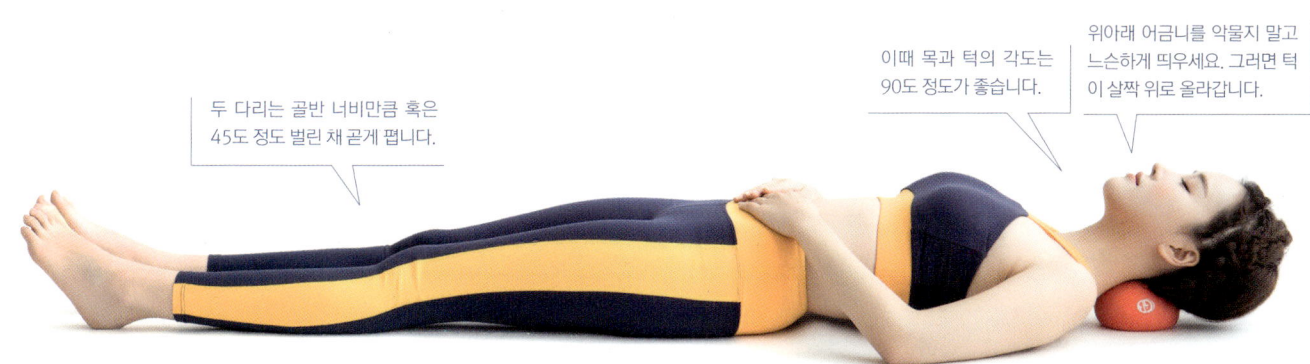

두 다리는 골반 너비만큼 혹은 45도 정도 벌린 채 곧게 폅니다.

이때 목과 턱의 각도는 90도 정도가 좋습니다.

위아래 어금니를 악물지 말고 느슨하게 띄우세요. 그러면 턱이 살짝 위로 올라갑니다.

바로 누운 상태에서 큰 공을 목 뒤 커브(a 지점)에 딱 맞춰 끼워 주세요.
그런 뒤 기본 동작을 5회 실시합니다.

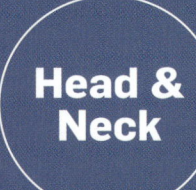

턱을 벌릴 때마다 아파요

입을 벌리거나 다물 때, 질긴 음식을 씹을 때 턱이 아픈 분들 있으시죠? 크게 아픈 게 아니라고 그냥 내버려 두면 턱 주변 신경이나 혈관을 자극하여 통증을 유발하며, 일자 목과 관련이 있는 경우가 많아 증세를 더 악화시킬 수 있습니다. 원인을 찾아내 바로잡으면 통증은 사라지게 되어 있으니 한 번 따라 해 보시기 바랍니다.

시작하기 전에 CHECK!	얼굴은 예민한 부위이니, 작고 부드러운 공을 사용하세요!

준비물	작은 공(지름 7cm) 1개, 큰 공(지름 12cm) 1개, 수건이나 블록

1 빗장뼈 아랫부분 풀기

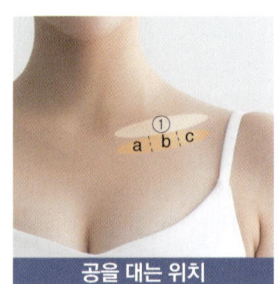

① 빗장뼈

a b c

EASY &
COMFORTABLE
PROGRAM
FOR 4 WEEKS

공을 대는 위치

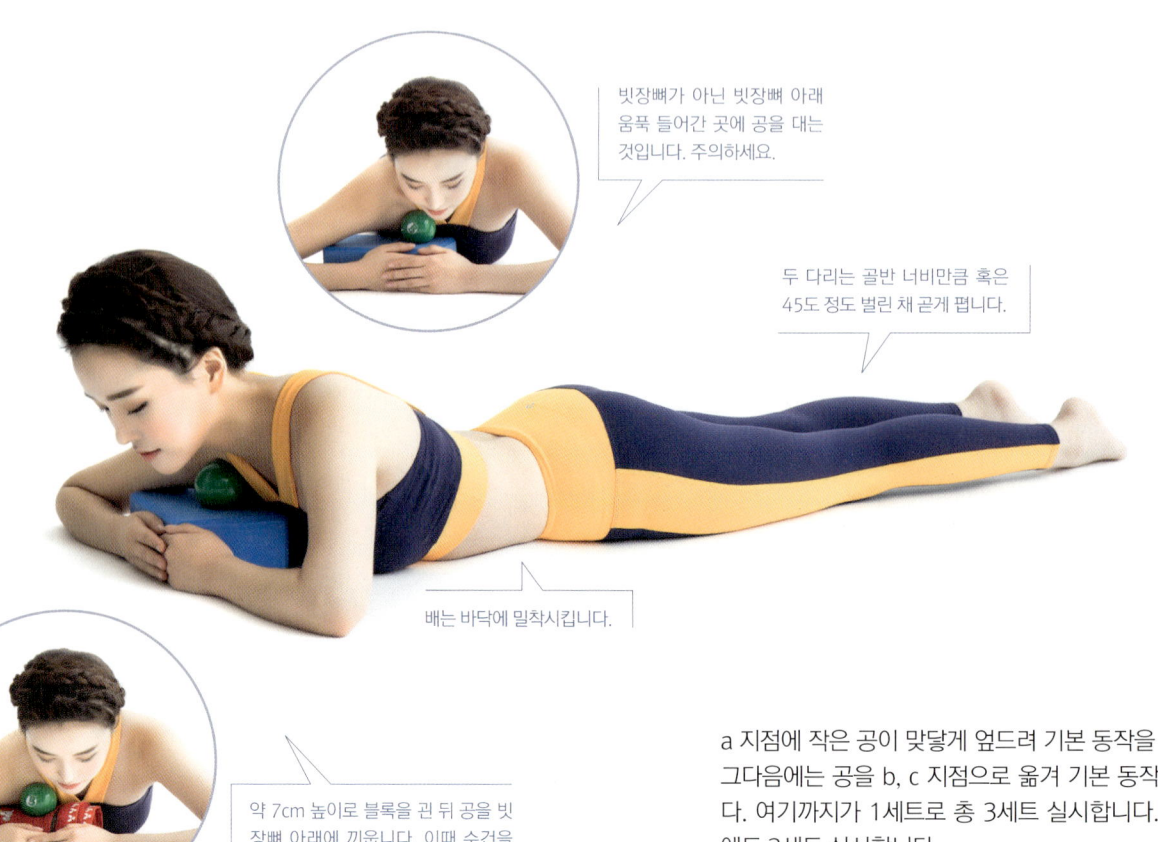

빗장뼈가 아닌 빗장뼈 아래 움푹 들어간 곳에 공을 대는 것입니다. 주의하세요.

두 다리는 골반 너비만큼 혹은 45도 정도 벌린 채 곧게 폅니다.

배는 바닥에 밀착시킵니다.

약 7cm 높이로 블록을 괸 뒤 공을 빗장뼈 아래에 끼웁니다. 이때 수건을 돌돌 말아 블록을 대신해도 됩니다.

a 지점에 작은 공이 맞닿게 엎드려 기본 동작을 합니다. 그다음에는 공을 b, c 지점으로 옮겨 기본 동작을 합니다. 여기까지가 1세트로 총 3세트 실시합니다. 반대쪽에도 3세트 실시합니다.

② 광대뼈 아랫부분 풀기

① 광대뼈

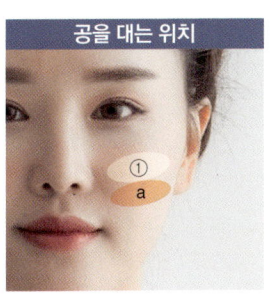

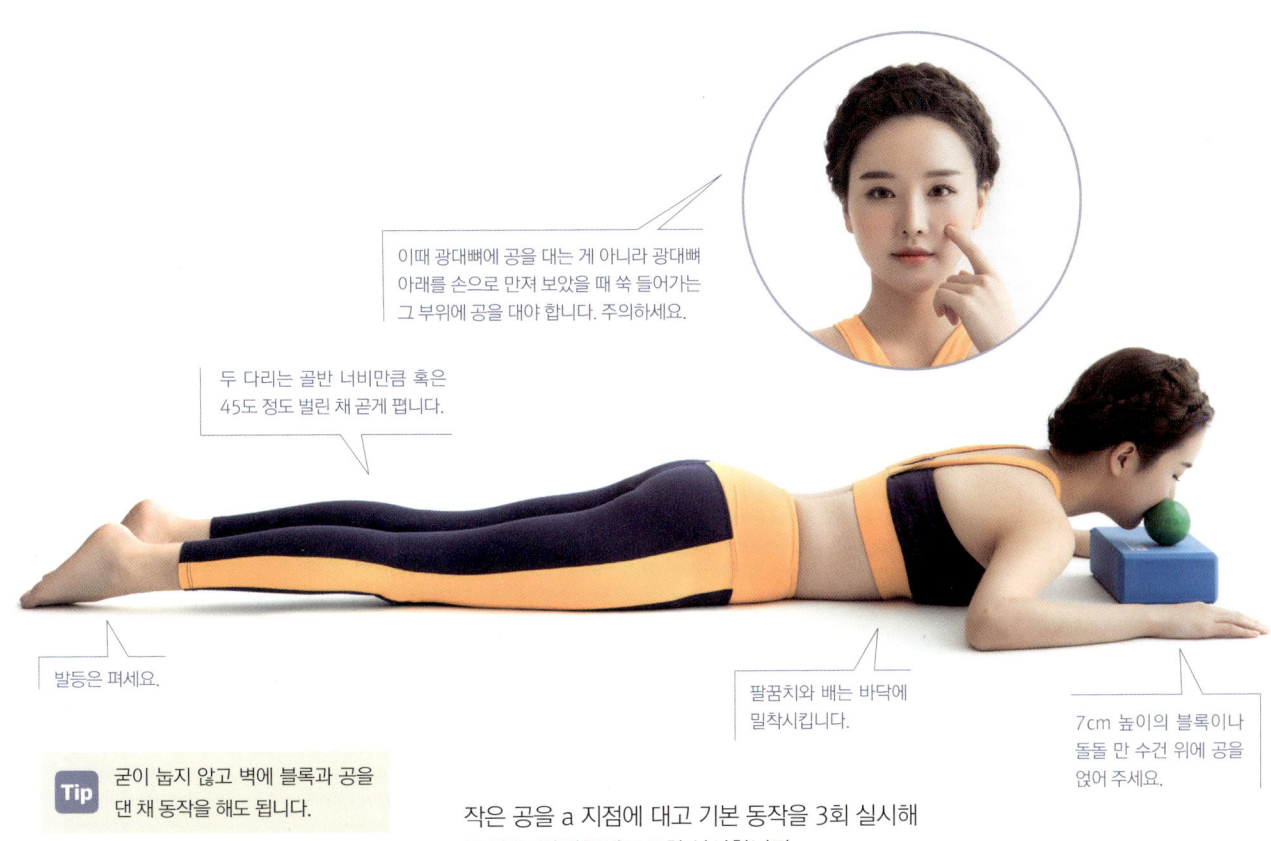

이때 광대뼈에 공을 대는 게 아니라 광대뼈
아래를 손으로 만져 보았을 때 쏙 들어가는
그 부위에 공을 대야 합니다. 주의하세요.

두 다리는 골반 너비만큼 혹은
45도 정도 벌린 채 곧게 폅니다.

발등은 펴세요.

팔꿈치와 배는 바닥에
밀착시킵니다.

7cm 높이의 블록이나
돌돌 만 수건 위에 공을
얹어 주세요.

Tip 굳이 눕지 않고 벽에 블록과 공을
댄 채 동작을 해도 됩니다.

작은 공을 a 지점에 대고 기본 동작을 3회 실시해
주세요. 반대쪽에도 3회 실시합니다.

3 얼굴 측면 풀기

① 입술 끝에서 수평선을 그어 턱과 만나는 지점
② 눈썹 산을 기준으로 수평으로 그은 선
③ 정수리부터 머리 옆을 따라 그은 선

공을 대는 위치

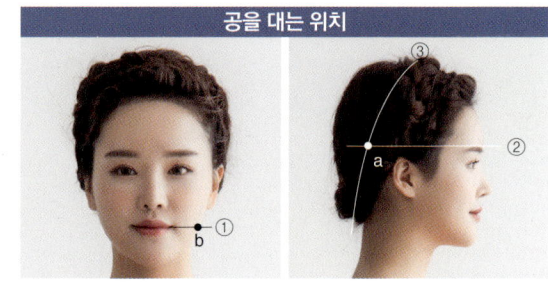

A

두 다리는 골반 너비만큼 혹은
45도 정도 벌린 채 곧게 폅니다.

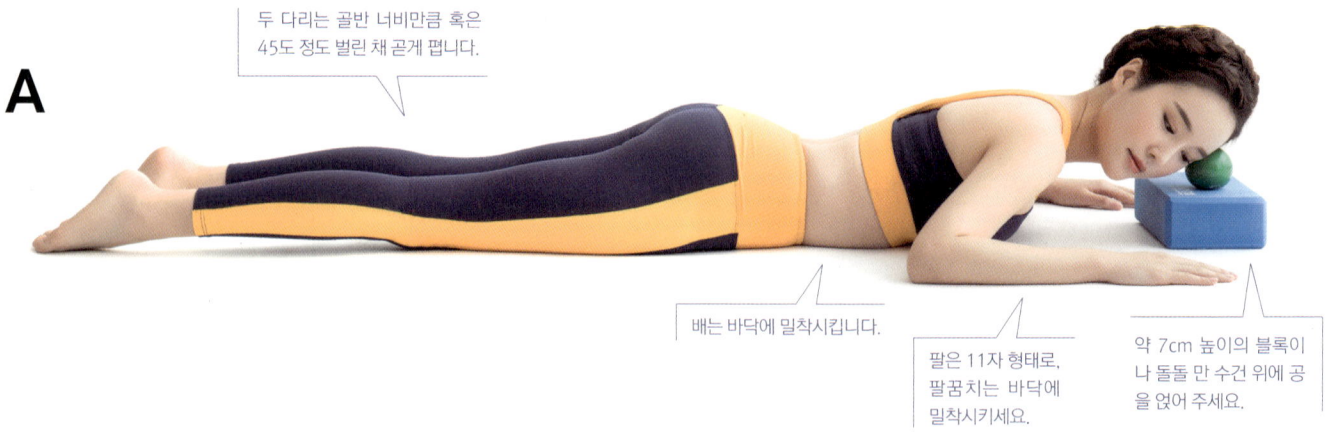

배는 바닥에 밀착시킵니다.

팔은 11자 형태로,
팔꿈치는 바닥에
밀착시키세요.

약 7cm 높이의 블록이
나 돌돌 만 수건 위에 공
을 얹어 주세요.

엎드린 자세에서 살짝 고개를 돌려 a 지점에 작은 공을 댄 뒤
기본 동작을 합니다.

B

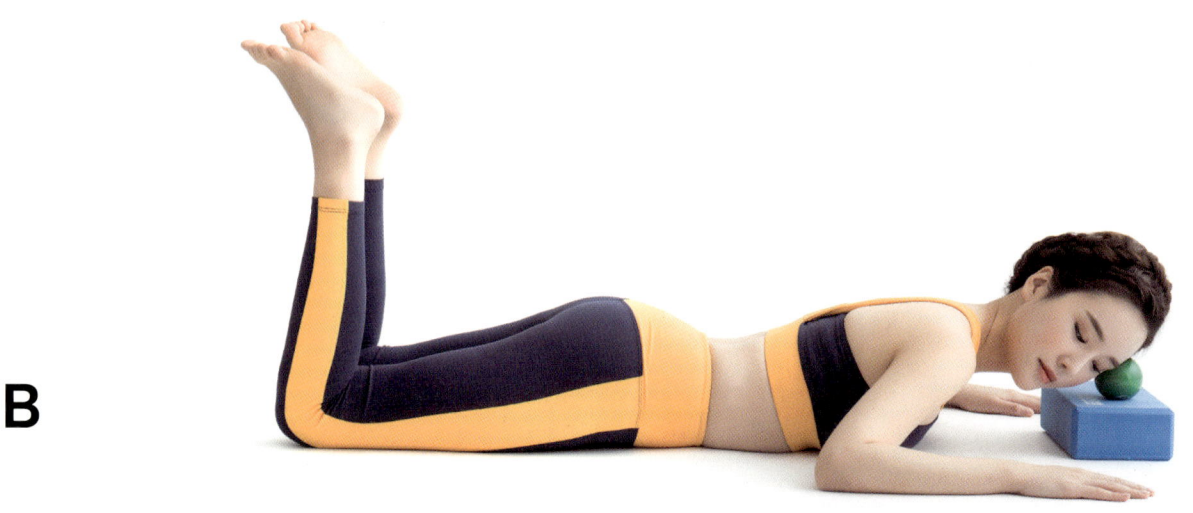

앞 과정에서 두 다리만 사진처럼 90도로 구부려 주세요.
이 상태로 기본 동작을 합니다.

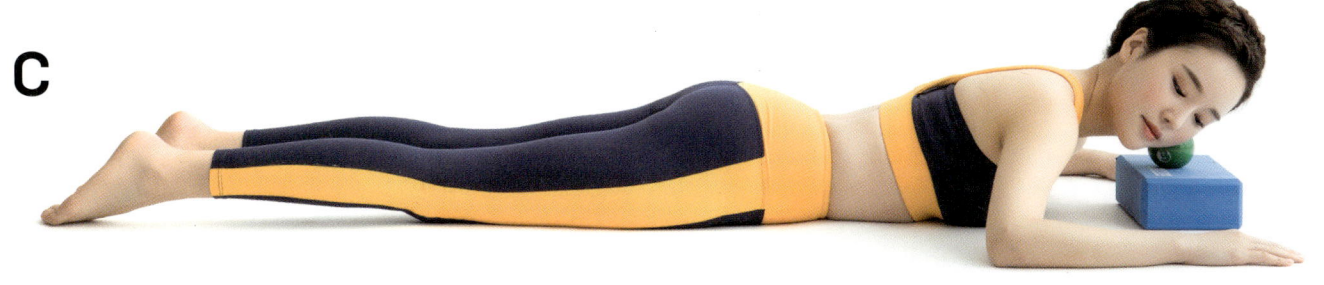

C

공을 굴리지 말고 손으로 직접 b 지점으로 공을 옮기세요. 그런 뒤 기본 동작을 합니다. 여기까지가 1세트로 총 3세트 실시합니다. 반대쪽에도 3세트 실시합니다.

4 어깨 긴장 풀기

EASY &
COMFORTABLE
PROGRAM
FOR 4 WEEKS

공을 대는 위치

① 목의 중간 지점
② 어깨가 시작되는 지점

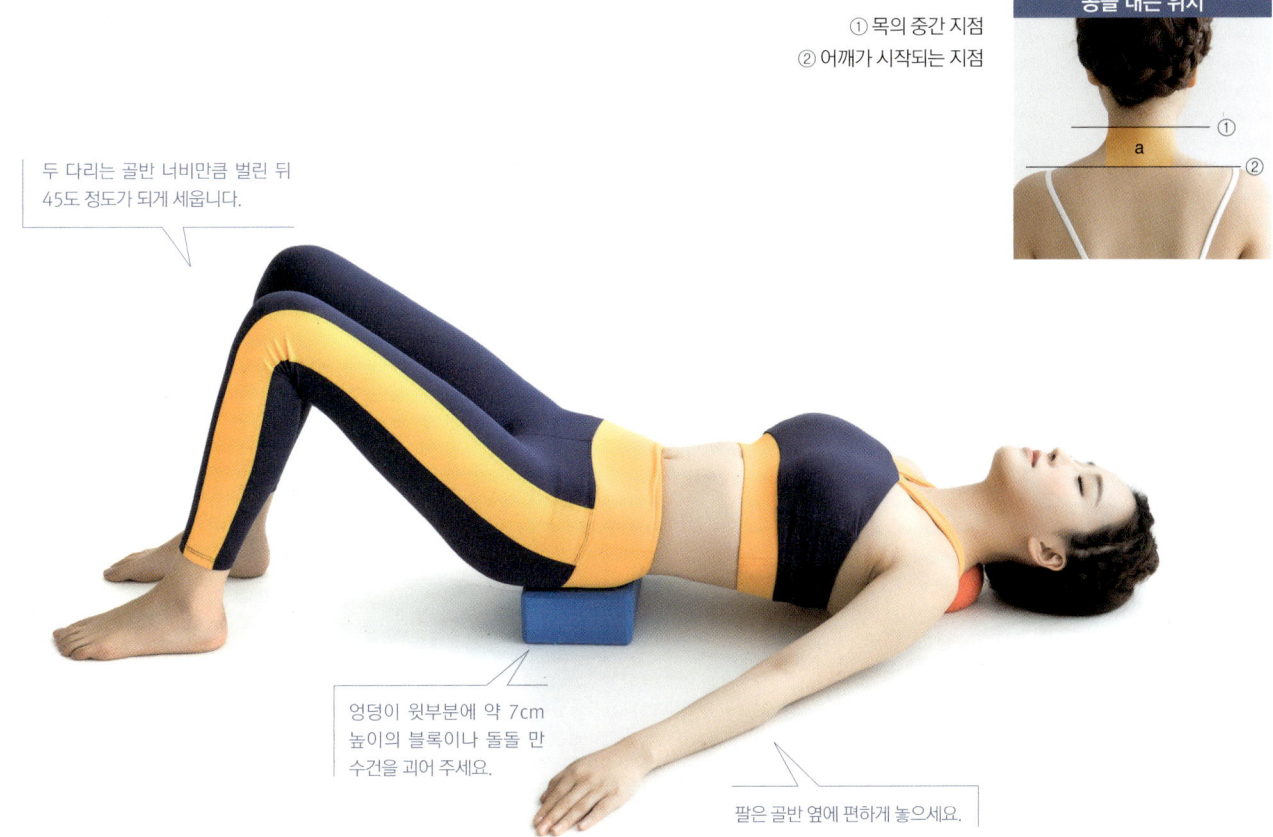

두 다리는 골반 너비만큼 벌린 뒤 45도 정도가 되게 세웁니다.

엉덩이 윗부분에 약 7cm 높이의 블록이나 돌돌 만 수건을 괴어 주세요.

팔은 골반 옆에 편하게 놓으세요.

큰 공을 a 지점에 댄 뒤 기본 동작을 3회 실시합니다.

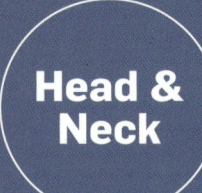
고개가 잘 안 돌아가요

고개가 옆으로 90도도 안 돌아가는 분들이 의외로 많습니다. 사무실에 온종일 앉아 있거나 내내 컴퓨터를 보는 습관으로 목과 어깨가 굳기 때문입니다. 목이 부드럽게 잘 돌아가려면 목 뒤쪽과 흔히 승모근이라고 불리는 어깨 윗부분을 풀어 줘야 합니다.

시작하기 전에 CHECK!	잘 안 돌아가는 쪽에만 아래 동작대로 따라 하세요. 이 경우에는 굳이 양쪽을 할 필요 없습니다.

준비물	작은 공(지름 7cm) 1개, 큰 공(지름 12cm) 2개, 수건이나 블록

① 목을 반으로 나눈 지점
② 목이 시작되는 부위

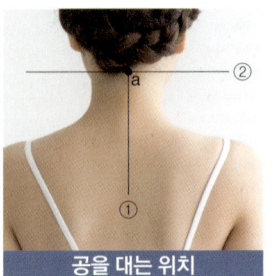

EASY &
COMFORTABLE
PROGRAM
FOR 4 WEEKS

공을 대는 위치

 목덜미 풀기

두 다리는 골반 너비만큼 벌린 뒤 45도 정도가 되게 세웁니다.

A

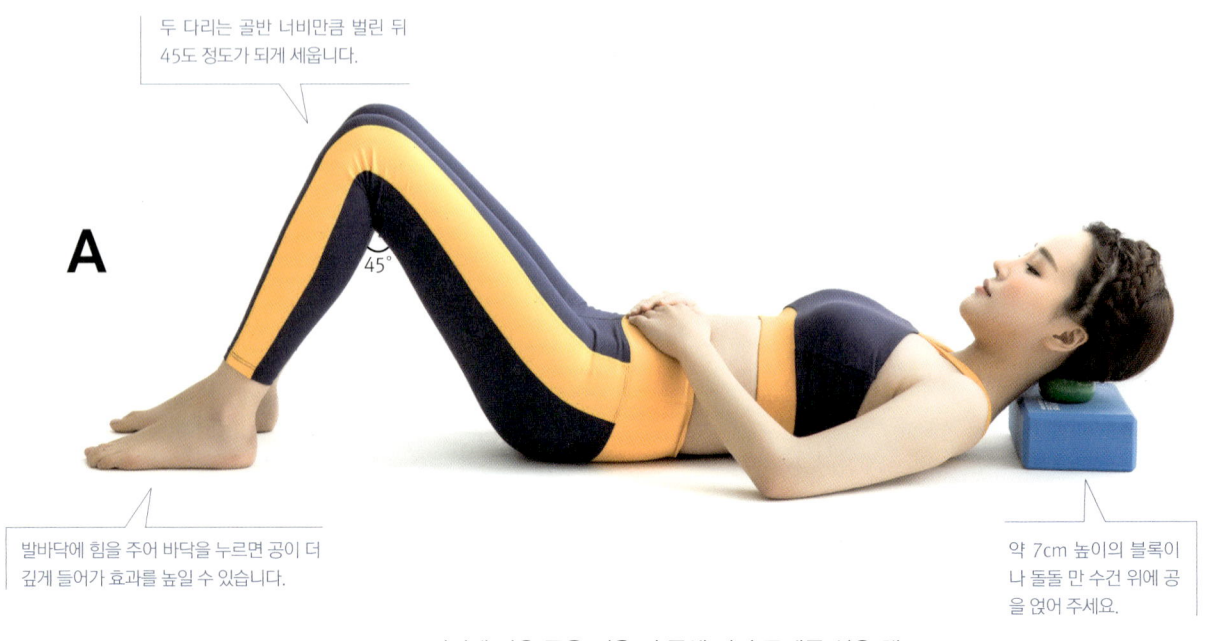

45°

발바닥에 힘을 주어 바닥을 누르면 공이 더 깊게 들어가 효과를 높일 수 있습니다.

약 7cm 높이의 블록이나 돌돌 만 수건 위에 공을 얹어 주세요.

a 지점에 작은 공을 끼운 뒤 공에 머리 무게를 실은 채 기본 동작을 합니다.

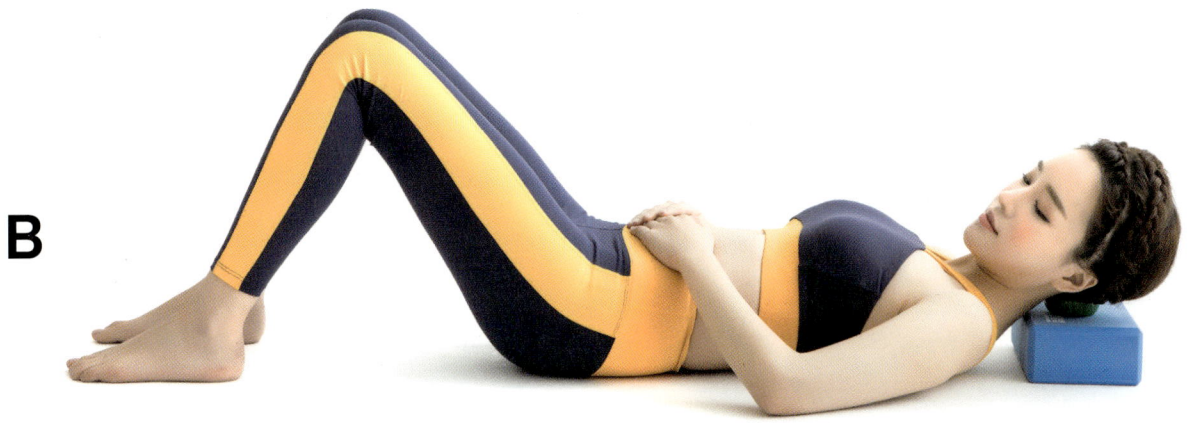

B

공을 몸에서 떼지 않은 상태로 잘 안 돌아가는 쪽 고개를 바닥으로 천천히 돌립니다. 이때 코가 60도 정도 기운다고 생각하면 됩니다. 공이 자연스럽게 귀를 향해 수평으로 이동하는 걸 의식하면서 움직이세요. 목적한 지점에 이르렀다 싶으면 움직임을 멈추고 기본 동작을 합니다.

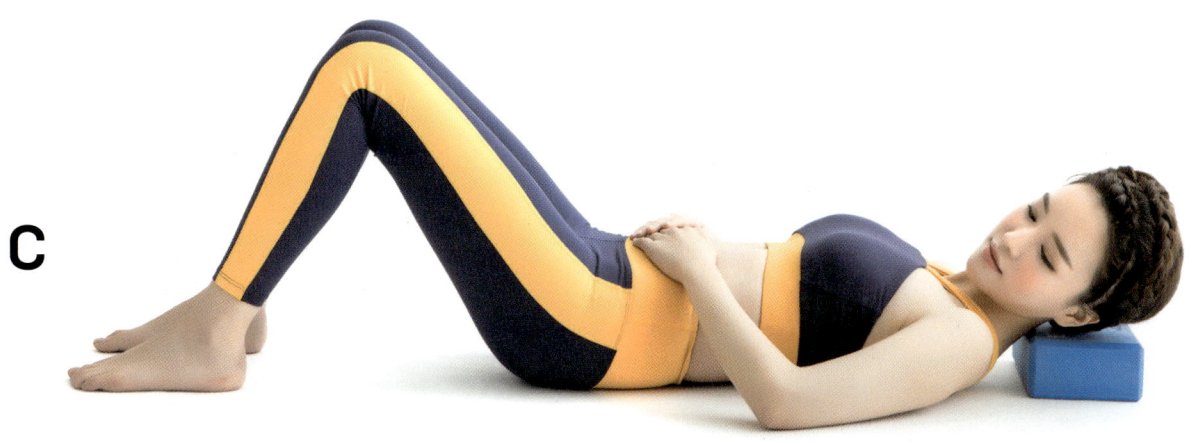

C

고개를 바닥으로 더 돌립니다. 이때 코가 45도 정도 기운다고 생각하면 됩니다. 목적한 지점에 이르렀다 싶으면 움직임을 멈추고 기본 동작을 합니다. 여기까지가 1세트로 총 3세트 실시합니다.

2 어깨 긴장 풀기

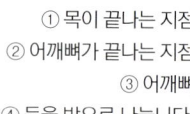

① 목이 끝나는 지점
② 어깨뼈가 끝나는 지점
③ 어깨뼈
④ 등을 반으로 나눕니다.

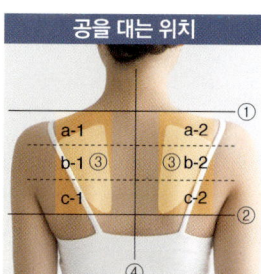

공을 대는 위치

두 다리는 골반 너비만큼 벌린 뒤
45도 정도가 되게 세웁니다.

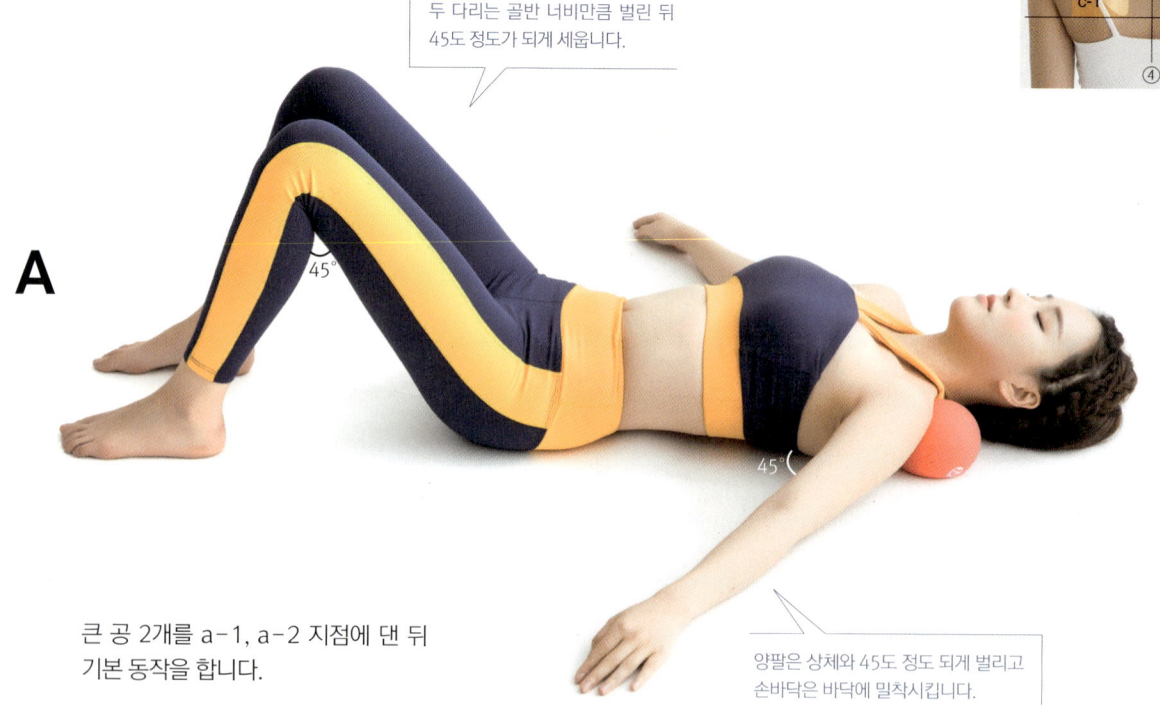

A

큰 공 2개를 a-1, a-2 지점에 댄 뒤
기본 동작을 합니다.

양팔은 상체와 45도 정도 되게 벌리고
손바닥은 바닥에 밀착시킵니다.

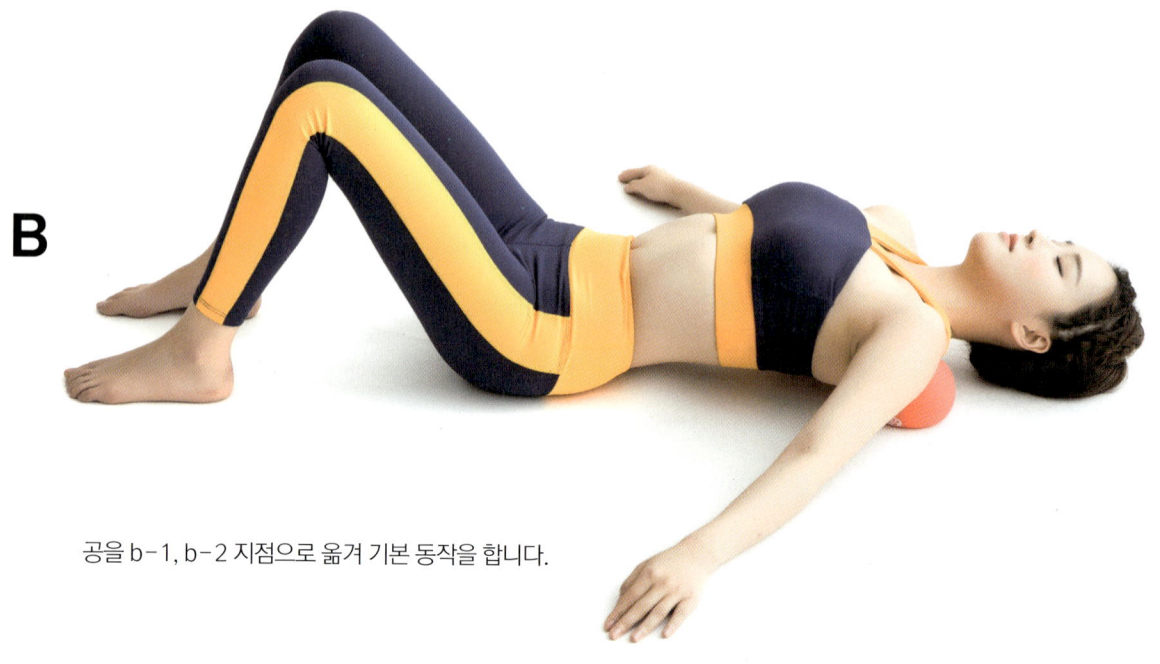

B

공을 b-1, b-2 지점으로 옮겨 기본 동작을 합니다.

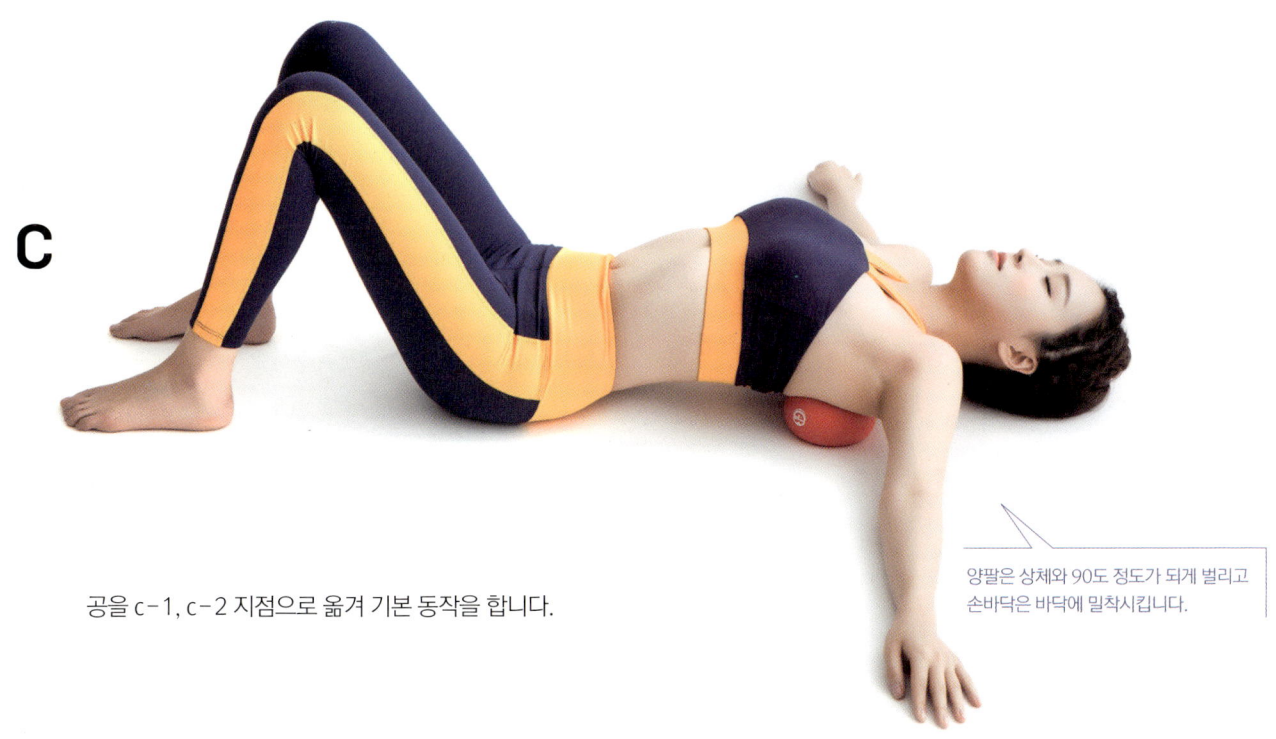

C

공을 c-1, c-2 지점으로 옮겨 기본 동작을 합니다.

양팔은 상체와 90도 정도가 되게 벌리고
손바닥은 바닥에 밀착시킵니다.

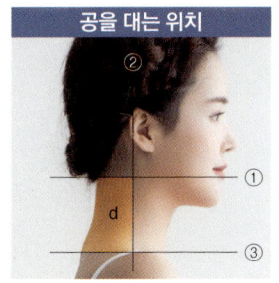

공을 대는 위치

① 머리카락이 끝나는 지점
② 목을 반으로 나눈 지점
③ 어깨가 시작되는 지점

공을 귀 뒷부분에 딱 붙게
끼워야 합니다.

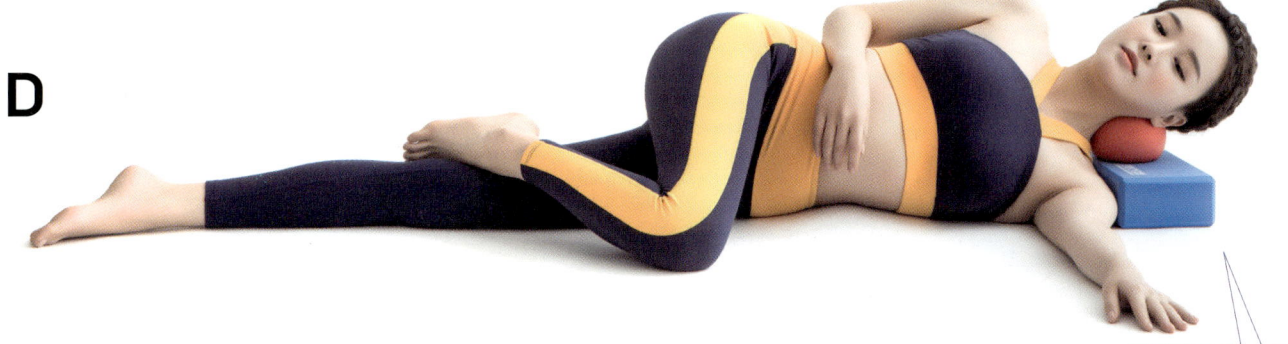

D

잘 안 돌아가는 고개 쪽으로 모로 누운 뒤 d 지점에
큰 공 1개를 딱 붙이듯 끼웁니다.

약 7cm 높이의 블록이
나 돌돌 만 수건 위에 공
을 얹습니다.

E

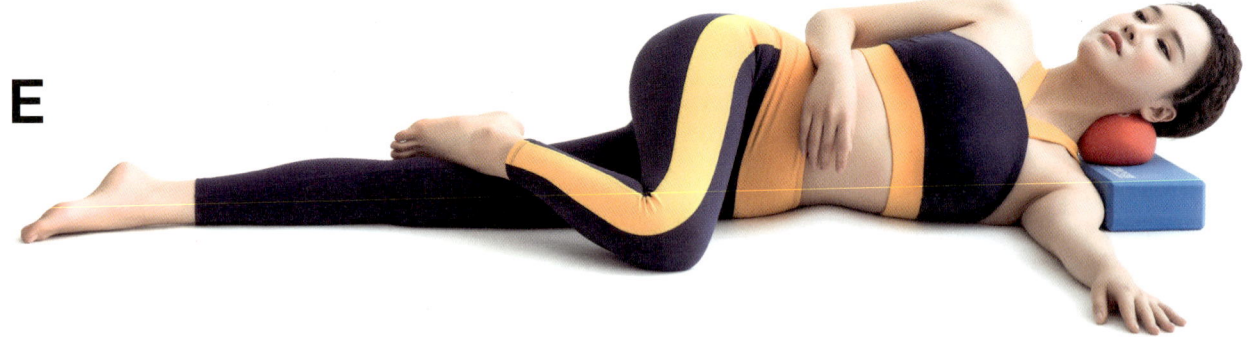

코가 천장 쪽으로 이동한다는 느낌으로 블록과 코가 이루는 각도가
45도 정도 될 때까지 고개를 젖혀 주세요. 목적한 지점에 이르렀다
싶으면 움직임을 멈추고 기본 동작을 합니다.

F

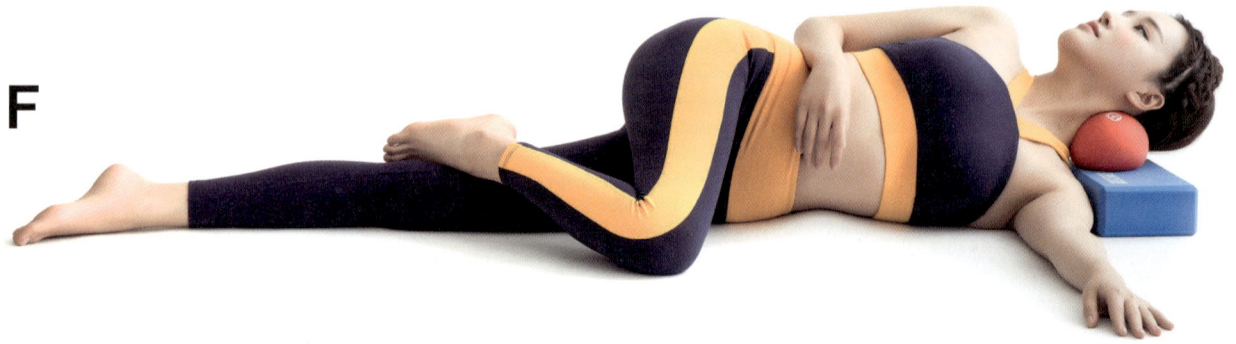

블록과 코가 이루는 각도가 60도 정도 될 때까지 고개를 더 뒤로 젖혀
주세요. 목적한 지점에 이르렀다 싶으면 움직임을 멈추고 기본 동작을
합니다. 여기까지가 1세트로 총 3세트 실시합니다. 만약 목에 무리가
간다 싶으면 E 과정까지만 하세요.

③ 빗장뼈 아랫부분 풀기

① 빗장뼈

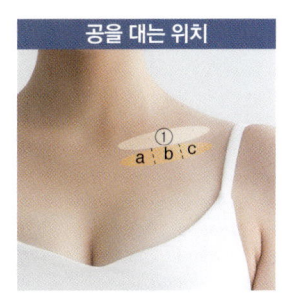

a b c

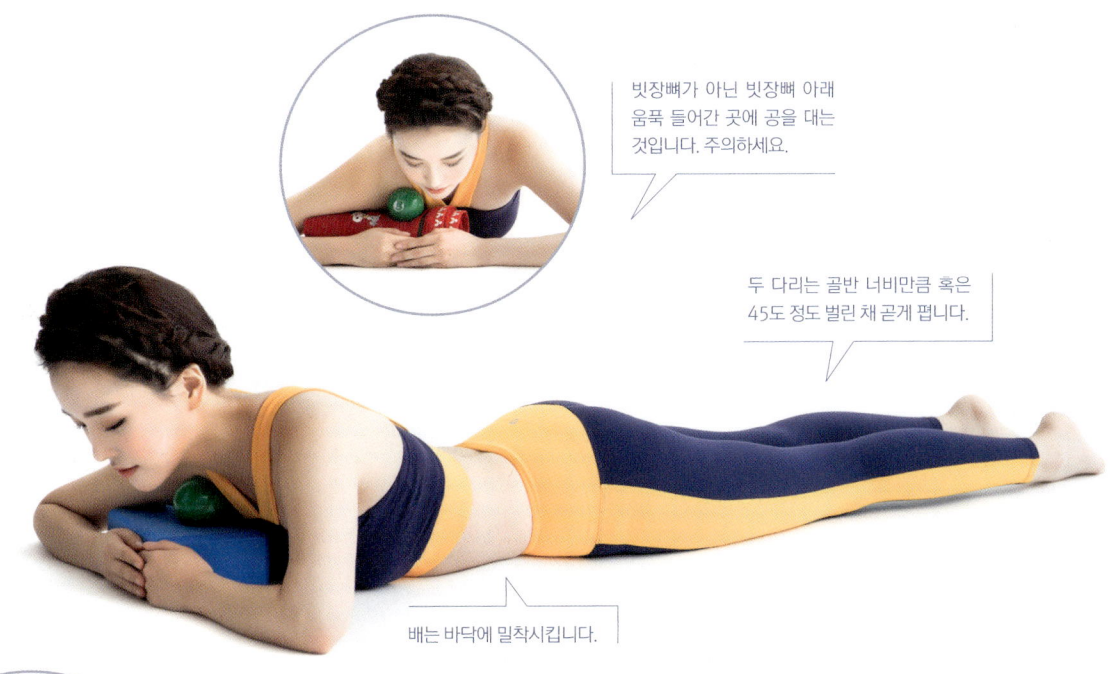

빗장뼈가 아닌 빗장뼈 아래
움푹 들어간 곳에 공을 대는
것입니다. 주의하세요.

두 다리는 골반 너비만큼 혹은
45도 정도 벌린 채 곧게 폅니다.

배는 바닥에 밀착시킵니다.

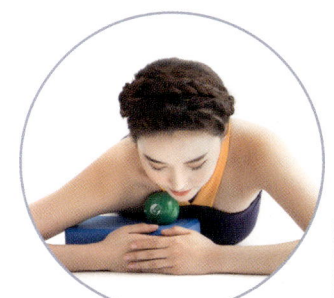

약 7cm 높이로 블록을 괸 뒤 공을 빗
장뼈 아래에 끼웁니다. 이때 수건을
돌돌 말아 블록을 대신해도 됩니다.

a 지점에 작은 공이 맞닿게 엎드려 기본 동작을 합니다.
그다음에는 공을 b, c 지점으로 옮겨 기본 동작을 합니
다. 여기까지가 1세트로 총 3세트 실시합니다. 반대쪽
에도 3세트 실시합니다.

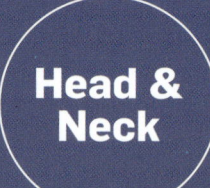
목 뒤가 늘 뻐근해요

의자에서 하루 대부분을 보내는 직장인과 학생은 목 뒤쪽이 뻐근하고 아픈 증상을 종종 겪곤 합니다. 이런 증상이 계속 이어지면 스트레스와 능률 저하까지 올 수 있으니 증상이 생겼다 싶을 때 빨리 풀어 주는 게 좋습니다.

시작하기 전에 CHECK!	대부분 왼쪽부터 동작을 시작하지만, 꼭 지킬 필요는 없습니다. 자신이 편한 방향부터 먼저 해도 됩니다.	준비물	작은 공(지름 7cm) 1개, 큰 공(지름 12cm) 1개, 수건이나 블록

① 머리카락이 끝나는 지점
② 목을 반으로 나눈 지점
③ 어깨가 시작되는 지점

EASY &
COMFORTABLE
PROGRAM
FOR 4 WEEKS

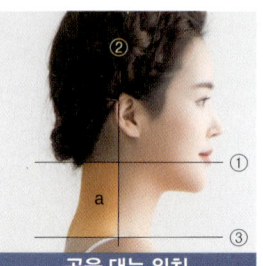

공을 대는 위치

 **목 근육 풀기**

A

공을 귀 뒷부분에 딱 붙게 끼워야 합니다.

a 지점에 큰 공을 딱 붙이듯 끼웁니다.

약 7cm 높이의 블록이나 돌돌 만 수건 위에 공을 얹습니다.

B

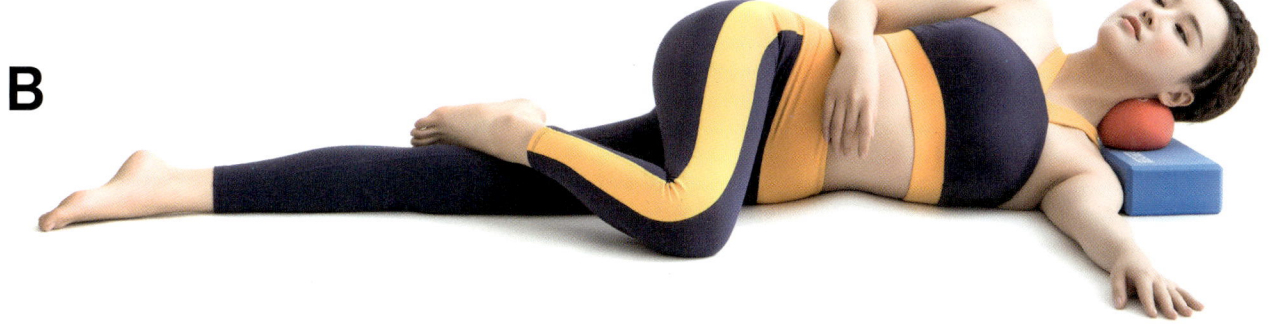

코가 천장 쪽으로 이동한다는 느낌으로 블록과 코가 이루는 각도
가 45도 정도 될 때까지 고개를 젖혀 주세요. 목적한 지점에 이르
렀다 싶으면 움직임을 멈추고 기본 동작을 합니다.

C

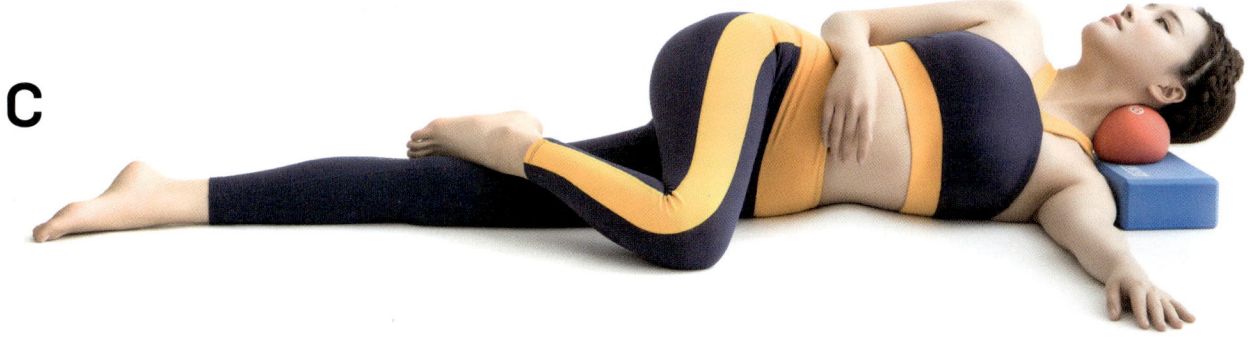

블록과 코가 이루는 각도가 60도 정도 될 때까지 고개를 더 뒤로 젖혀
주세요. 목적한 지점에 이르렀다 싶으면 움직임을 멈추고 기본 동작을
합니다. 만약 목에 무리가 간다 싶으면 B 과정까지만 3회 실시하고, C
과정까지 가능하다면 여기까지를 1세트로 보고 총 3세트 실시하세요.
반대쪽에도 3세트 실시합니다.

 **2** # 뒤통수 아랫부분 풀기

① 목을 반으로 나눈 지점
② 목이 시작되는 지점

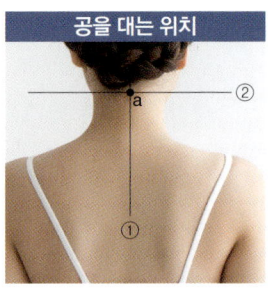

공을 대는 위치

두 다리는 골반 너비만큼 벌린 뒤
45도 정도가 되게 세웁니다.

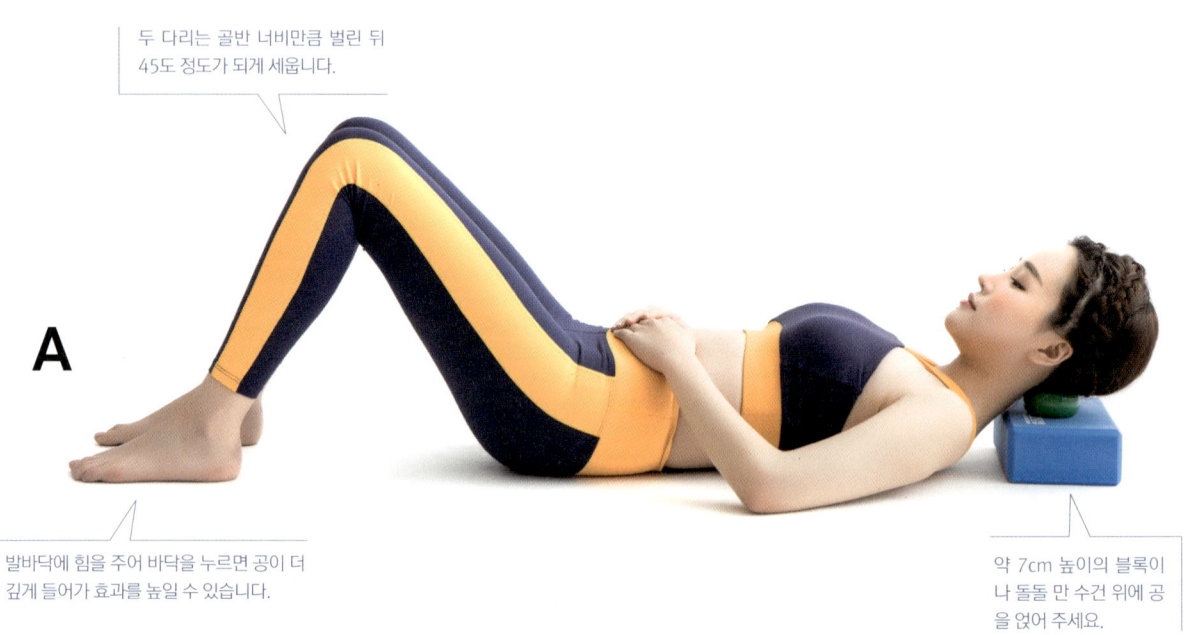

A

발바닥에 힘을 주어 바닥을 누르면 공이 더
깊게 들어가 효과를 높일 수 있습니다.

약 7cm 높이의 블록이
나 돌돌 만 수건 위에 공
을 얹어 주세요.

a 지점에 작은 공을 끼운 뒤 공에 머리 무게를 실은 채
기본 동작을 합니다.

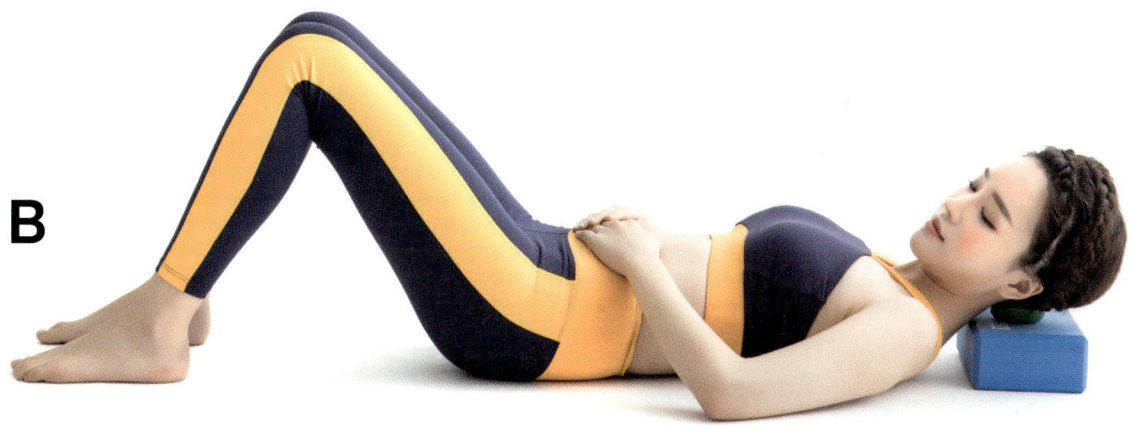

B

공을 몸에서 떼지 않은 상태로 고개를 바닥으로 천천히 돌립니다. 이때 코가 60도 정도 기운다고 생각하면 됩니다. 공이 자연스럽게 귀를 향해 수평으로 이동하는 걸 의식하면서 움직이세요. 목적한 지점에 이르렀다 싶으면 움직임을 멈추고 기본 동작을 합니다.

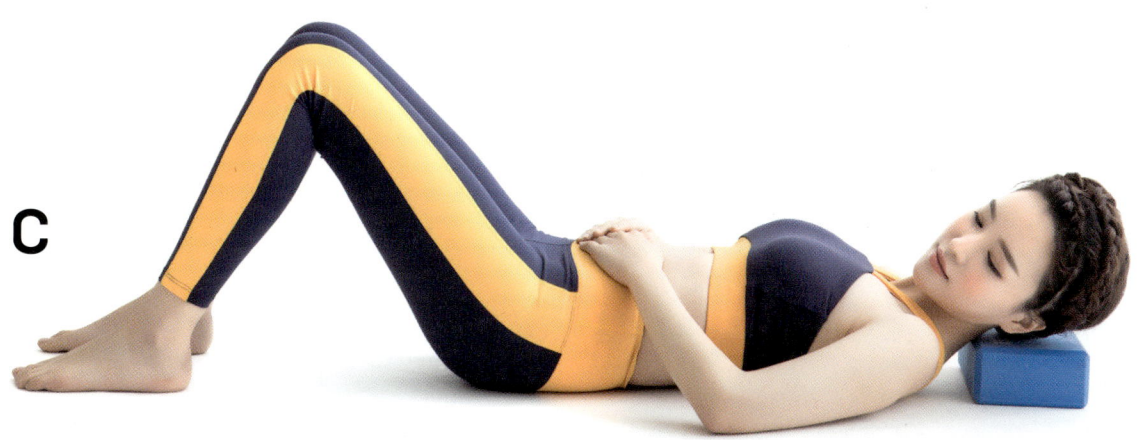

C

고개를 바닥으로 더 돌립니다. 이때 코가 45도 정도 기운다고 생각하면 됩니다. 목적한 지점에 이르렀다 싶으면 움직임을 멈추고 기본 동작을 합니다. 여기까지가 1세트로 총 3세트 실시합니다. 반대쪽에도 3세트 실시합니다.

일자 목이에요

요즘은 누구나 운명처럼 가지고 다닌다는 일자 목. 흔히 거북 목과 다른 것으로 여기는 경우가 많은데 사실 일자 목과 거북 목은 같은 증상입니다. 목을 앞으로 뺀 상태에서 굳어진 것이 거북 목이고, 그로 인해 목 뒤쪽이 굳어 목뼈가 1자 형태로 변한 게 일자 목이거든요. 컴퓨터와 휴대전화가 필수인 현대인에게 그 두 가지를 하지 말라고 할 수는 없는 노릇이니 일자 목을 개선할 수 있는 손쉬운 방법을 알려 드리겠습니다.

시작하기 전에 CHECK!	대부분 왼쪽부터 동작을 시작하지만, 꼭 지킬 필요는 없습니다. 자신이 편한 방향부터 먼저 해도 됩니다.

준비물	작은 공(지름 7cm) 1개, 큰 공(지름 12cm) 2개, 수건이나 블록

1 빗장뼈 아랫부분 풀기

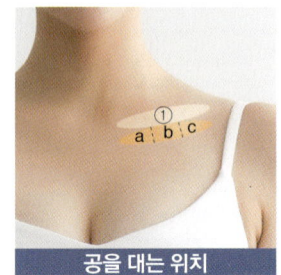

① 빗장뼈

EASY & COMFORTABLE PROGRAM FOR 4 WEEKS

공을 대는 위치

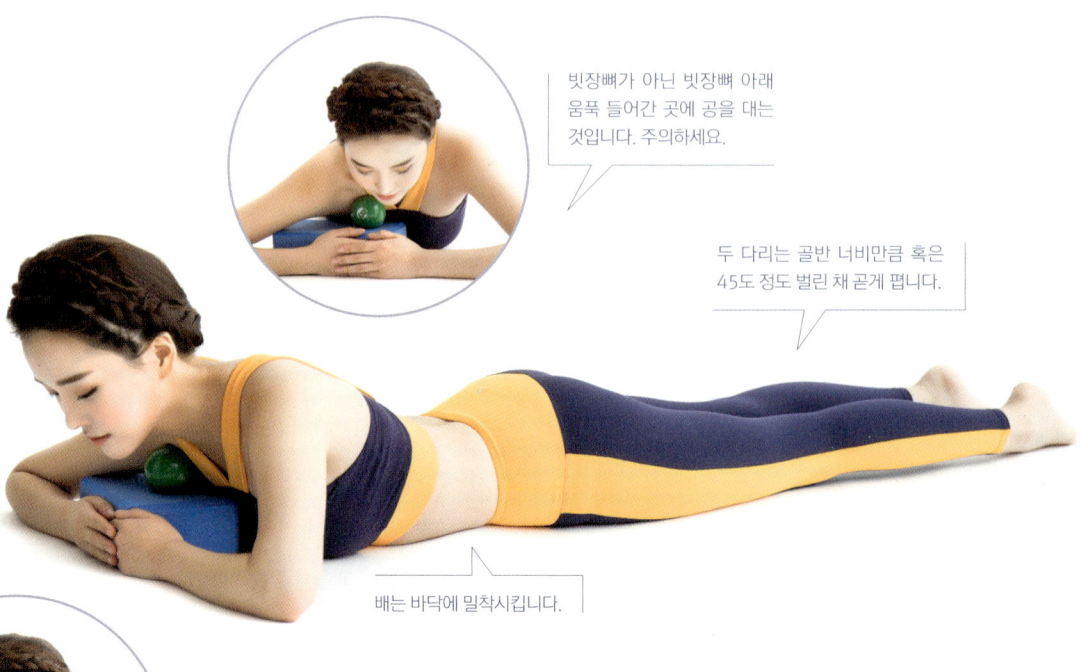

빗장뼈가 아닌 빗장뼈 아래 움푹 들어간 곳에 공을 대는 것입니다. 주의하세요.

두 다리는 골반 너비만큼 혹은 45도 정도 벌린 채 곧게 폅니다.

배는 바닥에 밀착시킵니다.

약 7cm 높이로 블록을 괸 뒤 공을 빗장뼈 아래에 끼웁니다. 이때 수건을 돌돌 말아 블록을 대신해도 됩니다.

a 지점에 작은 공이 맞닿게 엎드려 기본 동작을 합니다. 그다음에는 공을 b, c 지점으로 옮겨 기본 동작을 합니다. 여기까지가 1세트로 총 3세트 실시합니다. 반대쪽에도 3세트 실시합니다.

2 배를 양쪽으로 나누어 풀기

① 가슴 바로 아래
② 배꼽
③ BP.(버스트포인트)에서 수직으로 내려온 지점

공을 대는 위치

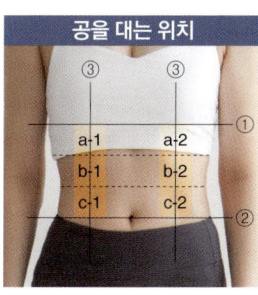

공 2개 사이에 간격을 두
어야 합니다.

고개는 가볍게 들어 주세요.

A

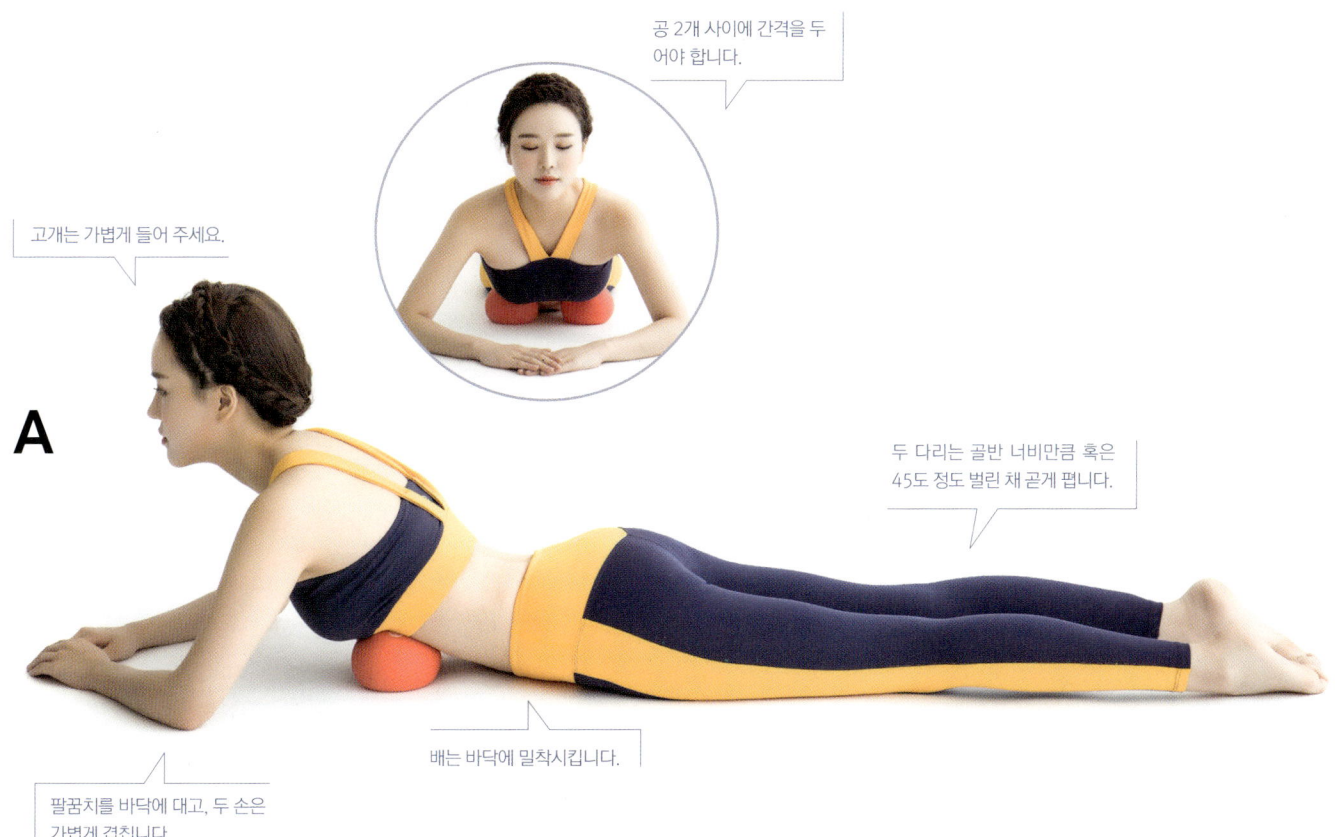

두 다리는 골반 너비만큼 혹은
45도 정도 벌린 채 곧게 폅니다.

배는 바닥에 밀착시킵니다.

팔꿈치를 바닥에 대고, 두 손은
가볍게 겹칩니다.

큰 공 2개를 가슴 바로 아래(a-1, a-2 지점)에 대 주세요.
공이 가슴 아랫부분과 맞닿게 끼우는 겁니다.

B

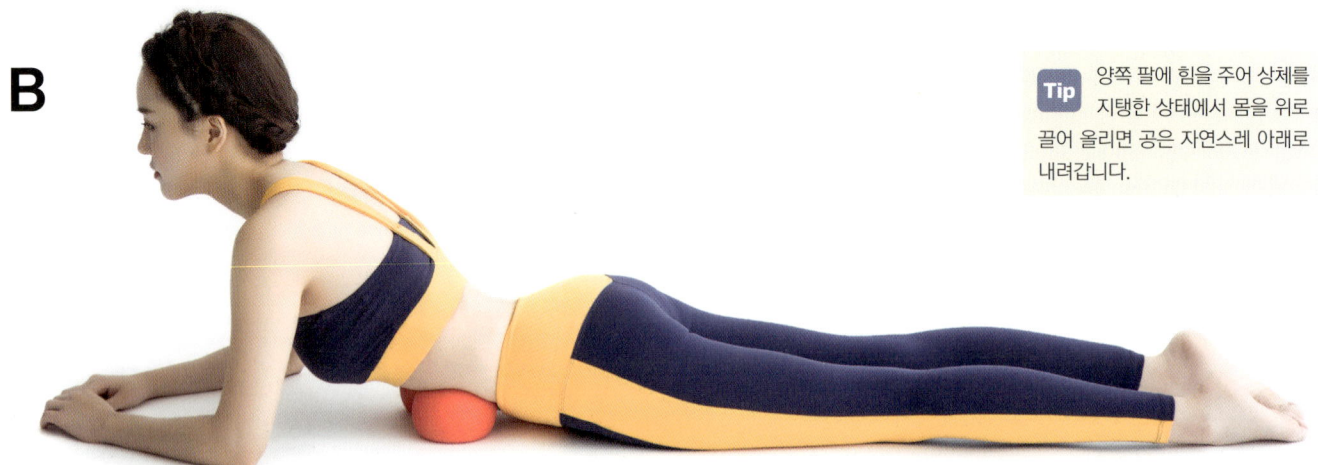

공을 b-1, b-2 지점으로 옮겨 기본 동작을 합니다.

C

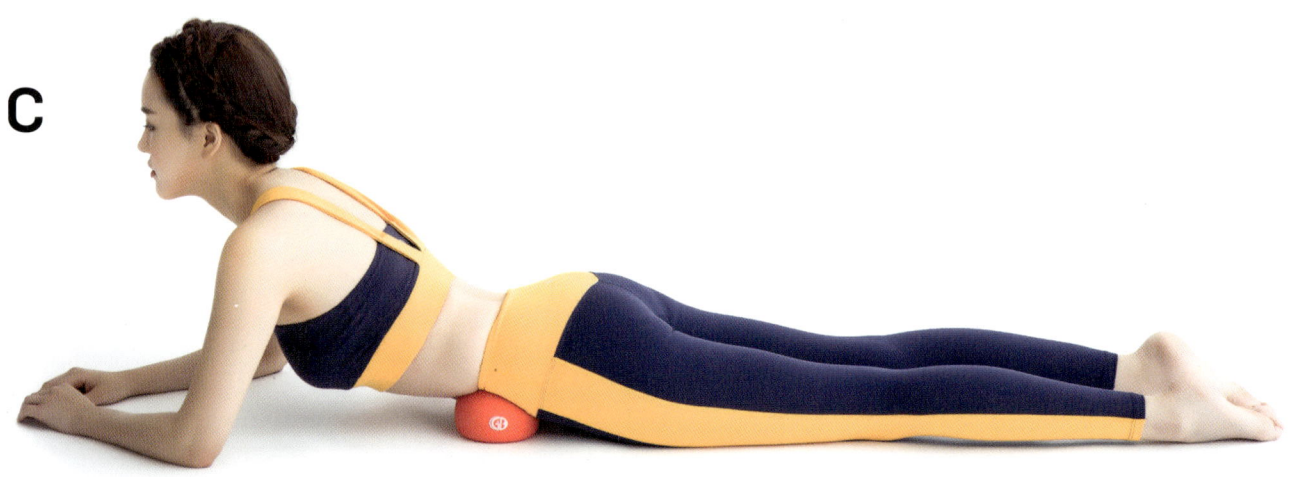

공을 c-1, c-2 지점으로 옮겨 기본 동작을 합니다. 여기까지가 1세트로 총 3세트 실시합니다.

③ 가슴 윗부분 풀기

① 상체를 반으로 나눈 지점
② 가슴이 끝나는 지점
③ 겨드랑이가 시작되는 지점
* ③을 기준으로 공을 대는 영역이 위아래로
2~3cm 이상 넘어가지 않게 주의합니다.

공을 대는 위치

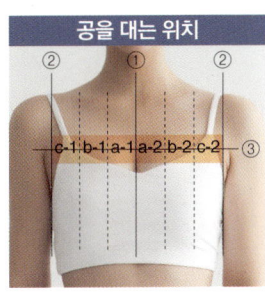

c-1 b-1 a-1 a-2 b-2 c-2

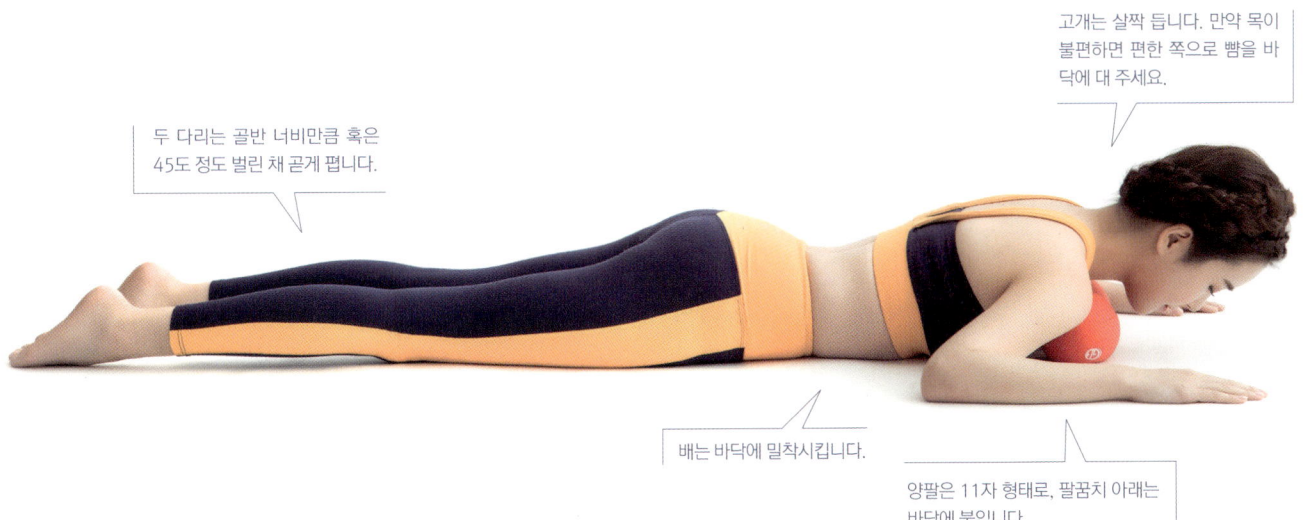

고개는 살짝 듭니다. 만약 목이
불편하면 편한 쪽으로 뺨을 바
닥에 대 주세요.

두 다리는 골반 너비만큼 혹은
45도 정도 벌린 채 곧게 폅니다.

배는 바닥에 밀착시킵니다.

양팔은 11자 형태로, 팔꿈치 아래는
바닥에 붙입니다.

큰 공 2개를 a-1, a-2 지점에 끼운 뒤 기본 동작을 합니다.
그다음에는 b-1, b-2와 c-1, c-2 지점으로 옮겨 기본 동작
을 합니다. 여기까지가 1세트로 총 3세트 실시합니다.

4 어깨 긴장 풀기

① 목의 중간 지점
② 어깨가 시작되는 지점

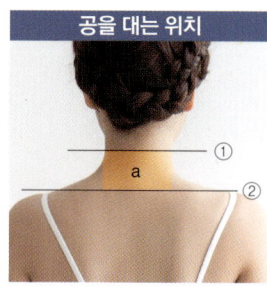

공을 대는 위치

두 다리는 골반 너비만큼 벌린 뒤
45도 정도가 되게 세웁니다.

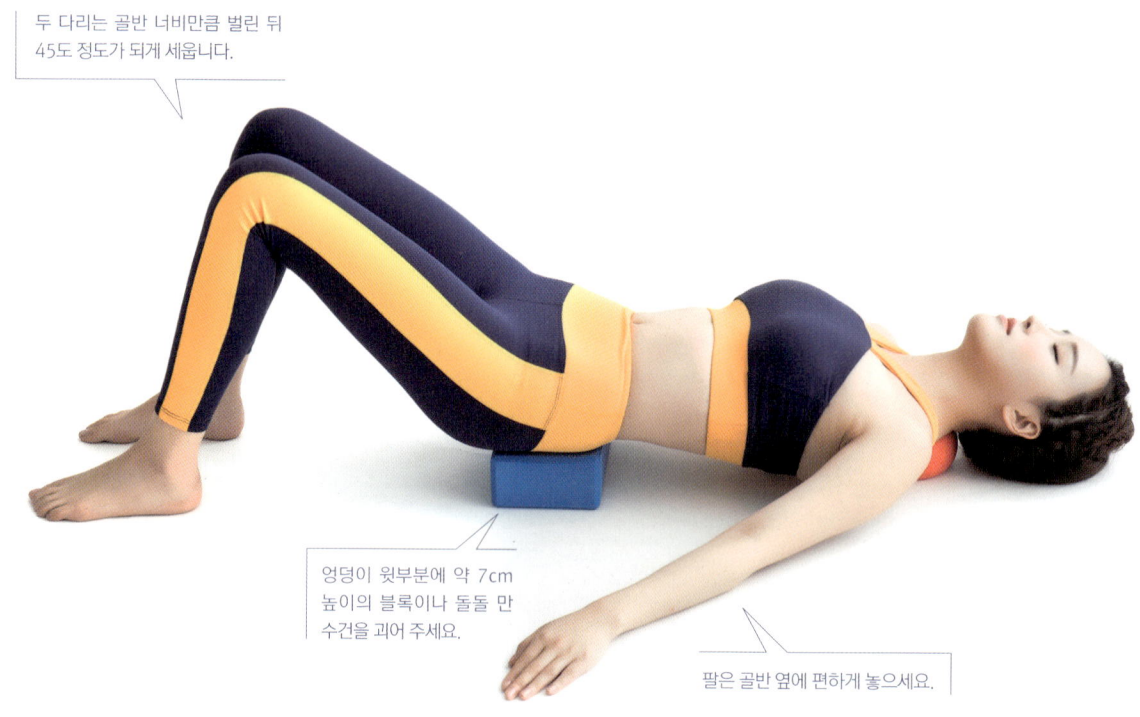

엉덩이 윗부분에 약 7cm
높이의 블록이나 돌돌 만
수건을 괴어 주세요.

팔은 골반 옆에 편하게 놓으세요.

큰 공 1개를 a 지점에 댄 뒤 기본 동작을 3회 실시합니다.

⑤ 목 위치 바로잡기

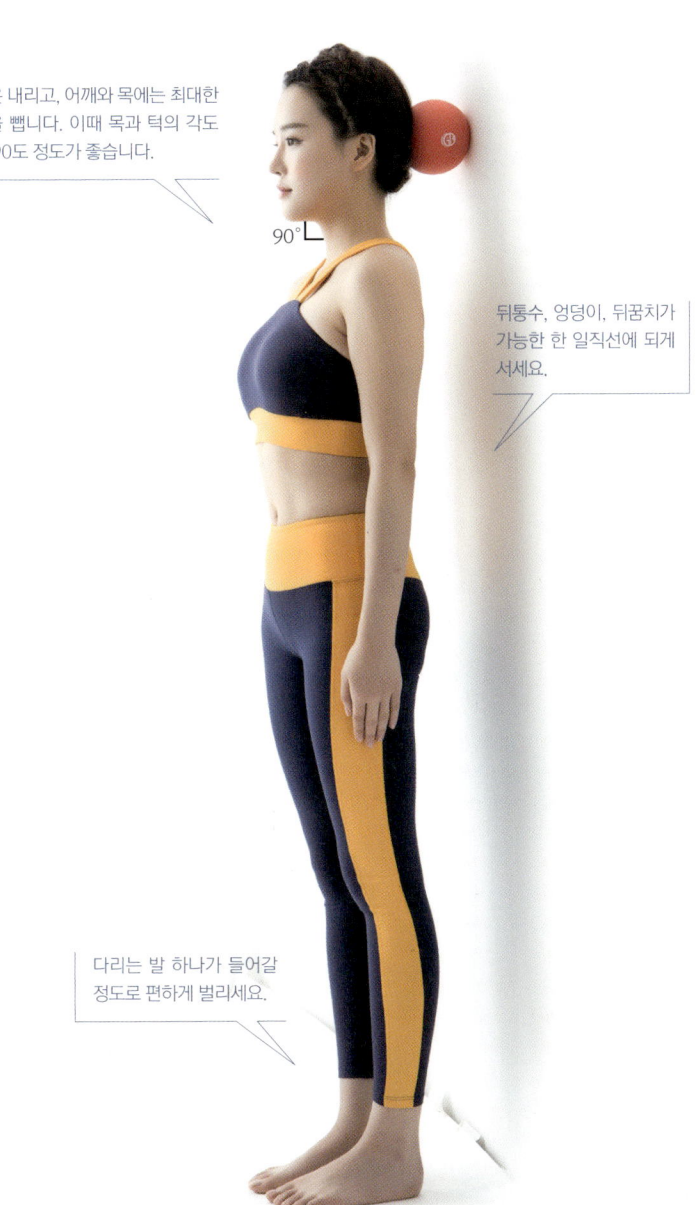

턱은 내리고, 어깨와 목에는 최대한 힘을 뺍니다. 이때 목과 턱의 각도는 90도 정도가 좋습니다.

90°

뒤통수, 엉덩이, 뒤꿈치가 가능한 한 일직선에 되게 서세요.

다리는 발 하나가 들어갈 정도로 편하게 벌리세요.

벽에 기대서서 큰 공 1개를 뒤통수 가운데에 댄 뒤 공이 떨어지지 않을 정도로만 뒤통수에 힘을 주어 3분 동안 버팁니다.

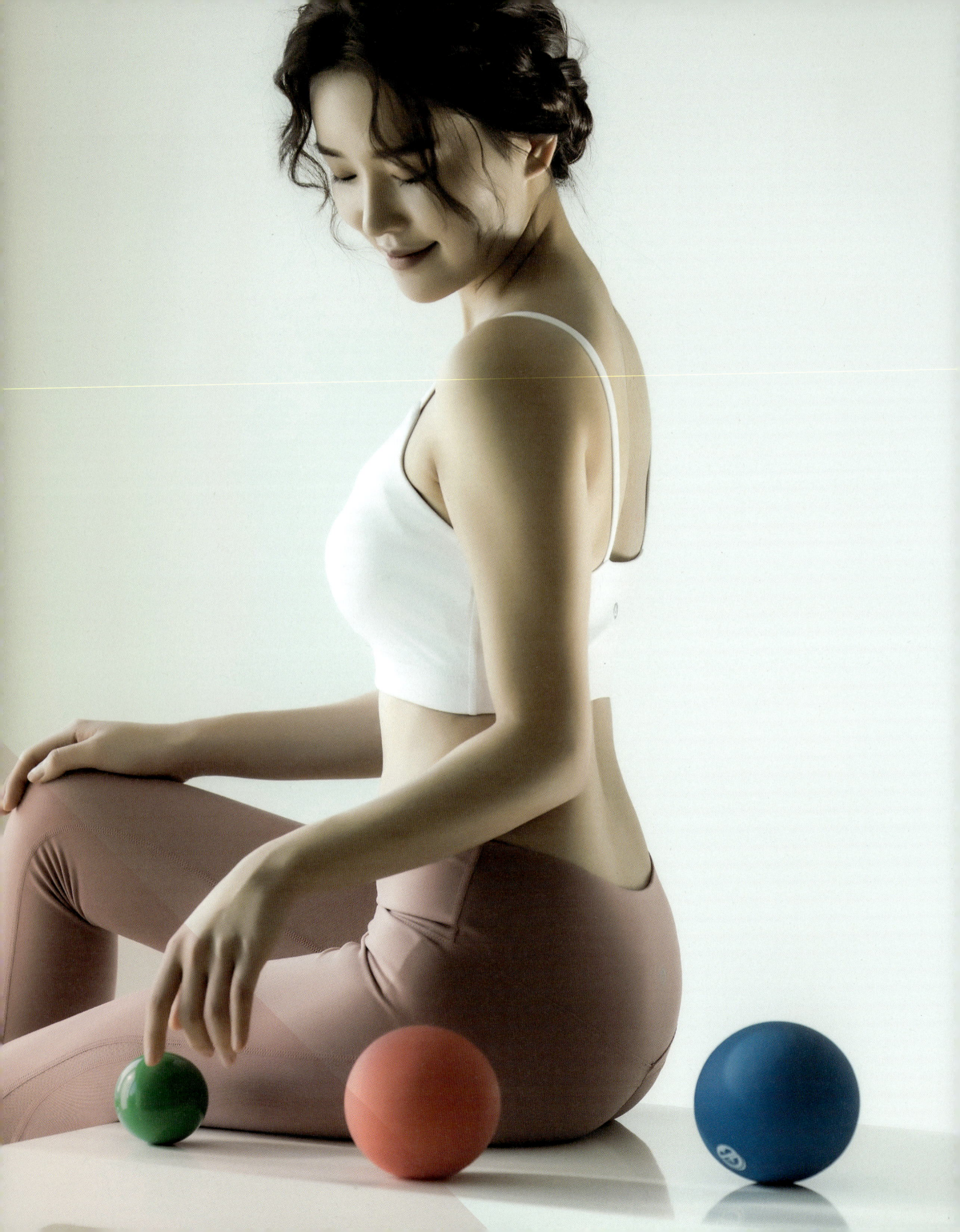

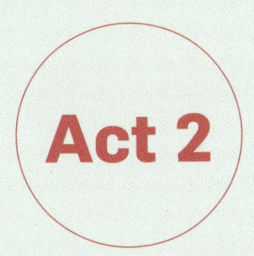

Act 2

EASY &
COMFORTABLE
PROGRAM
FOR 4 WEEKS

Shoulders & Arms

어깨가 돌처럼 굳고, 손가락과 주변 관절들이 아픈 증상은 참 미묘합니다. 병원에 가자니 그럴 정도의 중병은 아닌 것 같고, 놔두자니 이래도 괜찮은지 불안하고요. 하지만 어깨 통증을 계속 방치하면 주변에도 영향을 주어 더 많은 병증을 유발합니다. 미리미리 대비하여, 건강하고 활기찬 생활을 이어 가세요.

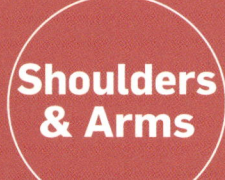
Shoulders & Arms

어깨에서 덜그럭 소리가 나고 아파요

어깨를 움직일 때마다 소리가 나고 아픈 이유는 어깨관절을 움직이는 근육이 굳어서입니다. 근육이 굳으면 당연히 그 주변을 감싼 관절이 좁아져 자꾸 서로 부딪히게 되니 그게 통증으로 이어지지요. 따라서 이 부위를 풀어 주면 지긋지긋한 어깨 통증에서 벗어날 수 있습니다.

시작하기 전에 CHECK!

보통 많이 쓰는 어깨에 이러한 증상이 생기는 경우가 많습니다. 하지만 양쪽 어깨가 다 불편하다면, 그중 더 불편한 어깨부터 아래 방법에 따라 동작을 해 주세요. 그런 다음 양쪽을 똑같이 반복합니다(3번 과정은 제외). 더 불편한 쪽의 동작 횟수를 늘려 양쪽의 불균형을 맞추기 위해서입니다.

준비물

큰 공(지름 12cm) 1개, 작은 공(지름 7cm) 1개, 수건이나 블록

① 팔 앞쪽의 어깨가 시작되는 지점
② 겨드랑이가 시작되는 지점

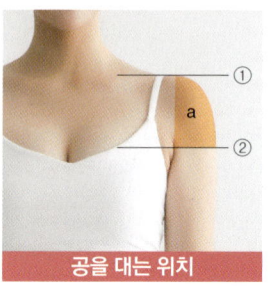

공을 대는 위치

① 어깨와 위팔 풀기

EASY & COMFORTABLE PROGRAM FOR 4 WEEKS

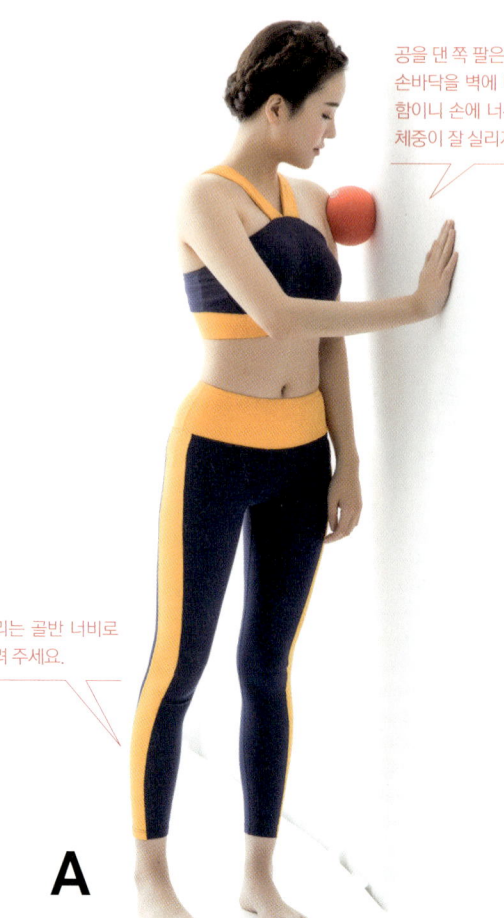

공을 댄 쪽 팔은 편하게 펴고, 반대쪽 팔은 구부려, 손바닥을 벽에 대 주세요. 가볍게 중심만 잡기 위함이니 손에 너무 힘을 주지 마세요. 그러면 공에 체중이 잘 실리지 않아 효과가 반감됩니다.

다리는 골반 너비로 벌려 주세요.

A

a 지점에 큰 공을 끼워 주세요. 자세가 안정되면 기본 동작을 합니다.

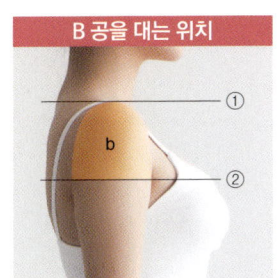

① 팔 바깥쪽의 어깨가 시작되는 지점

② 겨드랑이가 시작되는 지점

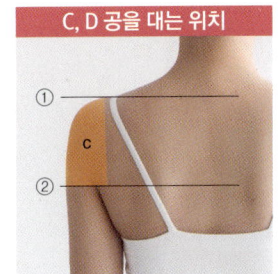

C, D 공을 대는 위치

① 팔 뒤쪽의 어깨가 시작되는 지점

② 겨드랑이가 시작되는 지점

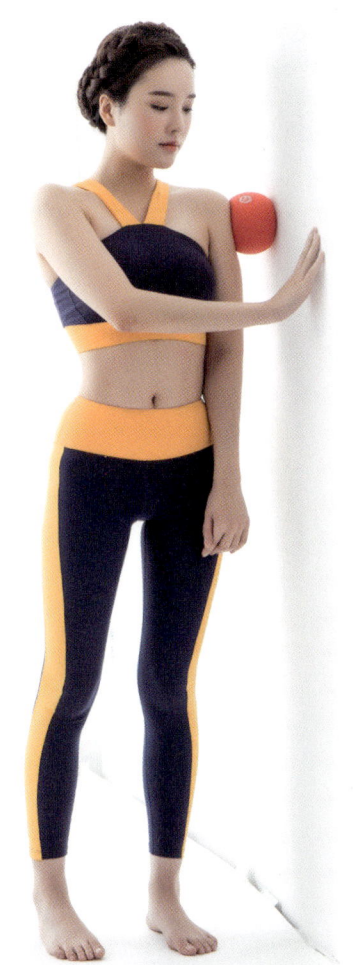

B

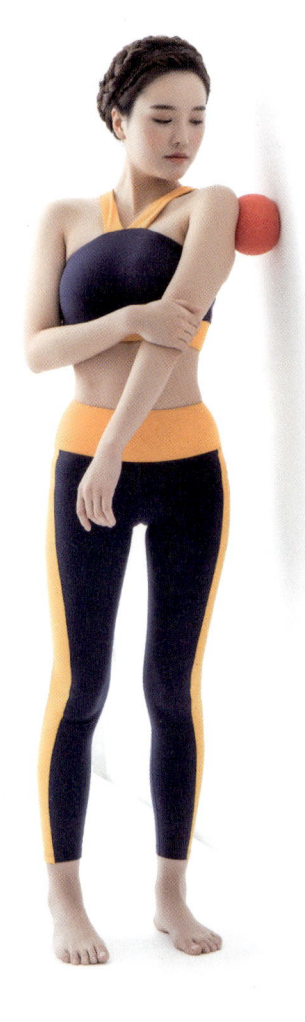

C

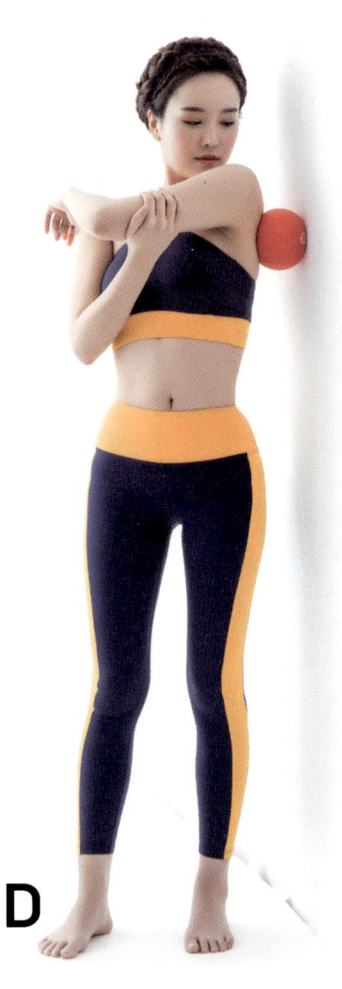

D

이제 몸이 벽과 나란해지게 천천히 몸을 움직입니다(이때 몸에서 공이 떨어지지 않게 주의합니다). 그러면 공이 자연스럽게 b 지점으로 이동합니다. 자세가 안정되면 기본 동작을 합니다.

앞 과정의 자세에서 공을 댄 쪽 팔꿈치를 반대쪽 손으로 감싸 사진처럼 당겨 주세요. 그러면 자연스럽게 공이 팔 뒤쪽(c 지점)으로 이동합니다. 공이 떨어지지 않게 주의하며 그 상태로 기본 동작을 합니다. 여기까지가 1세트로 총 3세트 실시합니다. 그런 뒤 양쪽 각각에 다시 3세트씩 실시합니다.

더 강한 자극을 주어 치료 효과를 높이고 싶다면 C 과정의 자세에서 사진처럼 팔 모양을 바꿔 보세요. 하지만 무리가 가거나 시원한 느낌 이상의 통증이 온다면 즉시 중단하고, C 과정까지만 실시합니다.

2 유착된 어깨 풀기

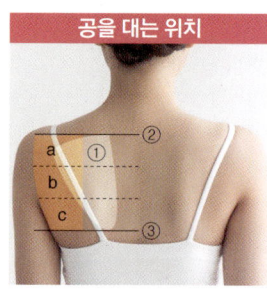

공을 대는 위치

① 어깨뼈
② 어깨뼈가 시작되는 지점
③ 어깨뼈가 끝나는 지점

공을 댄 쪽 다리는 펴고,
반대쪽 다리는 오금에 가
볍게 걸쳐 주세요.

공을 댄 쪽 팔은 상체와 120도
정도 되게 펴고, 반대쪽 팔은 옆
구리에 가볍게 걸쳐 주세요.

A

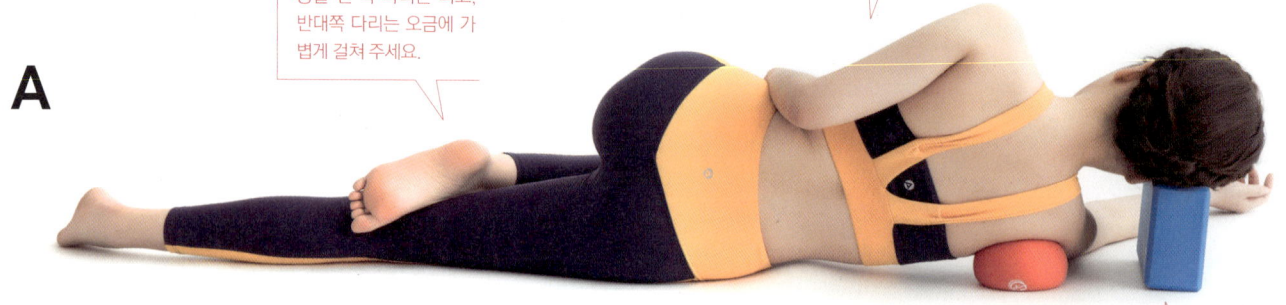

큰 공을 a 지점에 끼운 뒤 기본 동작을 합니다.

공을 댄 쪽 어깨너비만큼 옆머리
를 괴어 주세요. 12cm 정도의 높
이입니다.

B

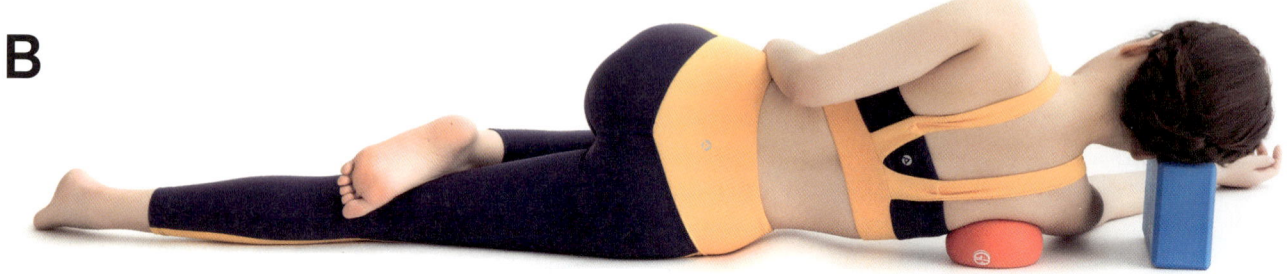

공을 b 지점으로 옮겨 기본 동작을 합니다.

C

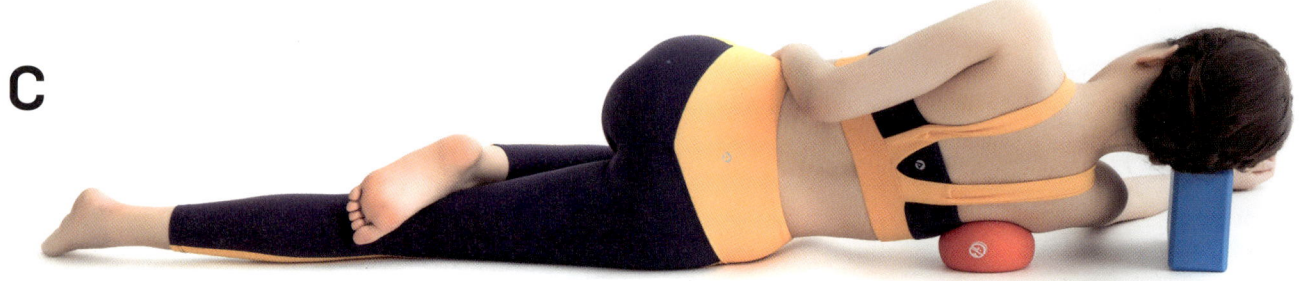

공을 c 지점으로 옮겨 기본 동작을 합니다. 여기까지가 1세트로 총
3세트 실시합니다. 그런 뒤 양쪽 각각에 다시 3세트씩 실시합니다.

3 빗장뼈 아랫부분 풀기

① 빗장뼈

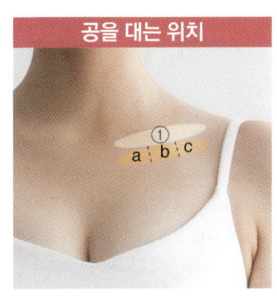

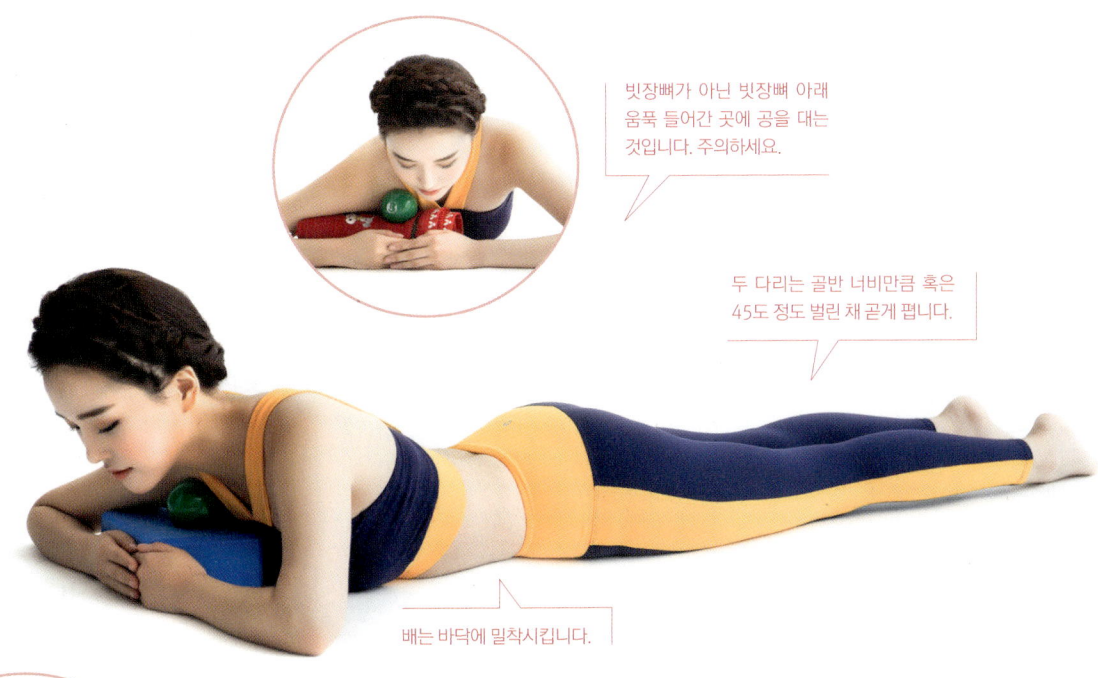

빗장뼈가 아닌 빗장뼈 아래
움푹 들어간 곳에 공을 대는
것입니다. 주의하세요.

두 다리는 골반 너비만큼 혹은
45도 정도 벌린 채 곧게 폅니다.

배는 바닥에 밀착시킵니다.

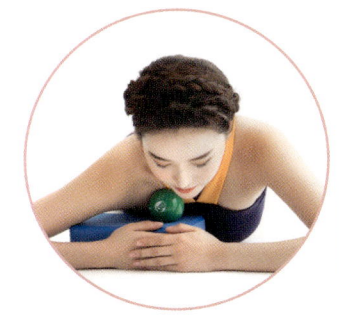

약 7cm 높이로 블록을 괸 뒤 공을 빗
장뼈 아래에 끼웁니다. 이때 수건을
돌돌 말아 블록을 대신해도 됩니다.

a 지점에 작은 공이 맞닿게 엎드려 기본 동작을 합니다.
그다음에는 공을 b, c 지점으로 옮겨 기본 동작을 합니다.
여기까지가 1세트로 총 3세트 실시합니다. 반대쪽에도 3
세트 실시합니다.

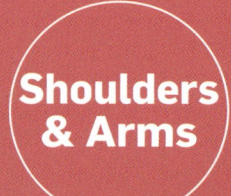
헉, 담이 결렸어요

몸에 갑작스럽게 힘이 들어가면 엄청난 통증이 확 밀려오는데 그걸 담이 결렸다고 하지요. 너무 아파 눈물이 찔끔 나는데 이러지도 저러지도 못해 당황한 적이 한두 번 정도는 있을 겁니다. 담이 결렸을 때 빨리 통증을 해소하는 꿀팁을 알려 드릴 테니 주목하세요.

시작하기 전에 CHECK!	대부분 왼쪽부터 동작을 시작하지만, 꼭 지킬 필요는 없습니다. 자신이 편한 방향부터 먼저 해도 됩니다.

준비물	작은 공(지름 7cm) 1개, 큰 공(지름 12cm) 2개, 수건이나 블록

 등 풀기

EASY & COMFORTABLE PROGRAM FOR 4 WEEKS

A

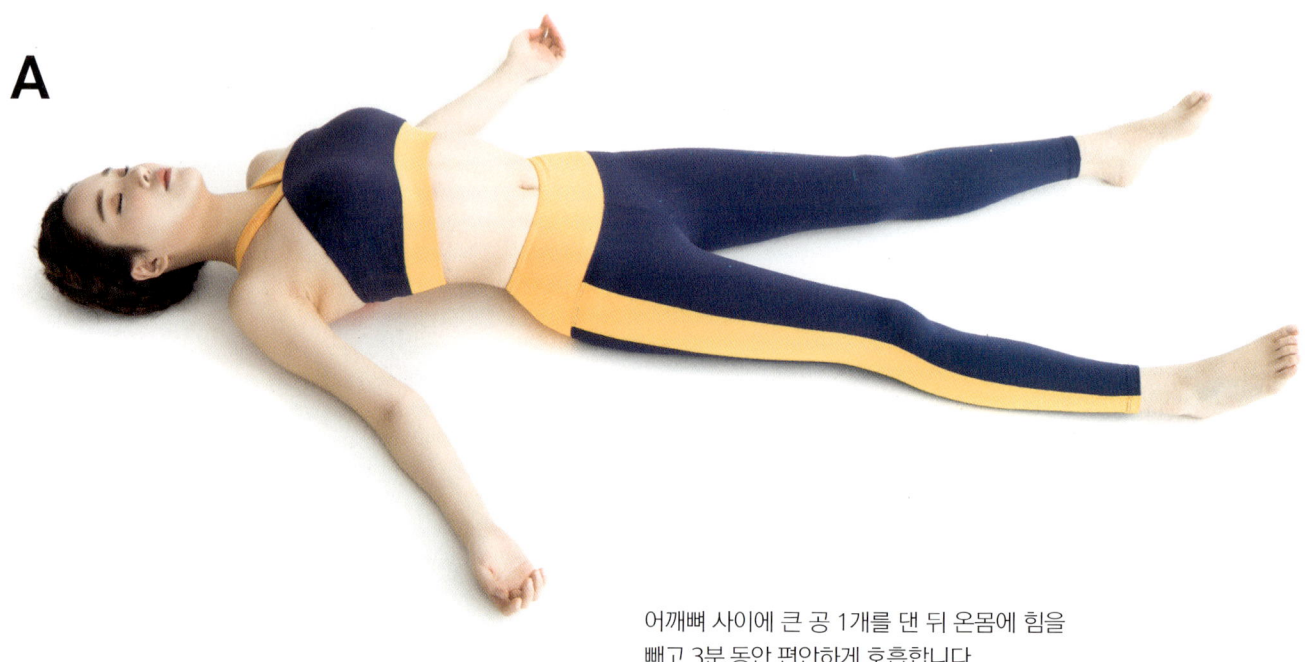

어깨뼈 사이에 큰 공 1개를 댄 뒤 온몸에 힘을 빼고 3분 동안 편안하게 호흡합니다.

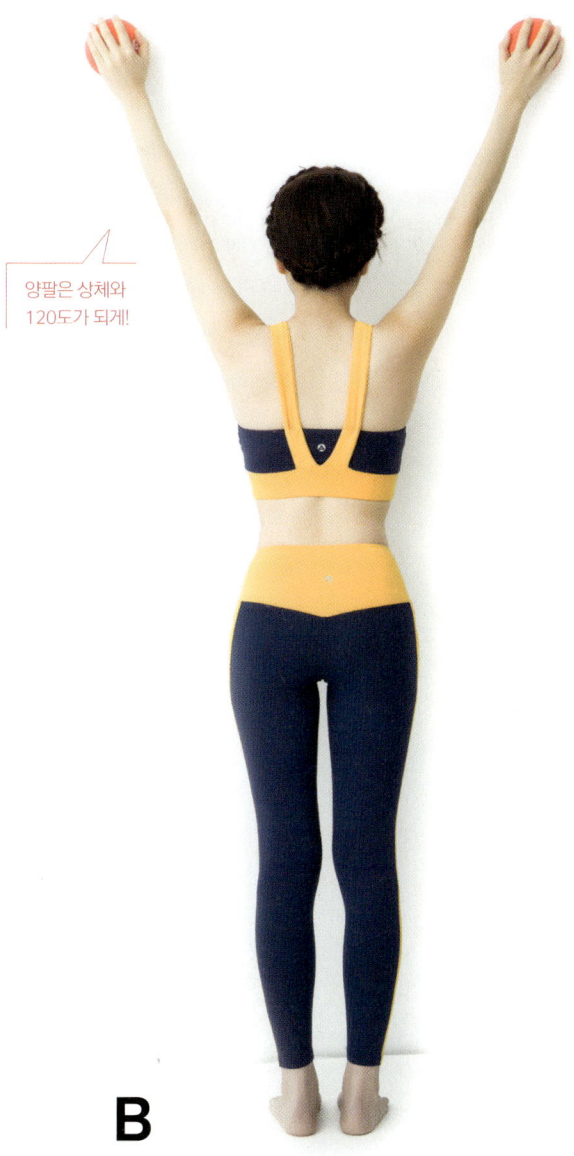

양팔은 상체와
120도가 되게!

B

큰 공 2개를 양손에 쥔 뒤 벽에 공을 댑니다.

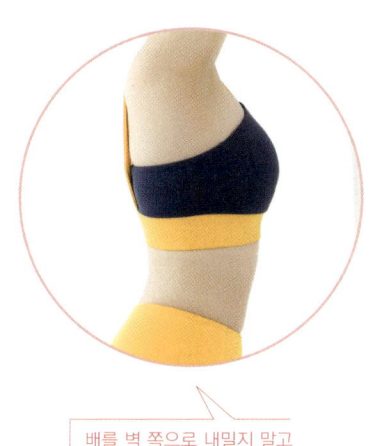

배를 벽 쪽으로 내밀지 말고
평평하게 유지해야 합니다.

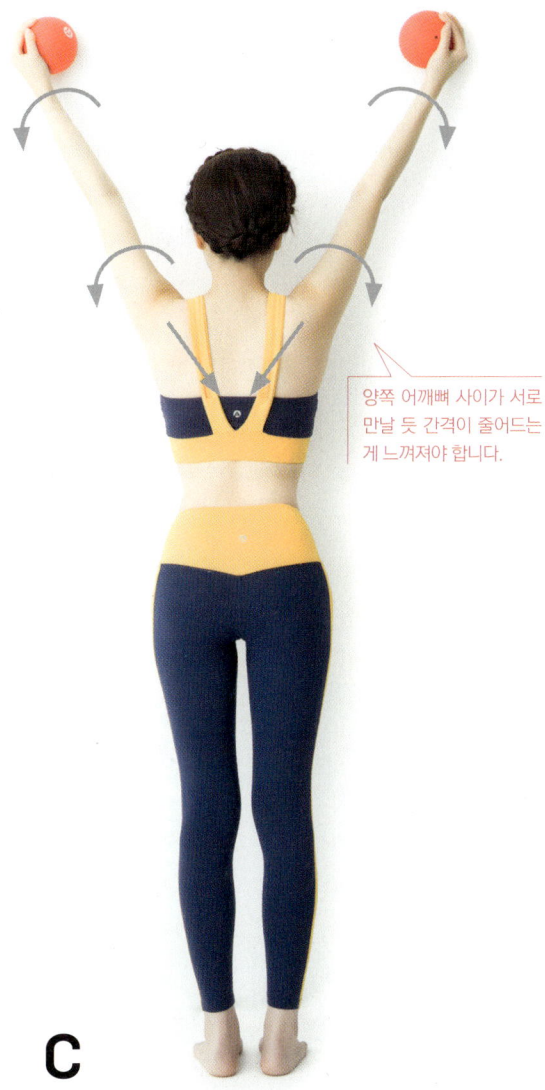

양쪽 어깨뼈 사이가 서로
만날 듯 간격이 줄어드는
게 느껴져야 합니다.

C

자세가 잡혔으면 공에 지그시 체중을 실은 뒤 새
끼손가락이 벽에 닿을 정도로 어깨를 바깥쪽으로
돌립니다. 자세가 안정되면 기본 동작을 합니다.
여기까지가 1세트로 총 3세트 실시합니다.

2 어깨 긴장 풀기

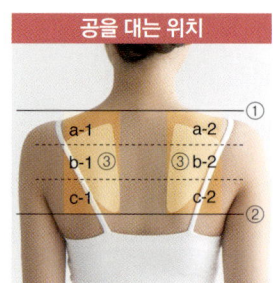

공을 대는 위치

① 목이 끝나는 지점
② 어깨뼈가 끝나는 지점
③ 어깨뼈

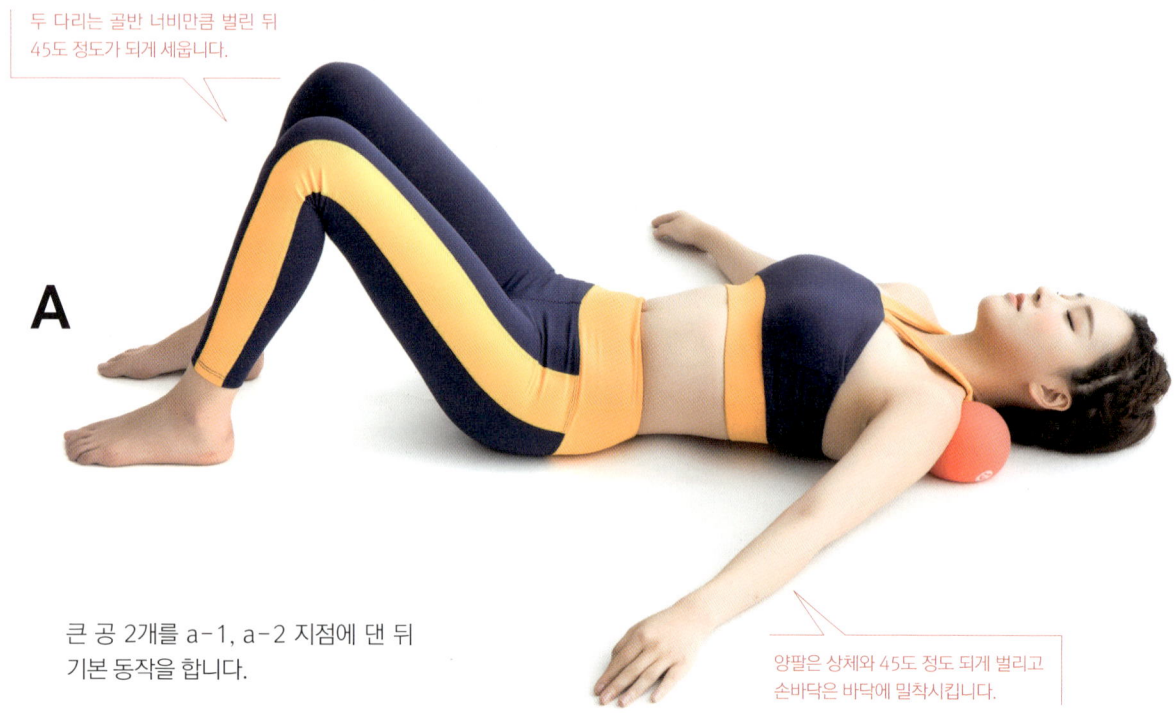

두 다리는 골반 너비만큼 벌린 뒤
45도 정도가 되게 세웁니다.

A

큰 공 2개를 a-1, a-2 지점에 댄 뒤
기본 동작을 합니다.

양팔은 상체와 45도 정도 되게 벌리고
손바닥은 바닥에 밀착시킵니다.

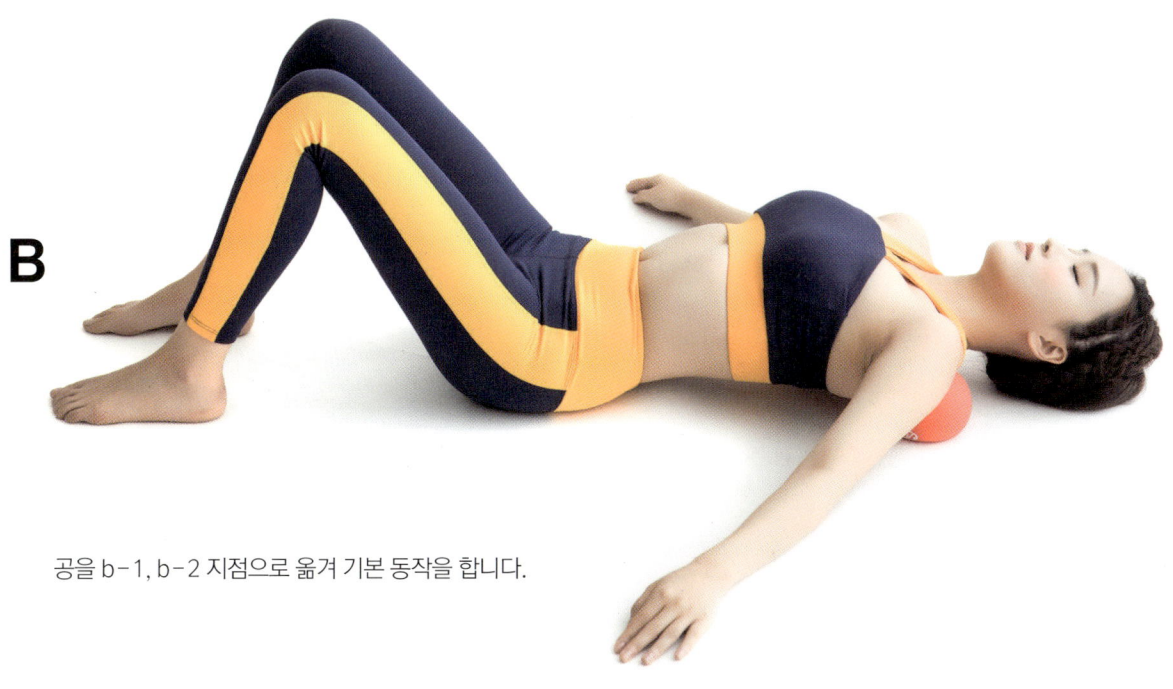

B

공을 b-1, b-2 지점으로 옮겨 기본 동작을 합니다.

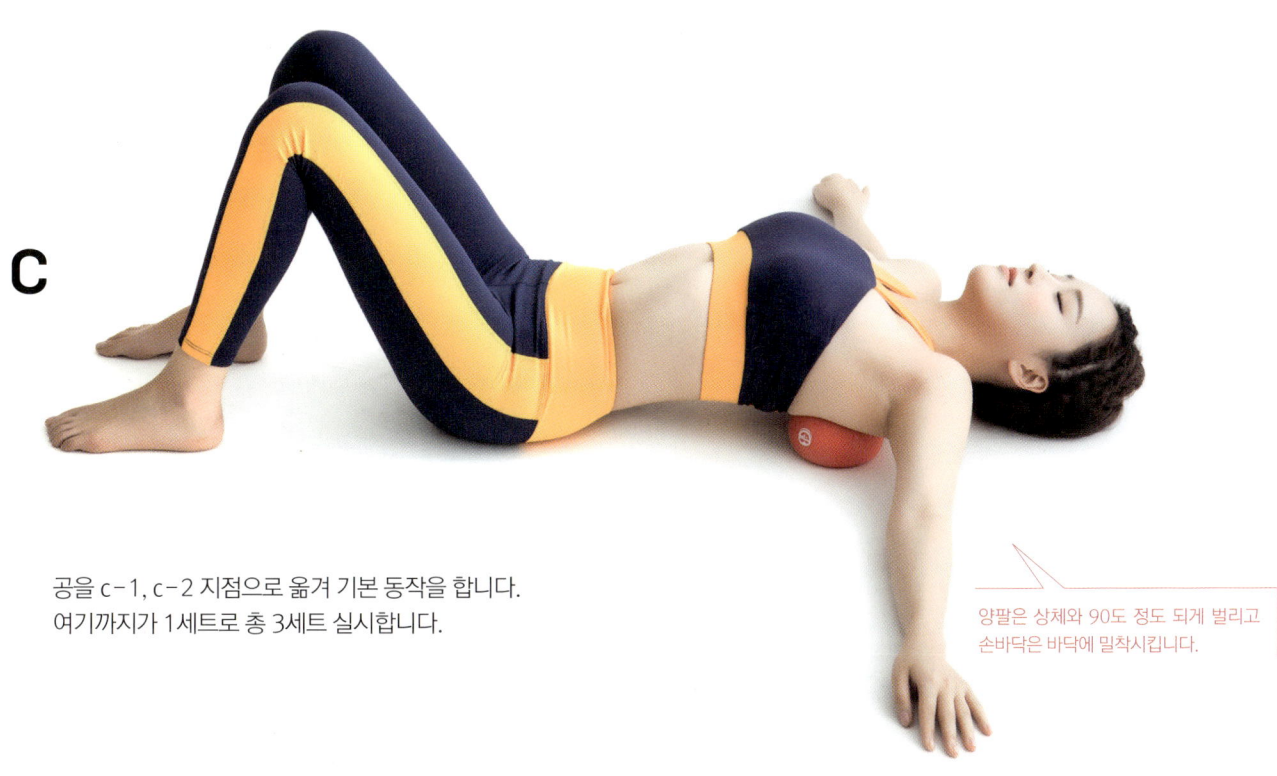

C

공을 c-1, c-2 지점으로 옮겨 기본 동작을 합니다.
여기까지가 1세트로 총 3세트 실시합니다.

양팔은 상체와 90도 정도 되게 벌리고
손바닥은 바닥에 밀착시킵니다.

③ 목 근육 풀기

① 머리카락이 끝나는 지점
② 목을 반으로 나눈 지점
③ 어깨가 시작되는 지점

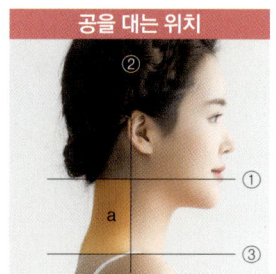

A

공을 귀 뒷부분에 딱 붙게
끼워야 합니다.

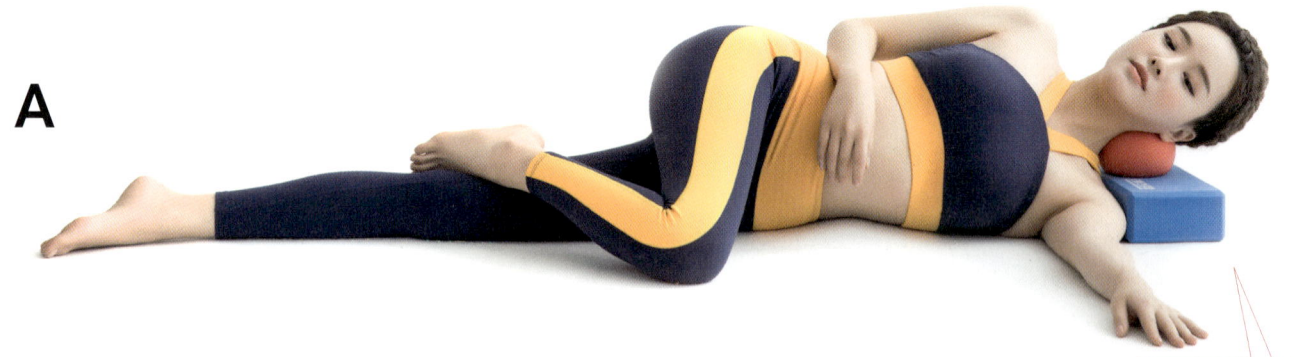

담이 결린 쪽으로 모로 누운 뒤 a 지점에 큰 공 1개를
딱 붙이듯 끼웁니다.

약 7cm 높이의 블록이
나 돌돌 만 수건 위에 공
을 얹습니다.

B

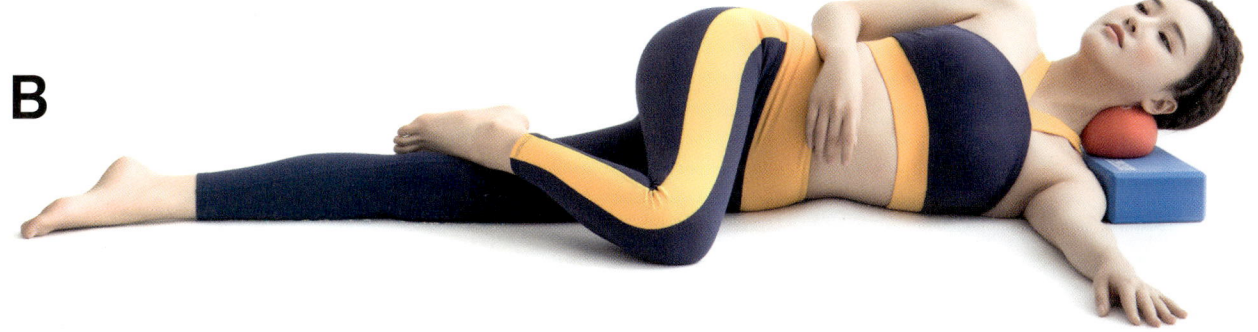

코가 천장 쪽으로 이동한다는 느낌으로 블록과 코가 이루는 각도가 45
도 정도 될 때까지 고개를 젖혀 주세요. 목적한 지점에 이르렀다 싶으
면 움직임을 멈추고 기본 동작을 합니다.

C

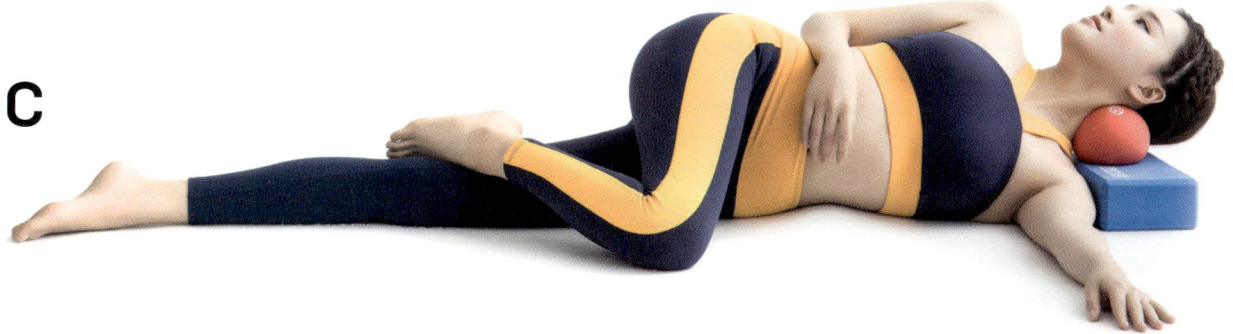

블록과 코가 이루는 각도가 60도 정도 될 때까지 고개를 더 뒤로 젖혀
주세요. 목적한 지점에 이르렀다 싶으면 움직임을 멈추고 기본 동작을
합니다. 만약 목에 무리가 간다 싶으면 B 과정까지만 하세요. C 과정까
지 가능하다면 여기까지를 1세트로 보고 총 3세트 실시합니다.

4 결린 자리 풀기

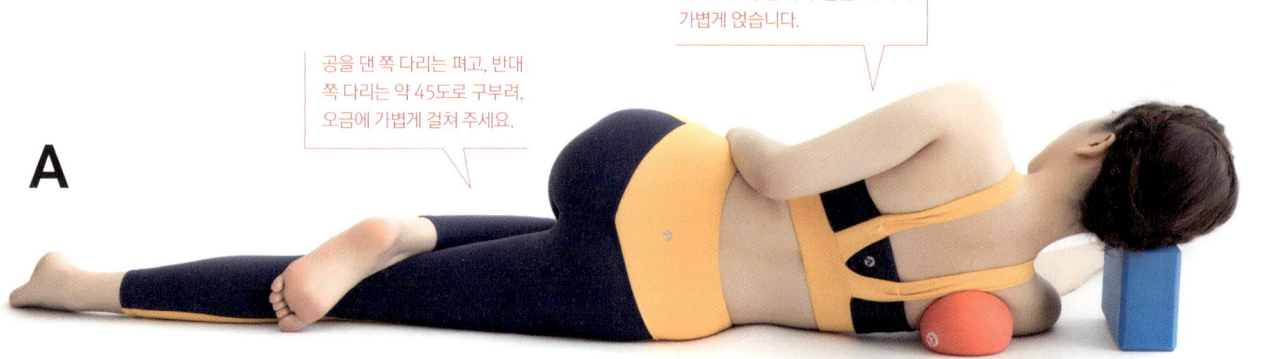

공을 댄 쪽 팔은 상체와 120도가
되게 펴고, 반대쪽 팔은 허리에
가볍게 얹습니다.

공을 댄 쪽 다리는 펴고, 반대
쪽 다리는 약 45도로 구부려,
오금에 가볍게 걸쳐 주세요.

A

어깨와 블록 사이에 간격이 있도록
좀 떨어지게 블록을 놓은 채 옆머리
를 약 12cm 높이로 괴어 주세요.

담이 결린 쪽으로 모로 누운 뒤 큰 공 2개를 담이 결린 지점의 윗부분에 끼
워 주세요. 두 개의 공이 몸의 앞뒤로 각각 3분의 1 정도 눌려 있게 끼운다
고 생각하면 됩니다. 공이 잘 끼워졌으면 등 쪽에 끼운 공을 짓누르듯 등이
바닥과 45도 정도 되게 등을 젖힙니다. 목적한 지점에 이르렀다 싶으면 움
직임을 멈추고 기본 동작을 합니다. 같은 방법으로 몸 앞쪽에 끼운 공도 눌
러 기본 동작을 합니다.

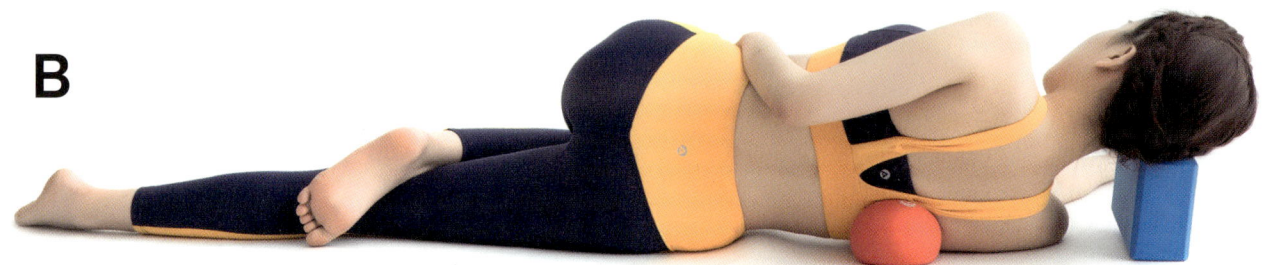

B

담이 결린 지점의 아랫부분으로 공을 옮겨 A 과정을 반복합니다.
여기까지가 1세트로 총 3세트 실시합니다.

5 빗장뼈 아랫부분 풀기

① 빗장뼈

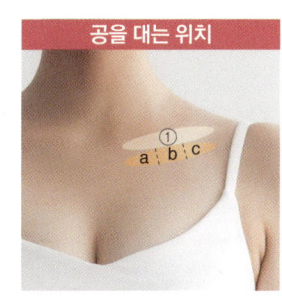

공을 대는 위치

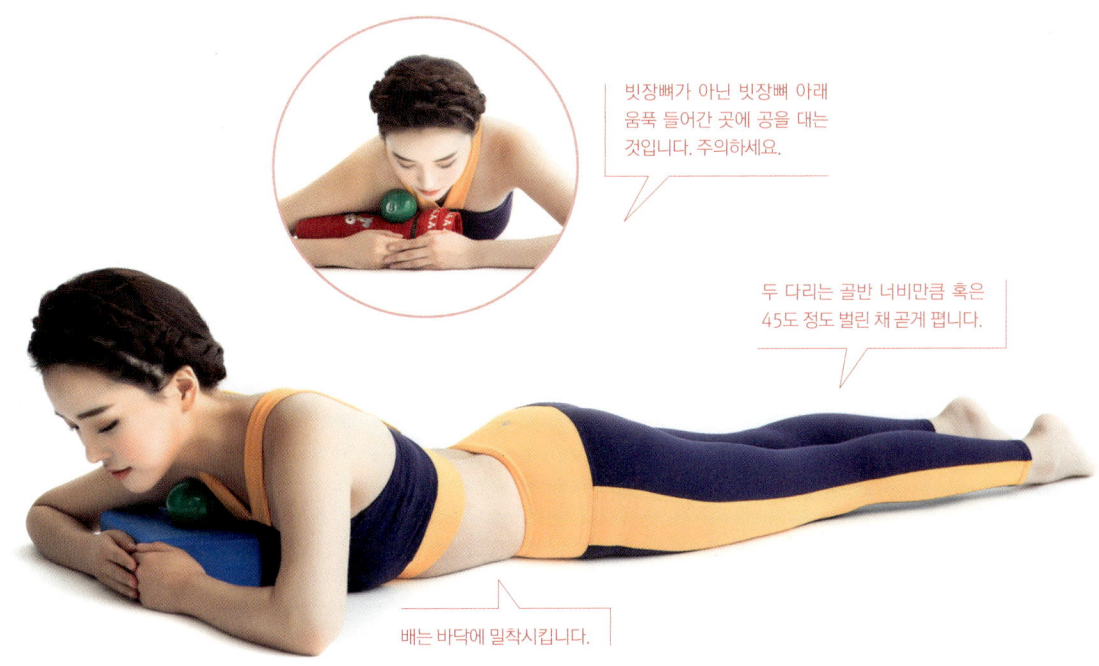

빗장뼈가 아닌 빗장뼈 아래
움푹 들어간 곳에 공을 대는
것입니다. 주의하세요.

두 다리는 골반 너비만큼 혹은
45도 정도 벌린 채 곧게 폅니다.

배는 바닥에 밀착시킵니다.

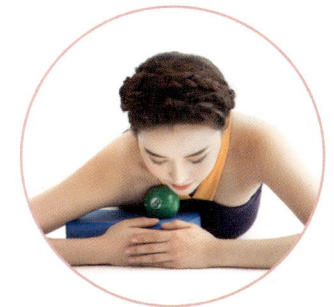

약 7cm 높이로 블록을 괸 뒤 공을 빗
장뼈 아래에 끼웁니다. 이때 수건을
돌돌 말아 블록을 대신해도 됩니다.

a 지점에 작은 공이 맞닿게 엎드려 기본 동작을 합니다.
그다음에는 공을 b, c 지점으로 옮겨 기본 동작을 합니다.
여기까지가 1세트로 총 3세트 실시합니다. 반대쪽에도 3
세트 실시합니다.

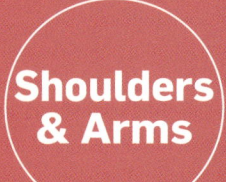

Shoulders & Arms

어깨가 돌덩이처럼 뭉쳤어요

한 자세로 계속 앉아 업무를 보거나, 장시간 PC를 쓰다 보면 어깨가 긴장하여 뻣뻣하게 굳게 됩니다. 처음부터 통증으로 인지되지 않다 보니 그냥 내버려 두게 되고 그러다 보면 어느새 통증으로까지 이어지지요. 간단한 동작 몇 가지로 어깨를 효과적으로 푸는 방법을 알려드릴 테니, 굳은 어깨를 더는 내버려 두지 않았으면 합니다.

시작하기 전에 CHECK!	대부분 왼쪽부터 동작을 시작하지만, 꼭 지킬 필요는 없습니다. 자신이 편한 방향부터 먼저 해도 됩니다.

준비물	큰 공(지름 12cm) 2개, 작은 공(지름 7cm) 1개, 수건이나 블록

1 빗장뼈 아랫부분 풀기

① 빗장뼈

EASY & COMFORTABLE PROGRAM FOR 4 WEEKS

공을 대는 위치

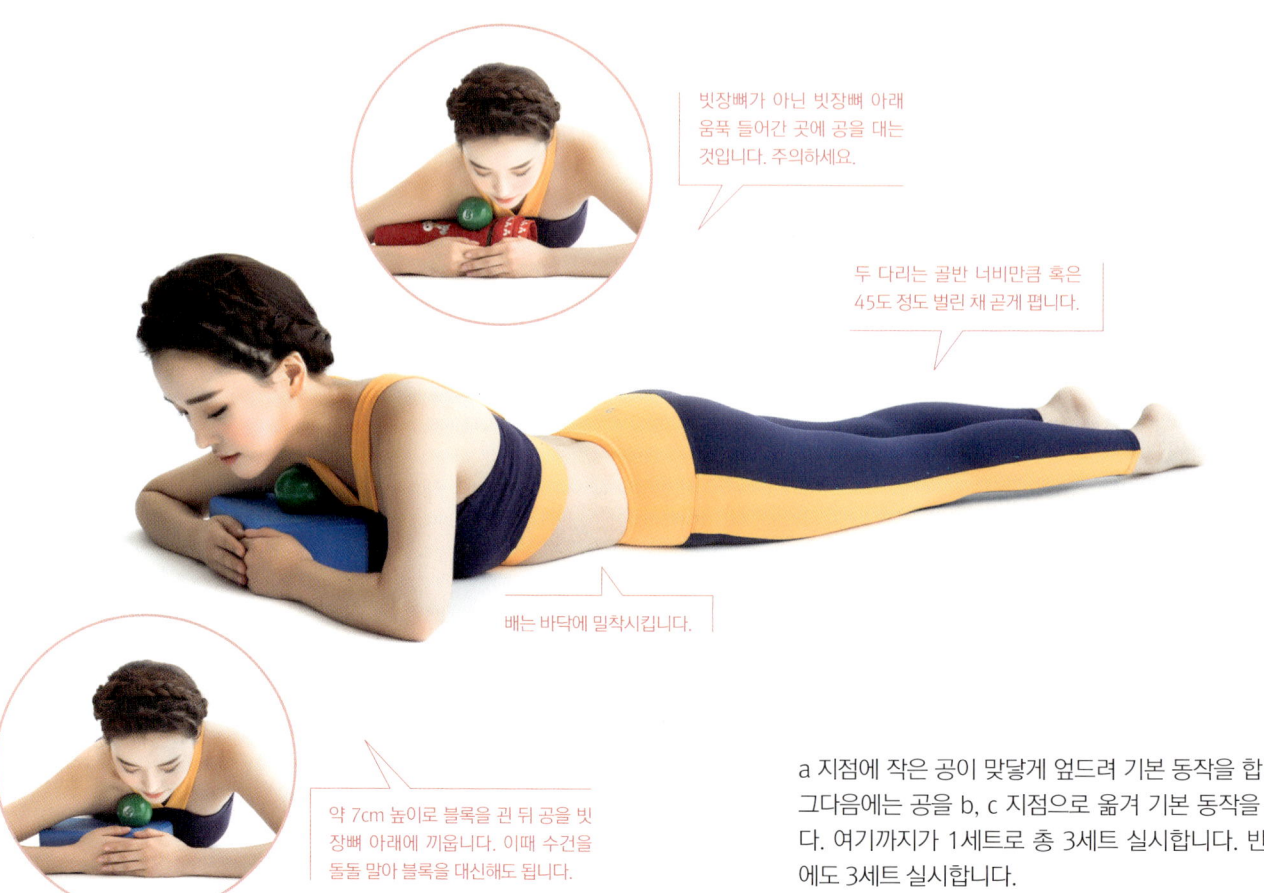

빗장뼈가 아닌 빗장뼈 아래 움푹 들어간 곳에 공을 대는 것입니다. 주의하세요.

두 다리는 골반 너비만큼 혹은 45도 정도 벌린 채 곧게 폅니다.

배는 바닥에 밀착시킵니다.

약 7cm 높이로 블록을 괸 뒤 공을 빗장뼈 아래에 끼웁니다. 이때 수건을 돌돌 말아 블록을 대신해도 됩니다.

a 지점에 작은 공이 맞닿게 엎드려 기본 동작을 합니다. 그다음에는 공을 b, c 지점으로 옮겨 기본 동작을 합니다. 여기까지가 1세트로 총 3세트 실시합니다. 반대쪽에도 3세트 실시합니다.

② 가슴 윗부분 풀기

공을 대는 위치

① 상체를 반으로 나눈 지점
② 가슴이 끝나는 지점
③ 겨드랑이가 시작되는 지점
* ③을 기준으로 공을 대는 영역이 위아래로
2~3cm 이상 넘어가지 않게 주의합니다.

a b c ③

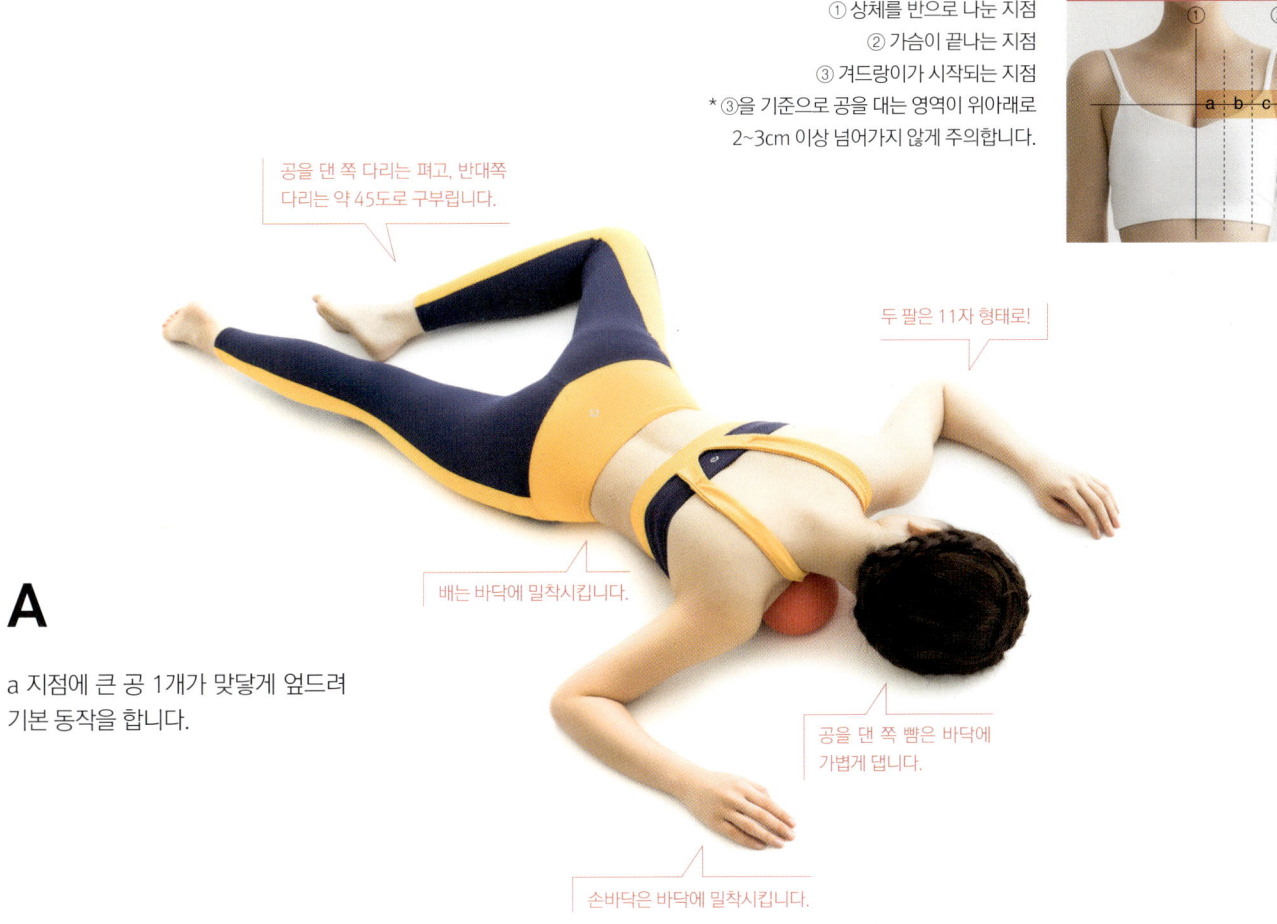

공을 댄 쪽 다리는 펴고, 반대쪽
다리는 약 45도로 구부립니다.

두 팔은 11자 형태로!

배는 바닥에 밀착시킵니다.

공을 댄 쪽 뺨은 바닥에
가볍게 댑니다.

손바닥은 바닥에 밀착시킵니다.

A

a 지점에 큰 공 1개가 맞닿게 엎드려
기본 동작을 합니다.

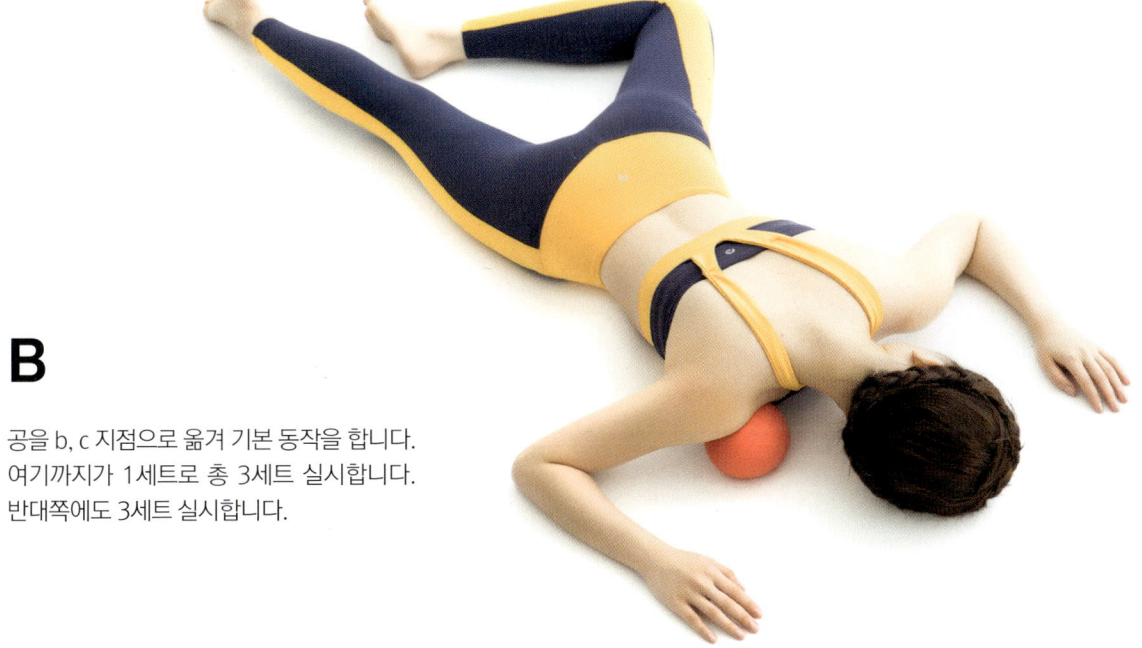

B

공을 b, c 지점으로 옮겨 기본 동작을 합니다.
여기까지가 1세트로 총 3세트 실시합니다.
반대쪽에도 3세트 실시합니다.

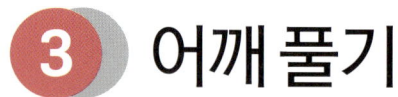

어깨 풀기

공을 대는 위치

① 목이 끝나는 지점
② 어깨뼈가 끝나는 지점
③ 어깨뼈

두 다리는 골반 너비만큼 벌린 뒤
45도 정도가 되게 세웁니다.

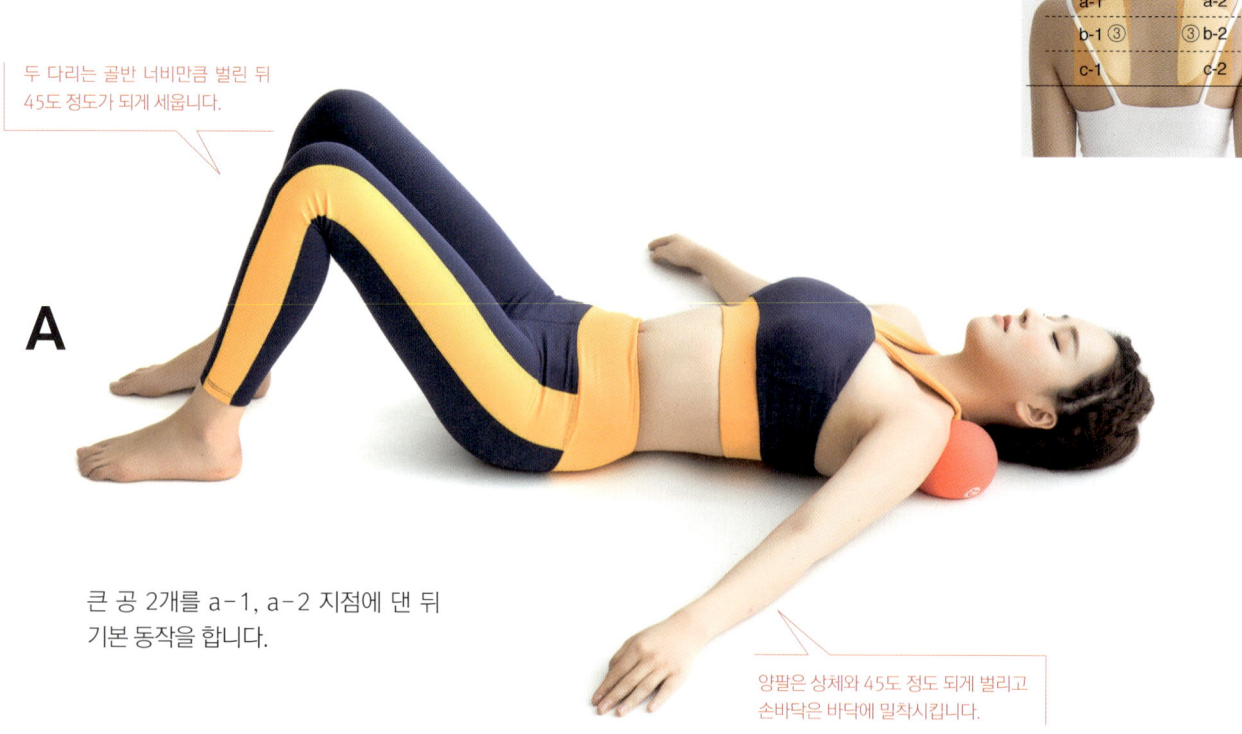

A

큰 공 2개를 a-1, a-2 지점에 댄 뒤
기본 동작을 합니다.

양팔은 상체와 45도 정도 되게 벌리고
손바닥은 바닥에 밀착시킵니다.

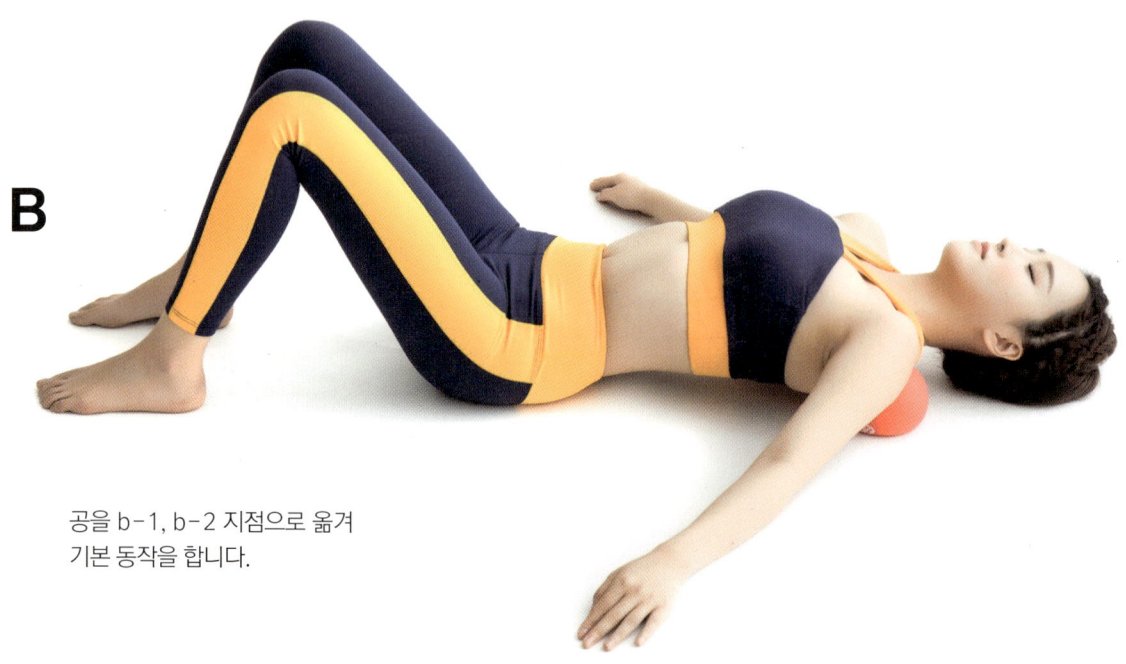

B

공을 b-1, b-2 지점으로 옮겨
기본 동작을 합니다.

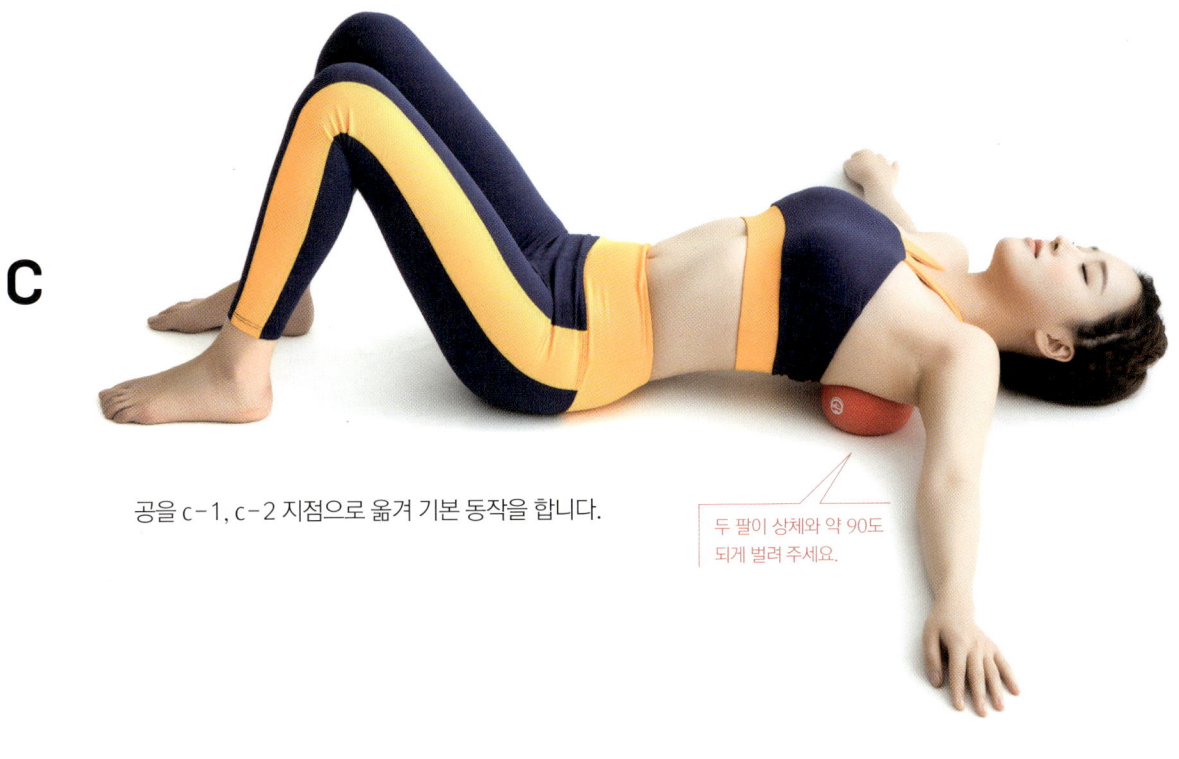

C

공을 c-1, c-2 지점으로 옮겨 기본 동작을 합니다.

두 팔이 상체와 약 90도
되게 벌려 주세요.

어깨가 많이 굳은 분은 이 자세가
안 될 수 있습니다. 이 경우 팔을
상체와 120도 정도 되게 펴면 부
담이 좀 덜합니다.

D

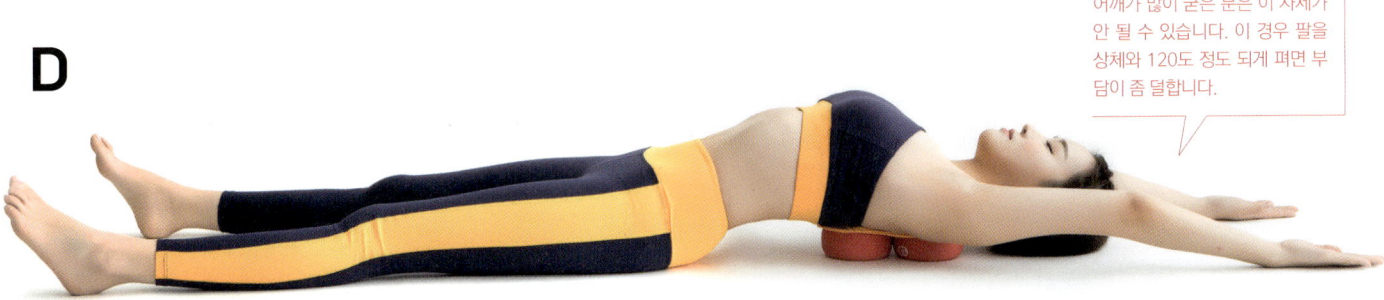

어깨뼈 사이에 큰 공 2개를 사진처럼 나란히 끼운 채 만세
동작(11자 형태)을 한 상태로 누워 3분 동안 편안하게 호
흡하세요. 여기까지가 1세트로 총 3세트 실시합니다.

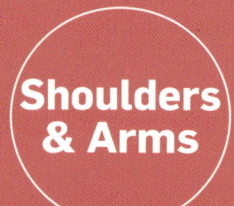

Shoulders & Arms

손이 자주 부어요

손이 부으면 대부분 손을 주물러 부기를 빼려고 합니다. 하지만 손의 부종은 빗장뼈 주변이 압박되어 생기는 증상입니다. 따라서 손의 부기를 빼려면 빗장뼈와 그 주변을 풀어 줘야 합니다.

시작하기 전에 CHECK!	부종이 생긴 쪽부터 동작하세요.

준비물	큰 공(지름 12cm) 1개, 작은 공(지름 7cm) 1개, 수건이나 블록

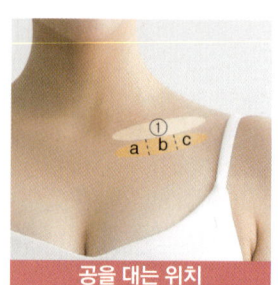

① 빗장뼈

EASY & COMFORTABLE PROGRAM FOR 4 WEEKS

공을 대는 위치

1 빗장뼈 아랫부분 풀기

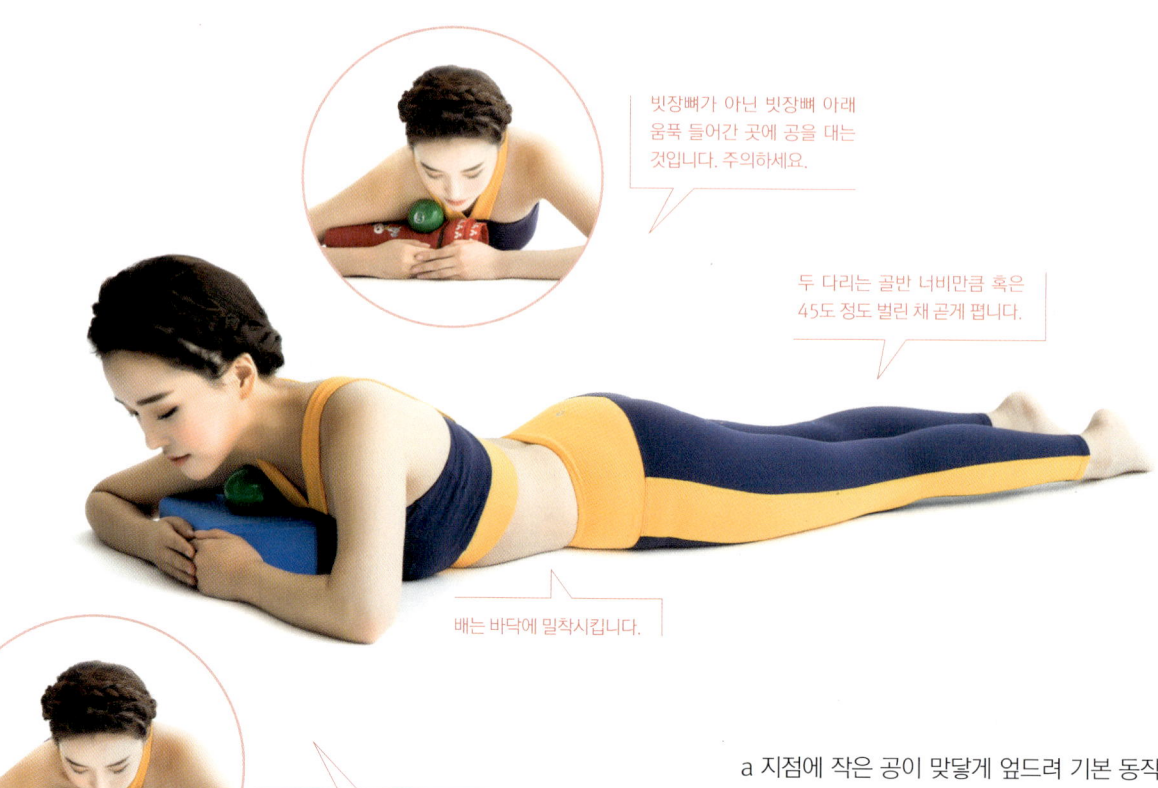

빗장뼈가 아닌 빗장뼈 아래 움푹 들어간 곳에 공을 대는 것입니다. 주의하세요.

두 다리는 골반 너비만큼 혹은 45도 정도 벌린 채 곧게 폅니다.

배는 바닥에 밀착시킵니다.

약 7cm 높이로 블록을 괸 뒤 공을 빗장뼈 아래에 끼웁니다. 이때 수건을 돌돌 말아 블록을 대신해도 됩니다.

a 지점에 작은 공이 맞닿게 엎드려 기본 동작을 합니다. 그다음에는 공을 b, c 지점으로 옮겨 기본 동작을 합니다. 여기까지가 1세트로 총 3세트 실시합니다. 반대쪽에도 3세트 실시합니다.

② 사선 방향으로 어깨 풀기

① 어깨 끝에서 BP.(버스트포인트)를 향해
사선으로 내려온 지점
② BP.(버스트포인트)

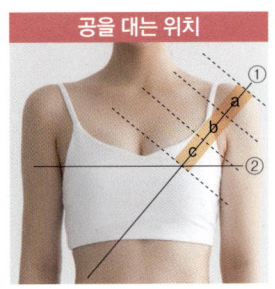

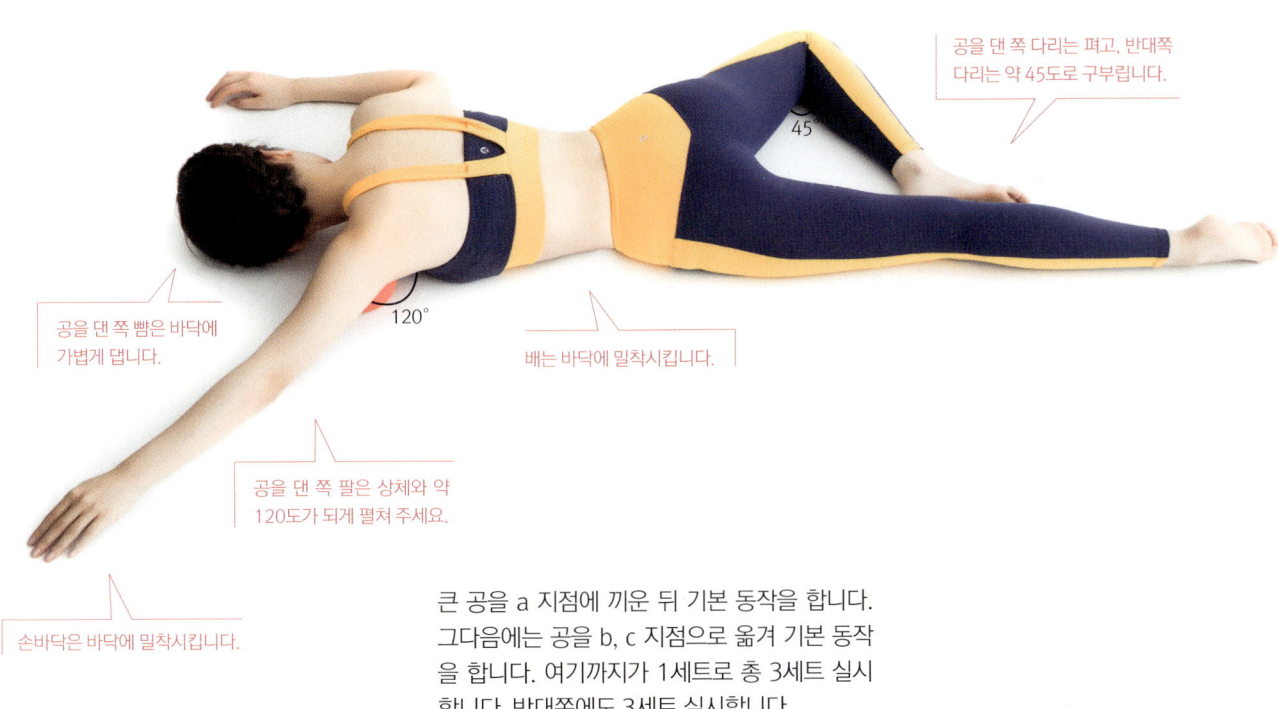

공을 댄 쪽 다리는 펴고, 반대쪽
다리는 약 45도로 구부립니다.

공을 댄 쪽 뺨은 바닥에
가볍게 댑니다.

배는 바닥에 밀착시킵니다.

공을 댄 쪽 팔은 상체와 약
120도가 되게 펼쳐 주세요.

손바닥은 바닥에 밀착시킵니다.

큰 공을 a 지점에 끼운 뒤 기본 동작을 합니다.
그다음에는 공을 b, c 지점으로 옮겨 기본 동작
을 합니다. 여기까지가 1세트로 총 3세트 실시
합니다. 반대쪽에도 3세트 실시합니다.

3 위팔 풀기

① BP.(버스트포인트)
② 빗장뼈가 끝나는 지점

공을 대는 위치

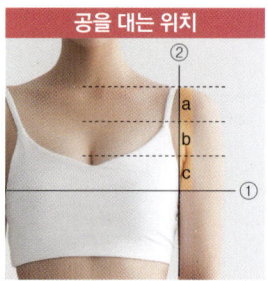

A

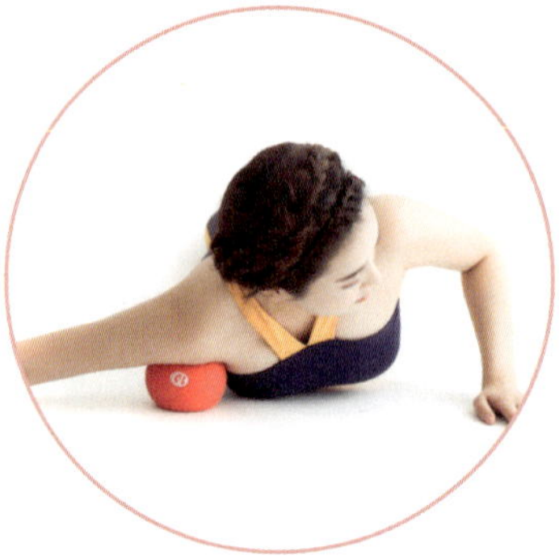

고개를 살짝 든 채 공을 댄 쪽과 반대 방향으로 가볍게 돌려 줍니다.

발등은 바닥에 밀착시키고, 엄지발가락끼리 맞닿게 대 주세요.

두 다리는 편하게 폅니다.

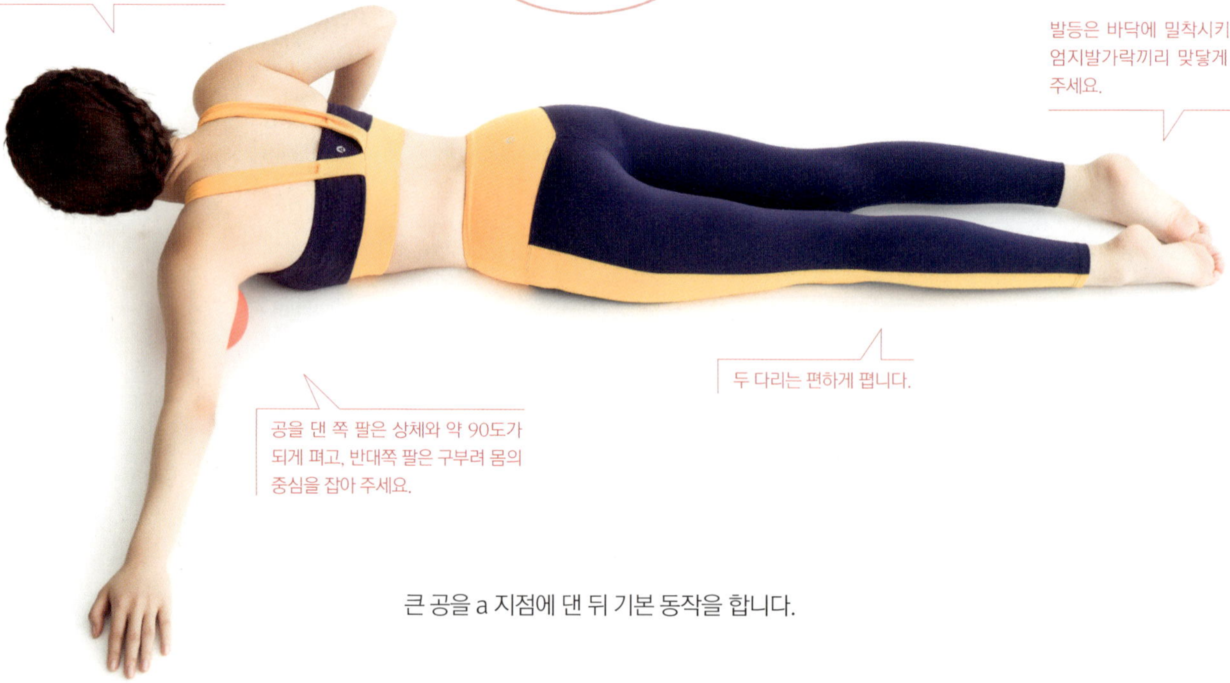

공을 댄 쪽 팔은 상체와 약 90도가 되게 펴고, 반대쪽 팔은 구부려 몸의 중심을 잡아 주세요.

큰 공을 a 지점에 댄 뒤 기본 동작을 합니다.

손바닥은 바닥에 밀착시킵니다.

B

이때 상체를 앞 과정보다 바닥
에서 더 떨어지게 듭니다.

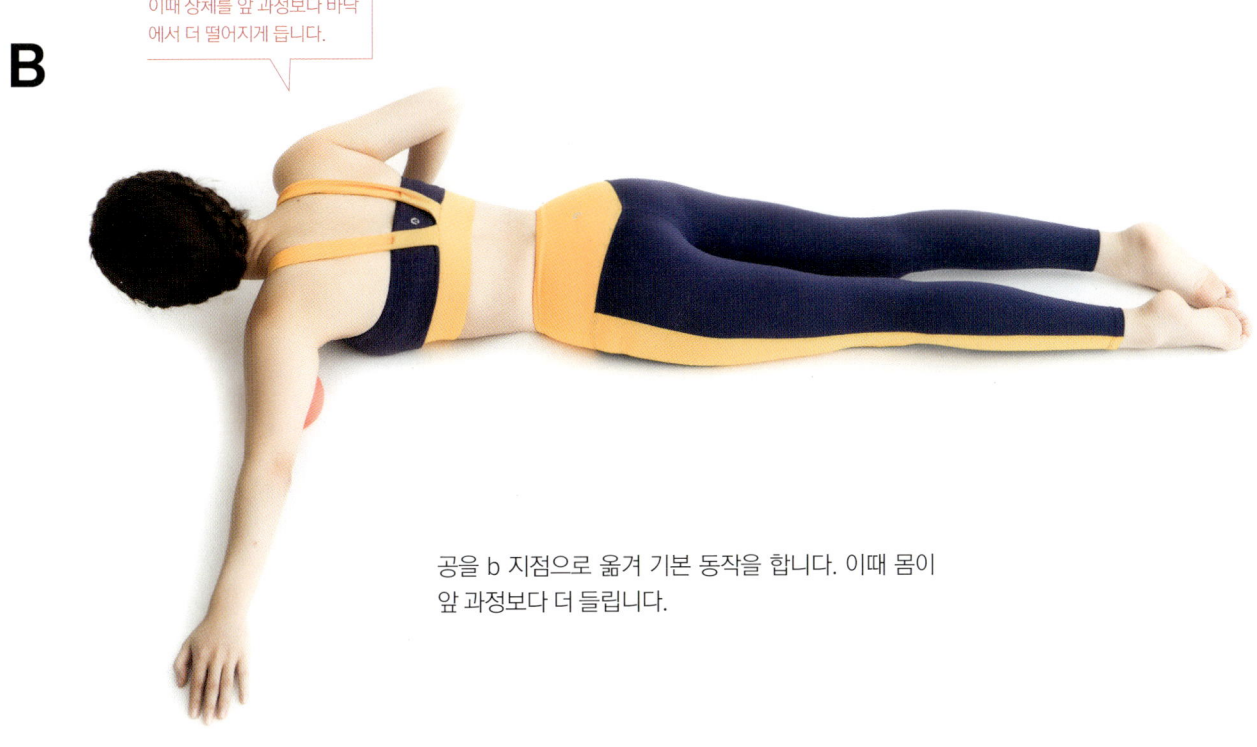

공을 b 지점으로 옮겨 기본 동작을 합니다. 이때 몸이
앞 과정보다 더 들립니다.

C

이때 상체를 앞 과정보다 바닥
에서 더 떨어지게 듭니다.

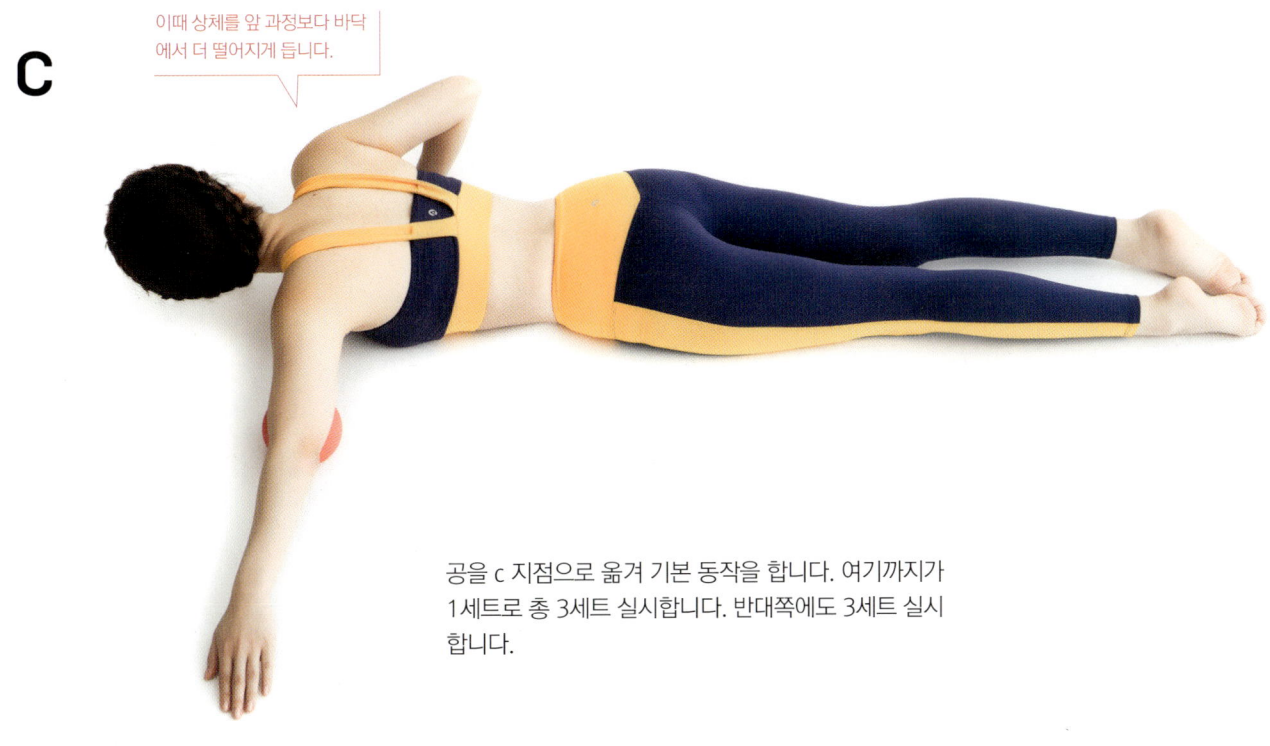

공을 c 지점으로 옮겨 기본 동작을 합니다. 여기까지가
1세트로 총 3세트 실시합니다. 반대쪽에도 3세트 실시
합니다.

휴대전화를 쥔 손목이 욱신거리며 아파요

손목이 아픈 건 사실 손목 자체의 문제가 아닌 경우가 많습니다. 대부분 손목과 손가락을 움직이는 근육이 유착되어 통증이 유발되지요. 그러니 아래팔을 잘 풀어 주면 손목 통증은 자연히 해결됩니다.

| **시작하기 전에 CHECK!** | 보통 많이 쓰는 손목에 이러한 증상이 생기는 경우가 많습니다. 따라서 불편한 손목 쪽에만 해당 동작을 해 주면 됩니다. | **준비물** | 작은 공(지름 7cm) 1개 |

① 손목 바로 위
② 팔꿈치 바로 아래

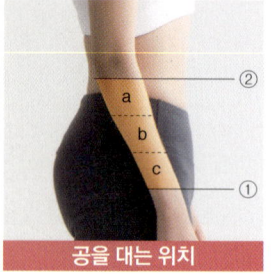

공을 대는 위치

EASY & COMFORTABLE PROGRAM FOR 4 WEEKS

① 아래팔 풀기

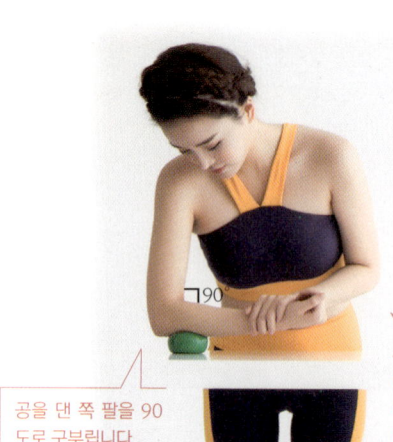

공을 댄 쪽 팔을 90도로 구부립니다.

손등이 바닥을 향하게 합니다. 공을 대지 않은 쪽 손으로 공을 댄 쪽 팔목을 가볍게 붙들어 주세요.

A

손목이 아픈 쪽 팔의 a 지점에 작은 공을 댄 뒤 공에 상체의 무게를 실은 채 기본 동작을 합니다.

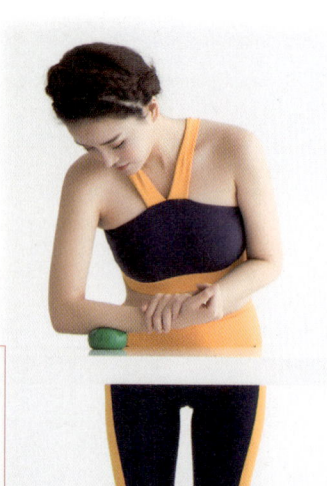
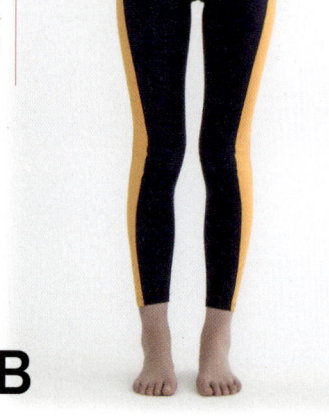

B

b 지점으로 공을 옮겨 기본 동작을 합니다.

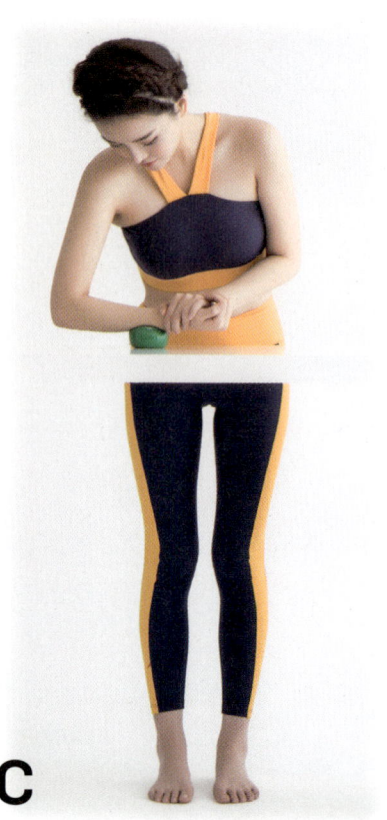

C

c 지점으로 공을 옮겨 기본 동작을 합니다. 지금까지 아래팔의 바깥쪽을 푼 동작이며, 같은 방법으로 아래팔의 앞쪽, 뒤쪽, 안쪽도 풀어 주세요. 여기까지가 1세트로 총 3세트 실시합니다.

② 손등과 손가락 풀기

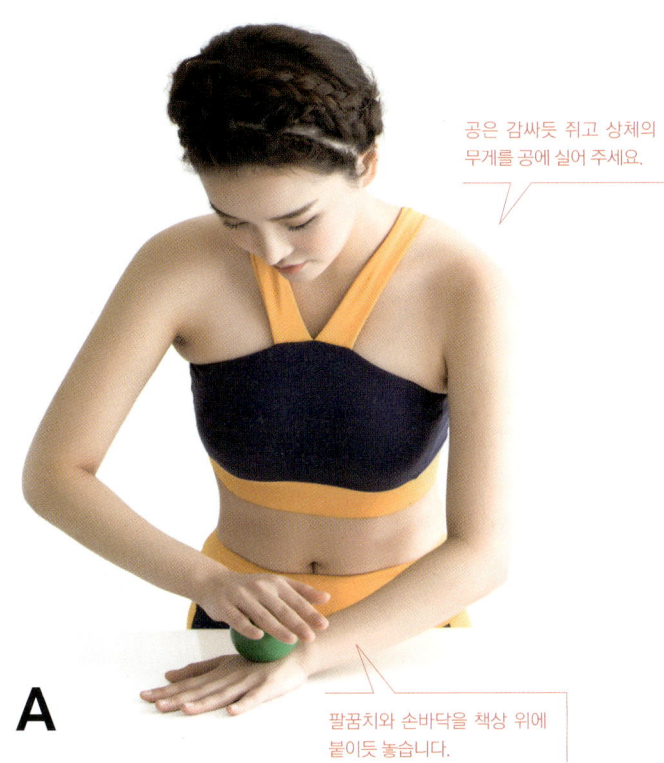

공은 감싸듯 쥐고 상체의
무게를 공에 실어 주세요.

A

팔꿈치와 손바닥을 책상 위에
붙이듯 놓습니다.

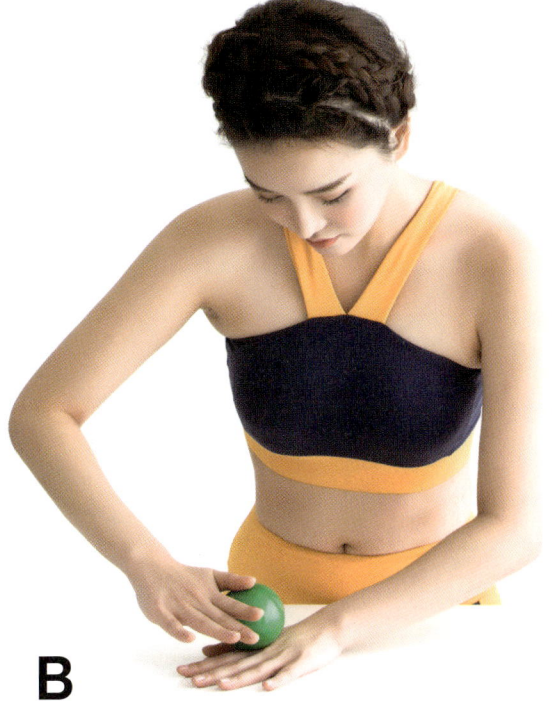

B

손목이 아픈 쪽 팔의 손등 위에 작은 공을 대고 부드럽게 누르듯
10회 둥글리며 긴장한 손가락 근육을 풀어 주세요.

엄지손가락을 3등분하여 작은 공으로 손끝을 향해 밀듯이 눌러
주며 각 지점별로 기본 동작을 1회씩 합니다. 나머지 손가락에도
같은 방법으로 반복합니다. 여기까지가 1세트로 총 3세트 실시합
니다.

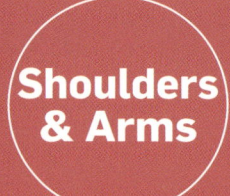
키보드를 자주 쳐서 손가락이 아파요

키보드를 많이 치면 손가락이 아픈데, 이때는 손가락을 주무르는 게 아니라 아래팔을 풀어 줘야 합니다. 손가락을 통제하는 근육이 아래 팔에 있기 때문이지요.

| **시작하기 전에 CHECK!** | 손가락이 아픈 쪽에만 아래 동작대로 따라 하세요. 이 경우에는 굳이 양쪽을 할 필요 없습니다. | **준비물** | 작은 공(지름 7cm) 1개 |

① 손목 바로 위
② 팔꿈치 바로 아래

EASY &
COMFORTABLE
PROGRAM
FOR 4 WEEKS

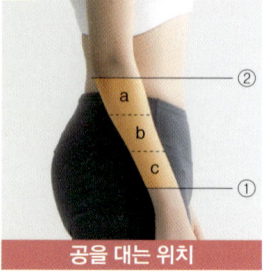

공을 대는 위치

아래팔 풀기

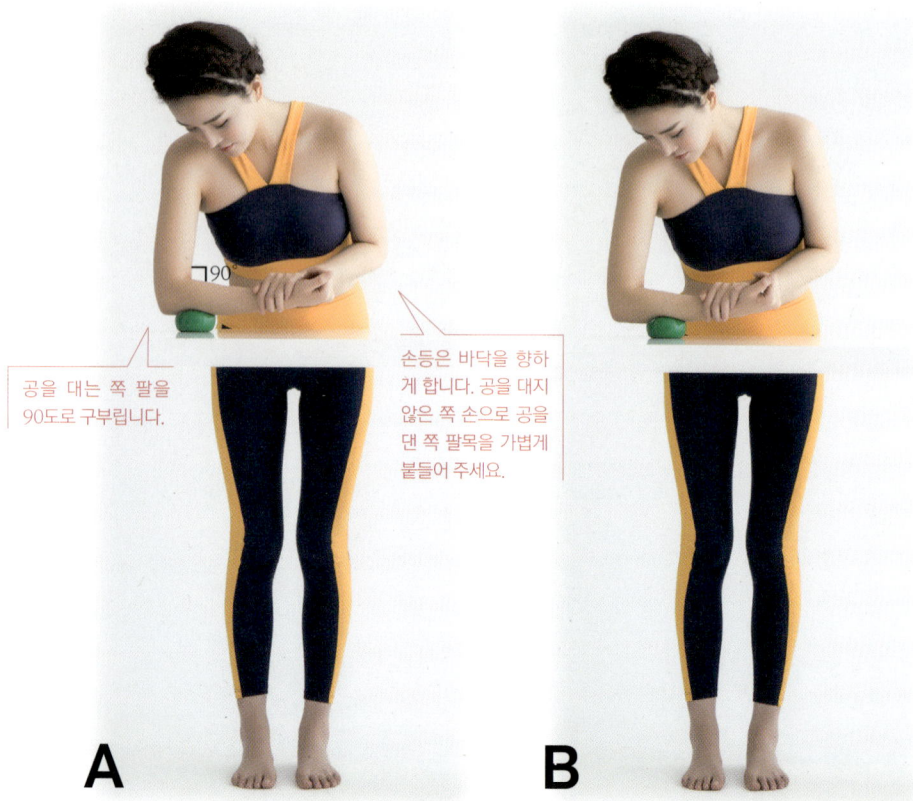

공을 대는 쪽 팔을 90도로 구부립니다.

손등은 바닥을 향하게 합니다. 공을 대지 않은 쪽 손으로 공을 댄 쪽 팔목을 가볍게 붙들어 주세요.

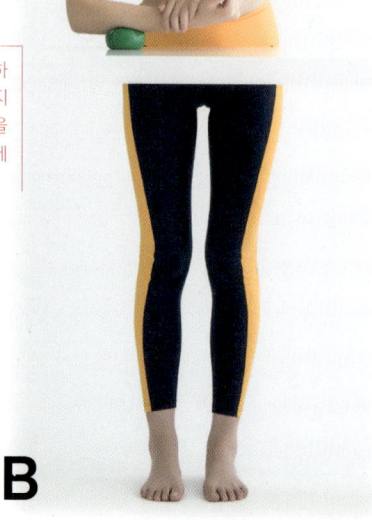

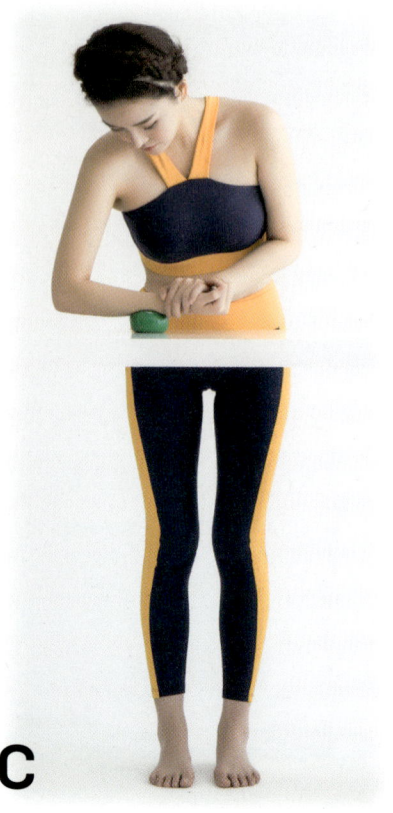

A
손가락이 아픈 쪽 팔의 a 지점에 작은 공을 끼운 뒤 공에 상체의 무게를 실은 채 기본 동작을 합니다.

B
b 지점으로 공을 옮겨 기본 동작을 합니다.

C
c 지점으로 공을 옮겨 기본 동작을 합니다. 지금까지 아래팔의 바깥쪽을 푼 동작이며, 같은 방법으로 아래팔의 앞쪽, 뒤쪽, 안쪽도 풀어 주세요. 여기까지가 1세트로 총 3세트 실시합니다.

② 손등과 손가락 풀기

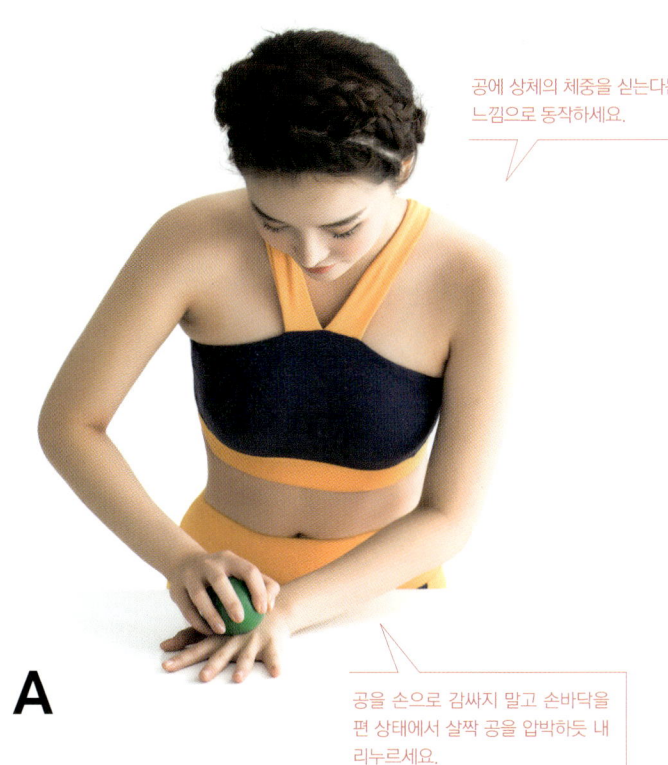

공에 상체의 체중을 싣는다는
느낌으로 동작하세요.

공을 손으로 감싸지 말고 손바닥을
편 상태에서 살짝 공을 압박하듯 내
리누르세요.

A

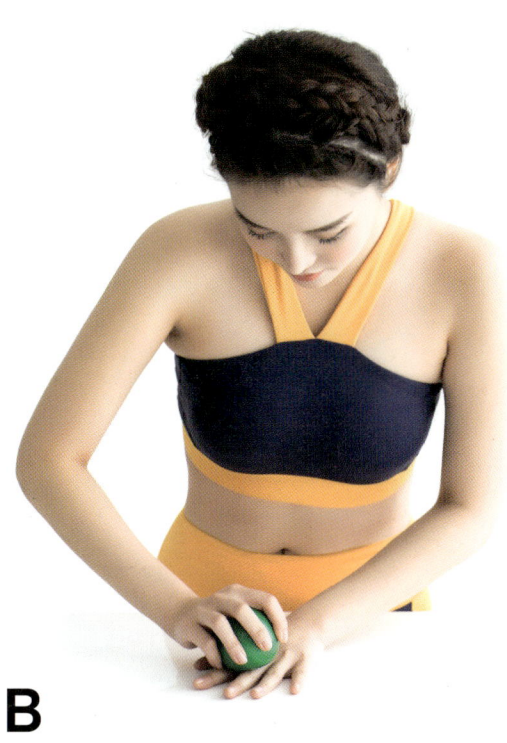

B

손가락이 아픈 쪽 손등의 뼈 옆 쪽 들어간 부위에 작은 공을
댄 뒤 10초 동안 상체의 체중을 실어 지그시 눌러 주세요. 그
런 뒤 나머지 쪽 들어간 부위에도 공을 옮겨 같은 방법으로
눌러 주세요.

엄지손가락을 3등분한 뒤 공으로 손끝을 향해 밀듯이 눌러
주며 각 지점별로 기본 동작을 합니다. 나머지 손가락에도
같은 방법으로 반복합니다. 여기까지가 1세트로 총 3세트
실시합니다.

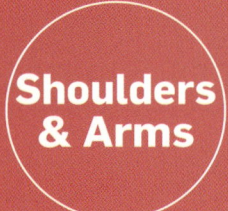

Shoulders & Arms

한 자세로 계속 PC를 쓰다 보면 어깨에 감각이 없어져요

컴퓨터나 스마트폰을 하다 보면 자연히 고개가 기울어지고 앞에서 누가 잡아당긴 듯 몸이 앞으로 쏠리게 됩니다. 그 상태로 계속 자세가 유지되니, 어깨에 감각이 없어지거나 무겁고 아픈 증상이 생기지요. 이번에 알려 드리는 방법으로 자주자주 어깨를 풀어 소소했던 불편함이 심각한 어깨 통증으로 이어지지 않게 예방해 보세요.

시작하기 전에 CHECK! | 대부분 왼쪽부터 동작을 시작하지만, 꼭 지킬 필요는 없습니다. 자신이 편한 방향부터 먼저 해도 됩니다.

준비물 | 큰 공(지름 12cm) 1개, 수건이나 블록

① 상체를 반으로 나눈 지점
② 가슴이 끝나는 지점
③ 겨드랑이가 시작되는 지점
* ③을 기준으로 공을 대는 영역이 위아래로 2~3cm 이상 넘어가지 않게 주의합니다.

EASY & COMFORTABLE PROGRAM FOR 4 WEEKS

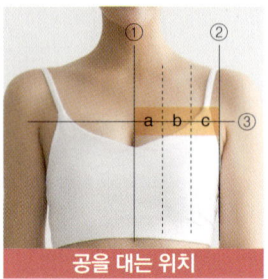

공을 대는 위치

① 가슴 윗부분 풀기

두 팔을 어깨너비의 두 배 이상 넓게 벌립니다.

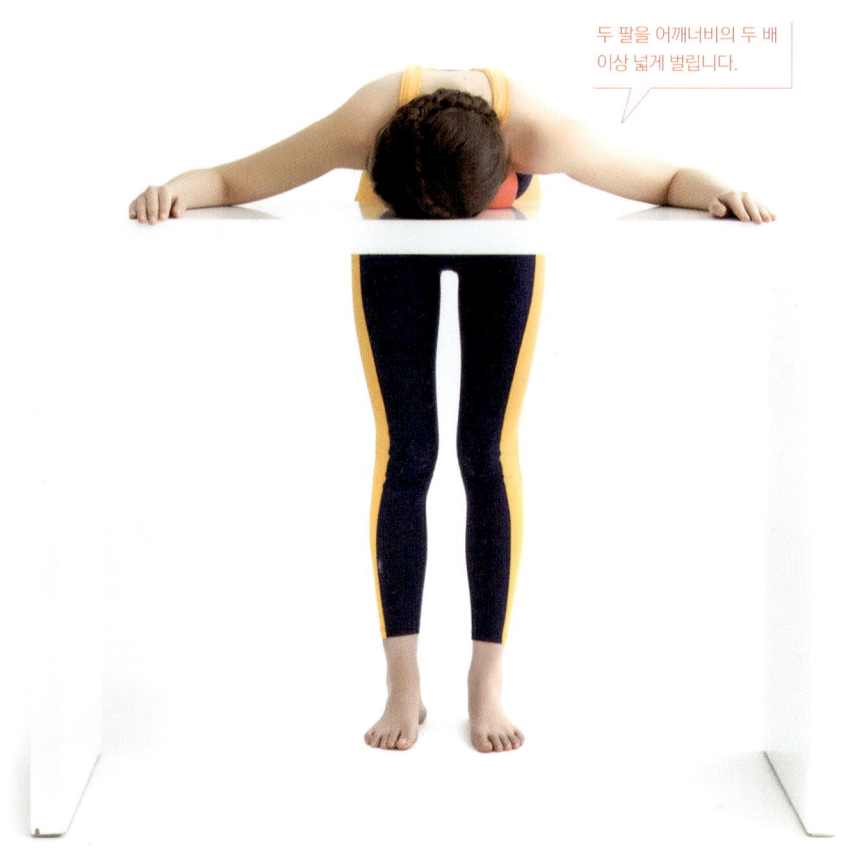

a 지점에 큰 공이 맞닿도록 몸을 숙여 주세요. 그런 뒤 공에 체중을 가볍게 실은 채 기본 동작을 합니다. b, c 지점에도 같은 방법으로 반복합니다. 여기까지가 1세트로 총 3세트 실시합니다. 반대쪽에도 3세트 실시합니다.

② 등과 어깨 위쪽 풀기

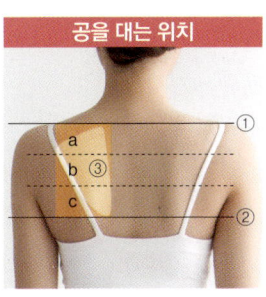

공을 대는 위치

① 어깨가 시작되는 지점
② 어깨뼈가 끝나는 지점
③ 어깨뼈

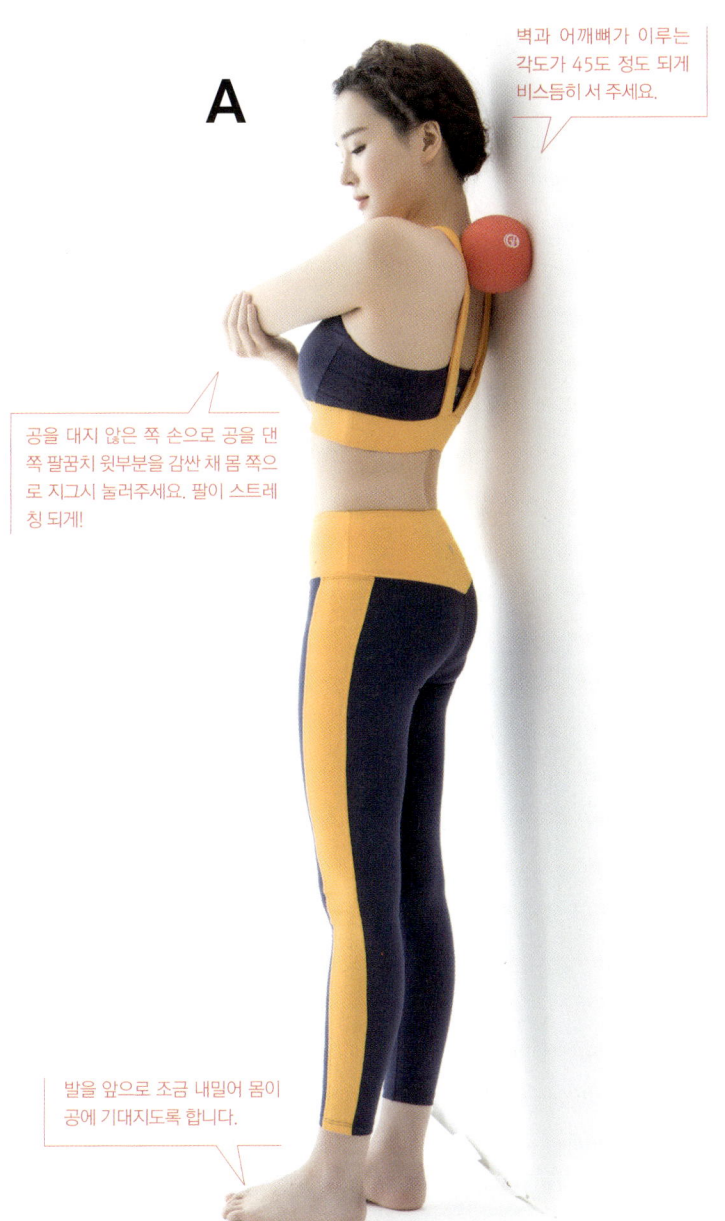

A

벽과 어깨뼈가 이루는
각도가 45도 정도 되게
비스듬히 서 주세요.

공을 대지 않은 쪽 손으로 공을 댄
쪽 팔꿈치 윗부분을 감싼 채 몸 쪽으
로 지그시 눌러주세요. 팔이 스트레
칭 되게!

발을 앞으로 조금 내밀어 몸이
공에 기대지도록 합니다.

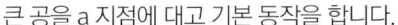

큰 공을 a 지점에 대고 기본 동작을 합니다.

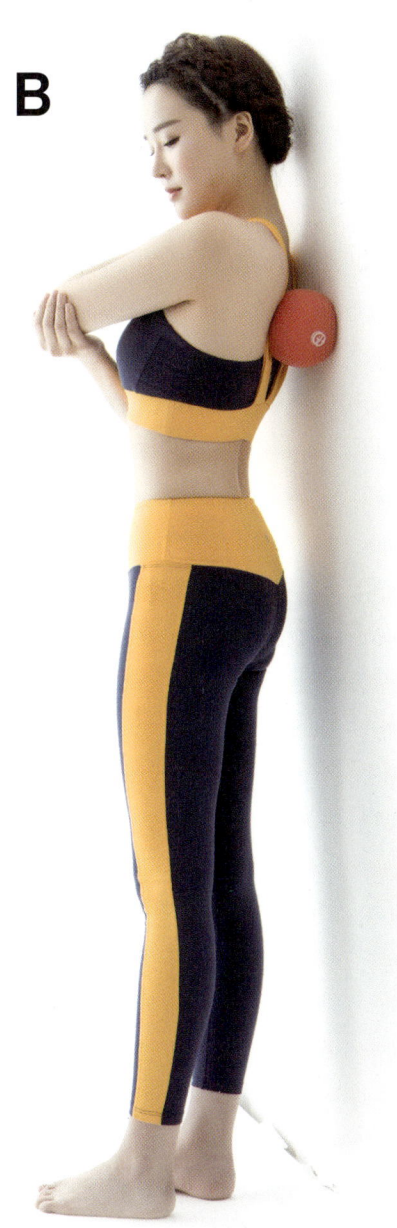

B

공을 b, c 지점으로 옮겨 기본 동작을 합니다.
여기까지가 1세트로 총 3세트 실시합니다.
반대쪽에도 3세트 실시합니다.

③ 어깨와 위팔 풀기

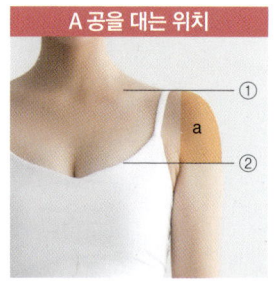

A 공을 대는 위치

① 팔 앞쪽의 어깨가 시작되는 지점

② 겨드랑이가 시작되는 지점

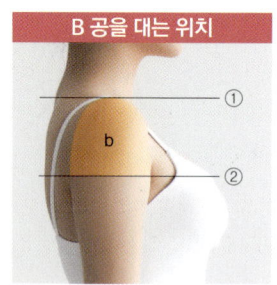

B 공을 대는 위치

① 팔 바깥쪽의 어깨가 시작되는 지점

② 겨드랑이가 시작되는 지점

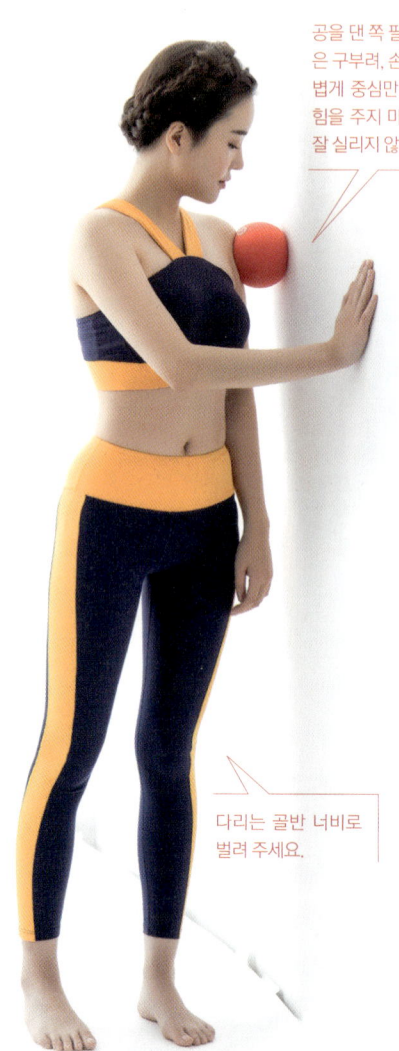

공을 댄 쪽 팔은 편하게 펴고, 반대쪽 팔은 구부려, 손바닥을 벽에 대 주세요. 가볍게 중심만 잡기 위함이니 손에 너무 힘을 주지 마세요. 그러면 공에 체중이 잘 실리지 않아 효과가 반감됩니다.

다리는 골반 너비로 벌려 주세요.

A

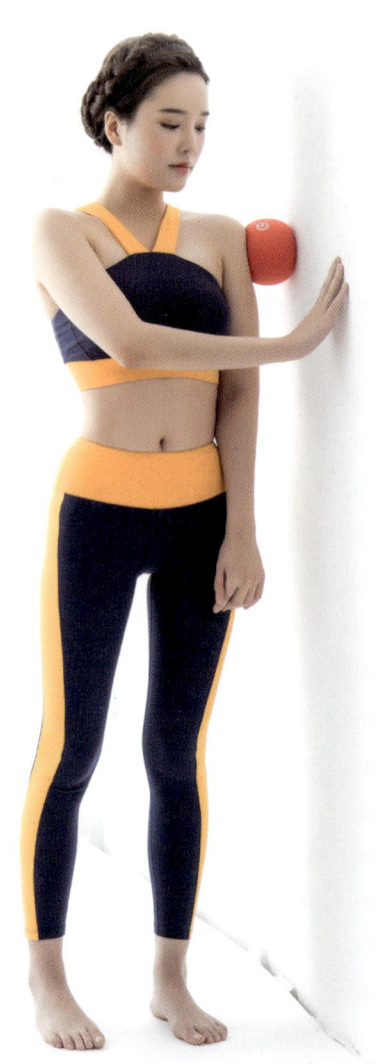

B

a 지점에 큰 공을 끼워 주세요. 자세가 안정되면 기본 동작을 합니다.

이제 몸이 벽과 나란해지게 천천히 몸을 움직입니다 (이때 몸에서 공이 떨어지지 않게 주의합니다). 그러면 공이 자연스럽게 b 지점으로 이동합니다. 자세가 안정되면 기본 동작을 합니다.

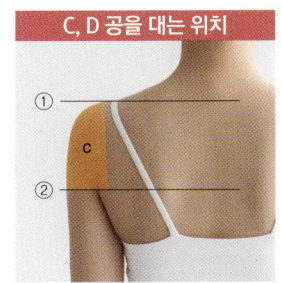

C, D 공을 대는 위치

① 팔 뒤쪽의 어깨가 시작되는 지점
② 겨드랑이가 시작되는 지점

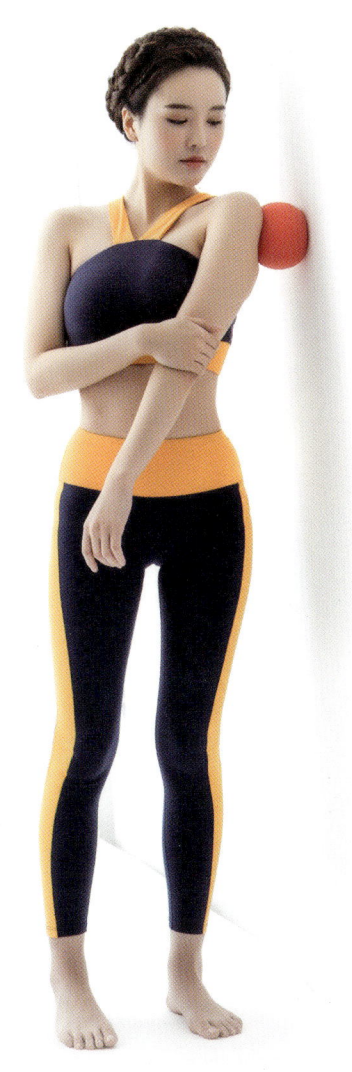

C

앞 과정의 자세에서 공을 댄 쪽 팔꿈치를 반대쪽 손으로 감싸 사진처럼 당겨 주세요. 그러면 자연스럽게 공이 팔 뒤쪽(c 지점)으로 이동합니다. 공이 떨어지지 않게 주의 하며 그 상태로 기본 동작을 합니다. 여기까지가 1세트 로 총 3세트 실시합니다. 반대쪽에도 3세트 실시합니다.

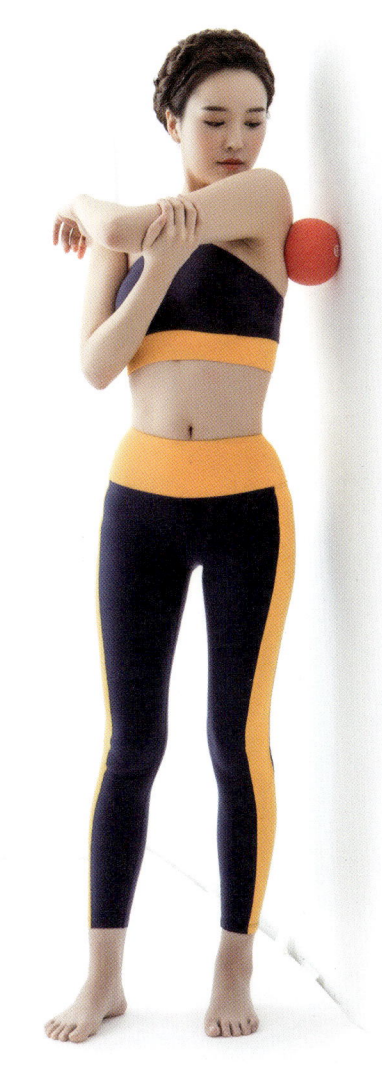

D

더 강한 자극을 주어 치료 효과를 높이고 싶다면 C 과정 의 자세에서 사진처럼 팔 모양을 바꿔 보세요. 하지만 무리가 가거나 시원한 느낌 이상의 통증이 온다면 즉시 중단하고, C 과정까지만 실시합니다.

4 유착된 어깨 풀기

① 어깨뼈
② 어깨뼈가 시작되는 지점
③ 어깨뼈가 끝나는 지점

공을 대는 위치

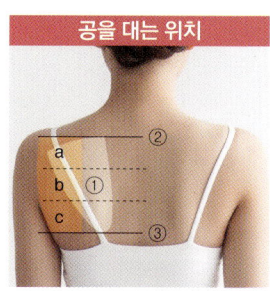

A

공을 댄 쪽 다리는 펴고, 반대쪽 다리는 오금에 가볍게 걸쳐 주세요.

공을 댄 쪽 팔은 상체와 120도 정도 되게 펴고, 반대쪽 팔은 옆구리에 가볍게 걸쳐 주세요.

공을 댄 쪽 어깨너비만큼 옆머리를 괴어 주세요. 12cm 정도의 높이입니다.

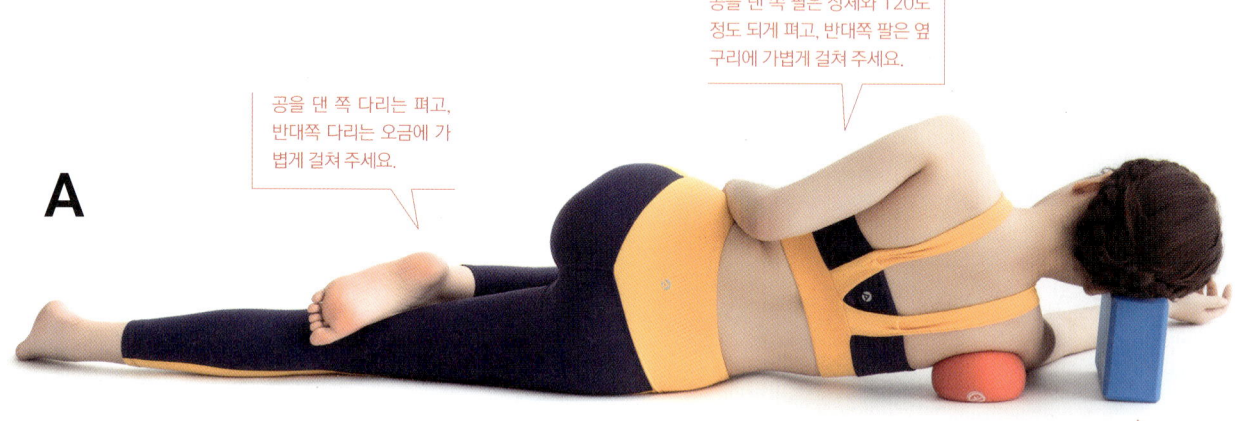

큰 공을 a 지점에 끼운 뒤 기본 동작을 합니다.

B

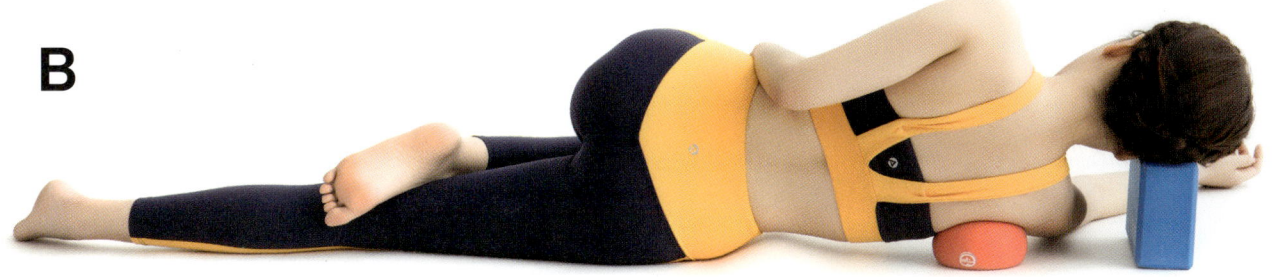

공을 b 지점으로 옮겨 기본 동작을 합니다.

C

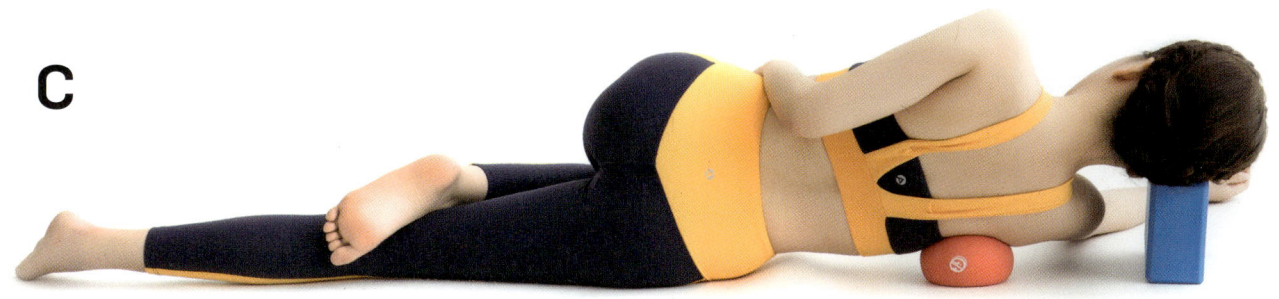

공을 c 지점으로 옮겨 기본 동작을 합니다. 여기까지가 1세트로
총 3세트 실시합니다. 반대쪽에도 3세트 실시합니다.

5 책상에 앉아 빗장뼈 풀기

① 빗장뼈

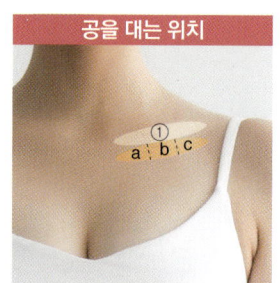

공을 댄 쪽 팔은 사진처럼 바닥에 대고, 반대쪽 팔은 약 90도로 세워 구부립니다.

빗장뼈가 아닌 빗장뼈 아래 움푹 들어간 곳에 공을 대는 것입니다. 주의하세요.

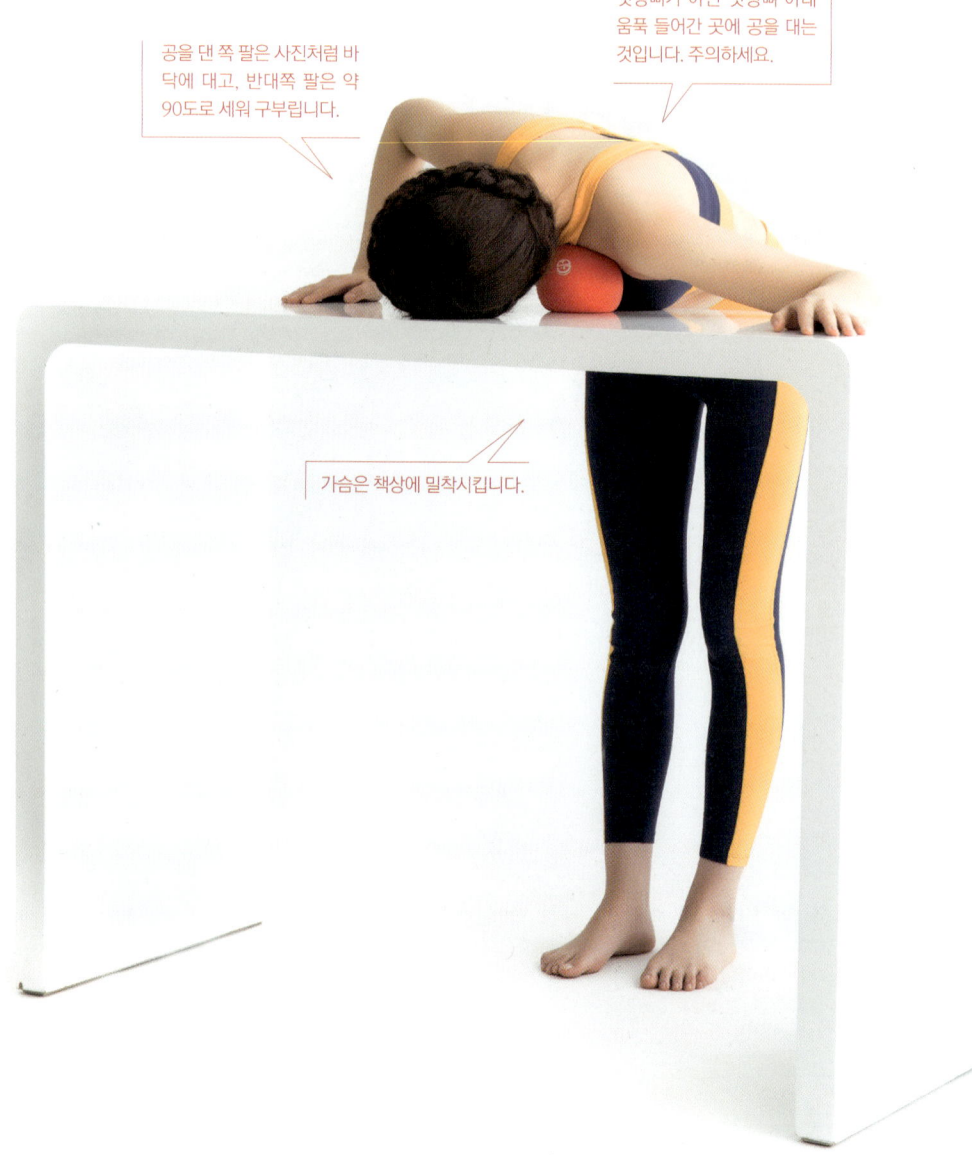

가슴은 책상에 밀착시킵니다.

a 지점에 큰 공을 댄 뒤 기본 동작을 합니다. 그다음에는 공을 b, c 지점으로 옮겨 기본 동작을 합니다. 여기까지가 1세트로 총 3세트 실시합니다. 반대쪽에도 3세트 실시합니다.

6 곧바른 등으로 교정하기

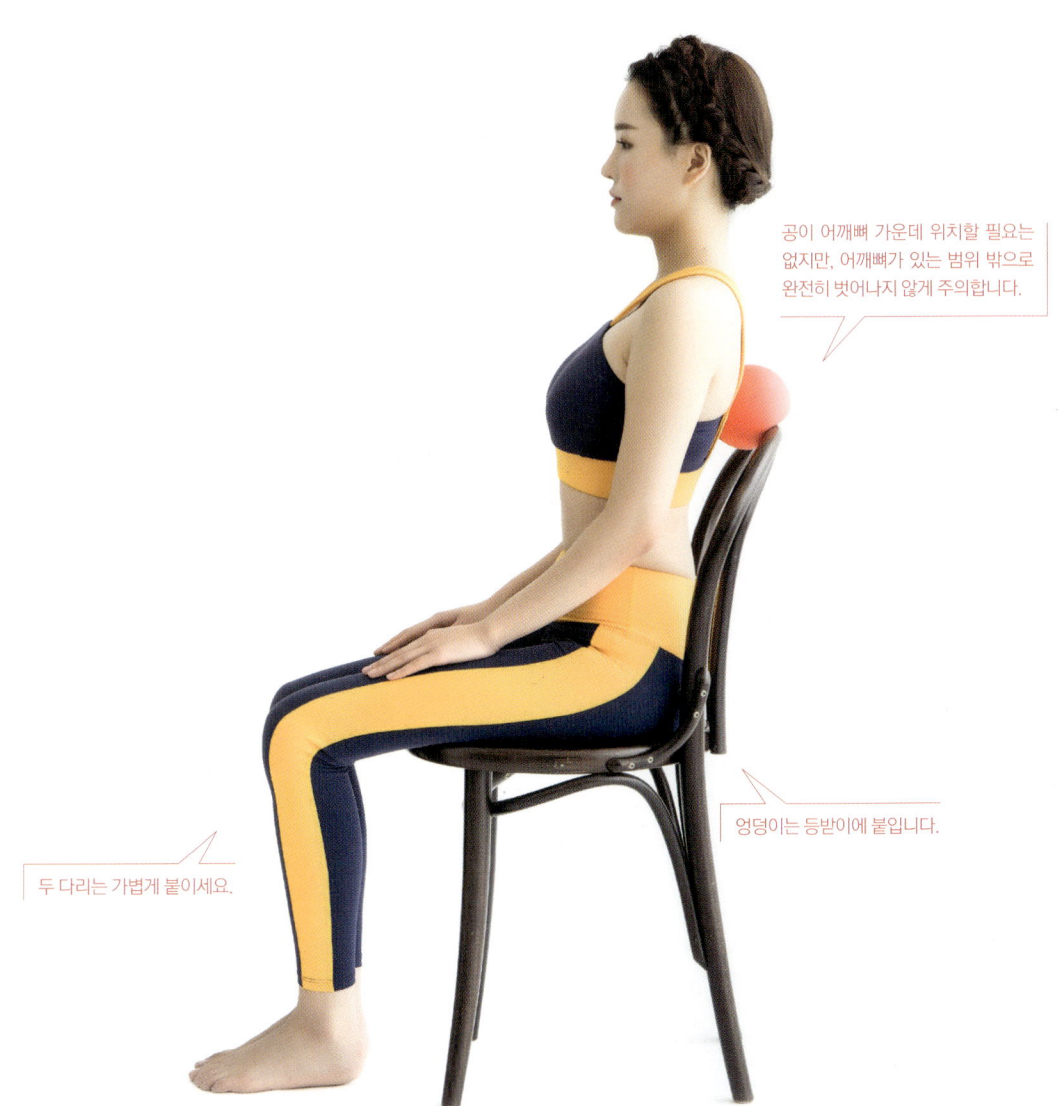

공이 어깨뼈 가운데 위치할 필요는 없지만, 어깨뼈가 있는 범위 밖으로 완전히 벗어나지 않게 주의합니다.

엉덩이는 등받이에 붙입니다.

두 다리는 가볍게 붙이세요.

의자에 앉아 큰 공을 어깨뼈 사이에 끼운 채 5분 동안 등을 편 자세를 유지합니다. 단순해 보이지만 코어 강화에 효과적이며 앞 과정에서 해 준 교정 효과를 유지하고, 등 라인을 아름답게 만들어 주는 효과가 있 습니다.

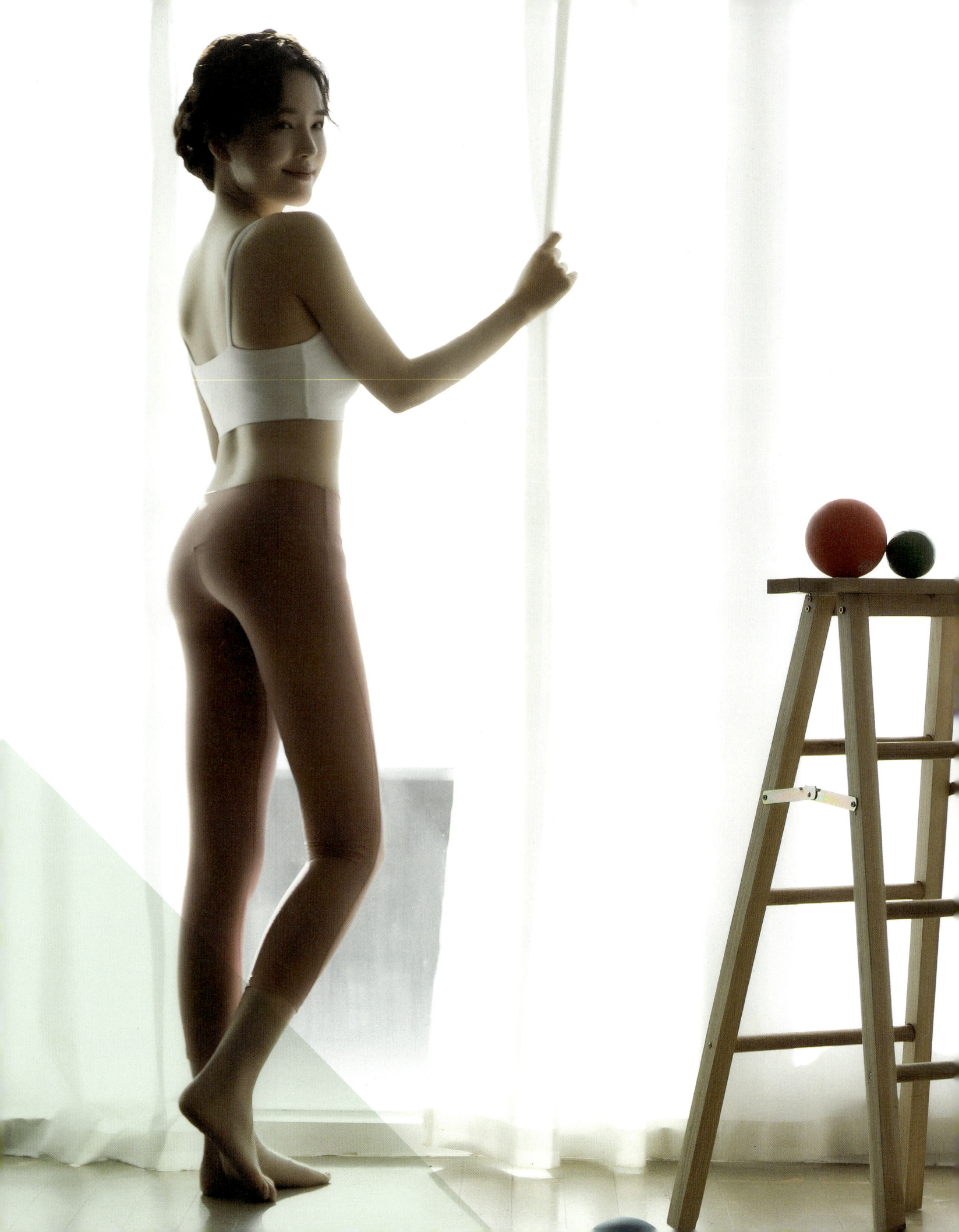

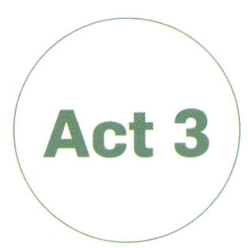

Act 3

EASY &
COMFORTABLE
PROGRAM
FOR 4 WEEKS

Pelvis & Legs

예전에 허리 질환은 책상에 오래 앉아 일하는 작가나 사무직 그리고 노년층에 자주 발생했습니다. 하지만 좌식 생활이 잦은 현대인은 직업에 상관없이 허리 및 다리에 관련한 고통을 호소하곤 합니다. 뼈와 뼈 사이 근막과 근육을 풀어 효과적으로 고질적인 증상들을 완화하는 방법이 있으니 주목하세요!

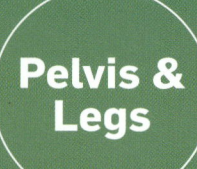

아침에 일어날 때 허리가 너무 아파요

아침에 깨어날 시간이 되어 깨는 게 아니라 허리가 너무 아파 더는 잠을 이룰 수 없어 깨는 경우가 있지 않나요? 그런 증상이 반복되면 내 허리에 뭔가 큰 이상이 있는 게 아닐까 덜컥 겁도 나고요. 이러한 증상을 완화할 수 있는 동작을 알려 드리겠습니다. 침대에 누운 그대로 할 수 있어 유용하니 매일 아침 해 볼 것을 권합니다.

시작하기 전에 CHECK! 침대에서 하는 동작이므로 공은 기본 공기량(16쪽 참조)보다 좀 더 많이 넣어 주세요. 바닥에 이부자리를 깔고 잔다면 기본 공기량을 넣은 상태로 하면 됩니다.

준비물 큰 공(지름 12cm) 2개

① 골반의 중간 지점
② 골반이 끝나는 지점
③ 골반을 반으로 나눈 지점

EASY &
COMFORTABLE
PROGRAM
FOR 4 WEEKS

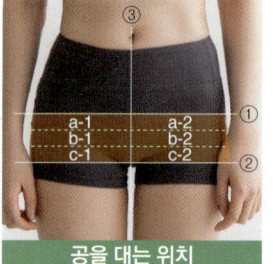

공을 대는 위치

① 골반 앞쪽 풀기

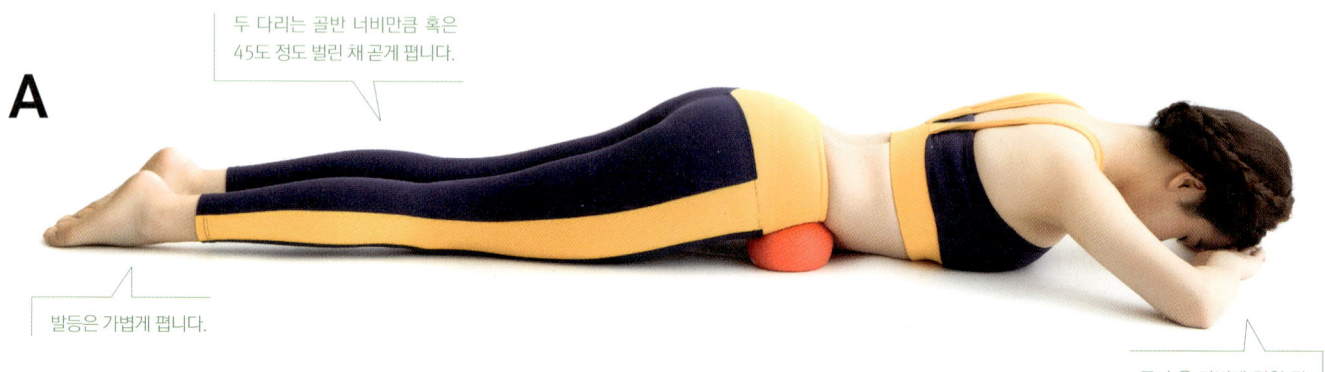

A

두 다리는 골반 너비만큼 혹은 45도 정도 벌린 채 곧게 폅니다.

발등은 가볍게 폅니다.

큰 공 2개를 a-1, a-2 지점에 끼운 뒤 기본 동작을 합니다.

두 손을 가볍게 겹친 뒤 이마를 손등 위에 가볍게 댑니다.

B

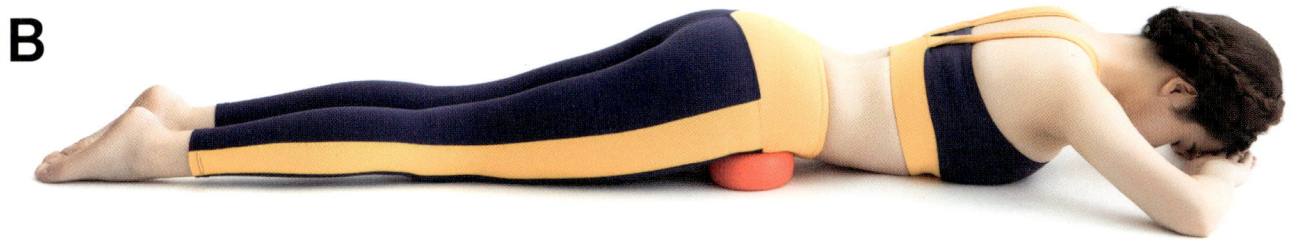

공을 b-1, b-2 지점으로 옮겨 기본 동작을 합니다.

C

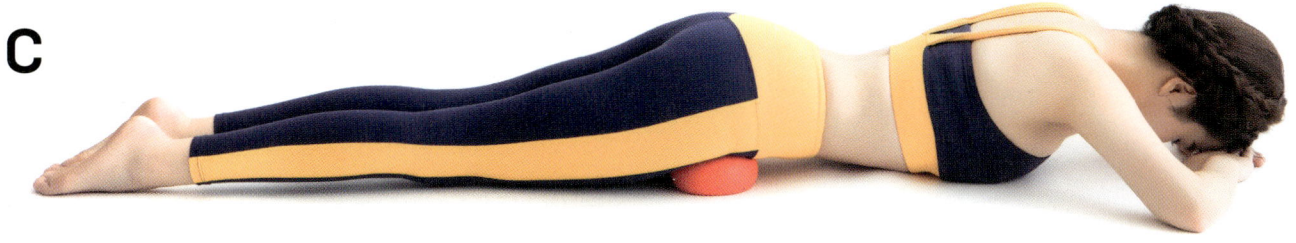

공을 c-1, c-2 지점으로 옮겨 기본 동작을 합니다.
여기까지가 1세트로 총 3세트 실시합니다.

 **2** ## 가슴 아래와 복부 풀기

① 가슴 바로 아래
② 배꼽
③ BP.(버스트포인트)에서 수직으로 내려온 지점

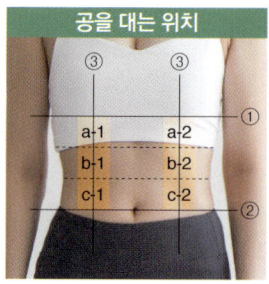

공을 대는 위치

공 2개 사이에 간격을
두어야 합니다.

고개는 가볍게 들어 주세요.

두 다리는 골반 너비만큼 혹은
45도 정도 벌린 채 곧게 폅니다.

A

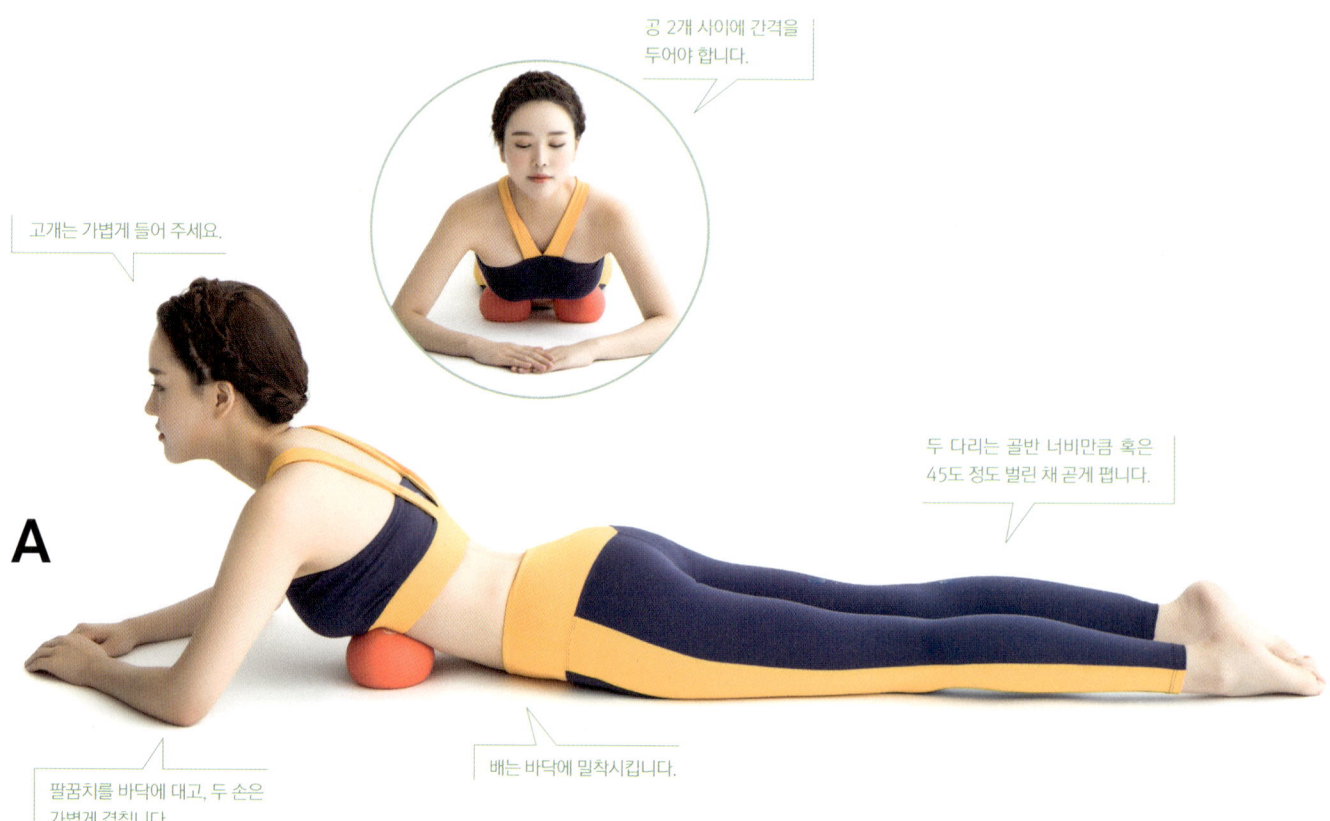

팔꿈치를 바닥에 대고, 두 손은
가볍게 겹칩니다.

배는 바닥에 밀착시킵니다.

큰 공 2개를 가슴 바로 아래(a-1, a-2 지점)에 대 주세요.
공이 가슴 아랫부분과 맞닿게 끼우는 겁니다.

B

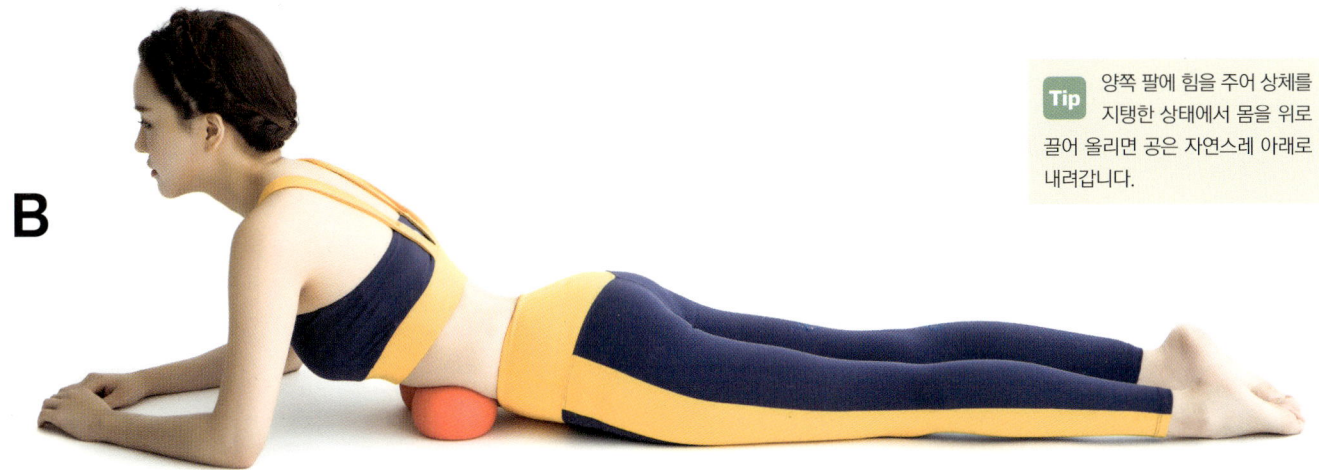

Tip 양쪽 팔에 힘을 주어 상체를 지탱한 상태에서 몸을 위로 끌어 올리면 공은 자연스레 아래로 내려갑니다.

공을 b-1, b-2 지점으로 옮겨 기본 동작을 합니다.

C

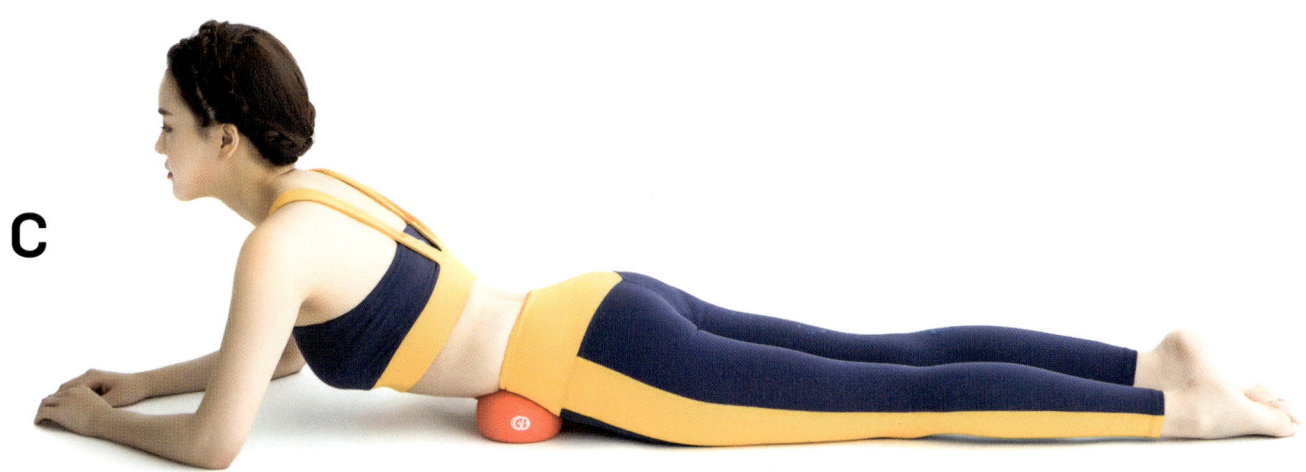

공을 c-1, c-2 지점으로 옮겨 기본 동작을 합니다. 여기까지가
1세트로 총 3세트 실시합니다.

③ 등 풀기

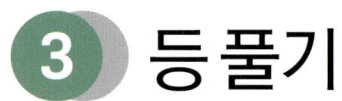

공을 대는 위치

① 양쪽 어깨가 시작되는 지점
② 골반이 시작되는 지점
(배꼽에서 4~5cm 내려온 곳의 등 대칭점)
③ 등을 반으로 나눈 지점
④ 어깨뼈
⑤ 어깨뼈 안쪽

두 다리는 골반 너비만큼 벌린 뒤
45도 정도가 되게 세웁니다.

A

45°

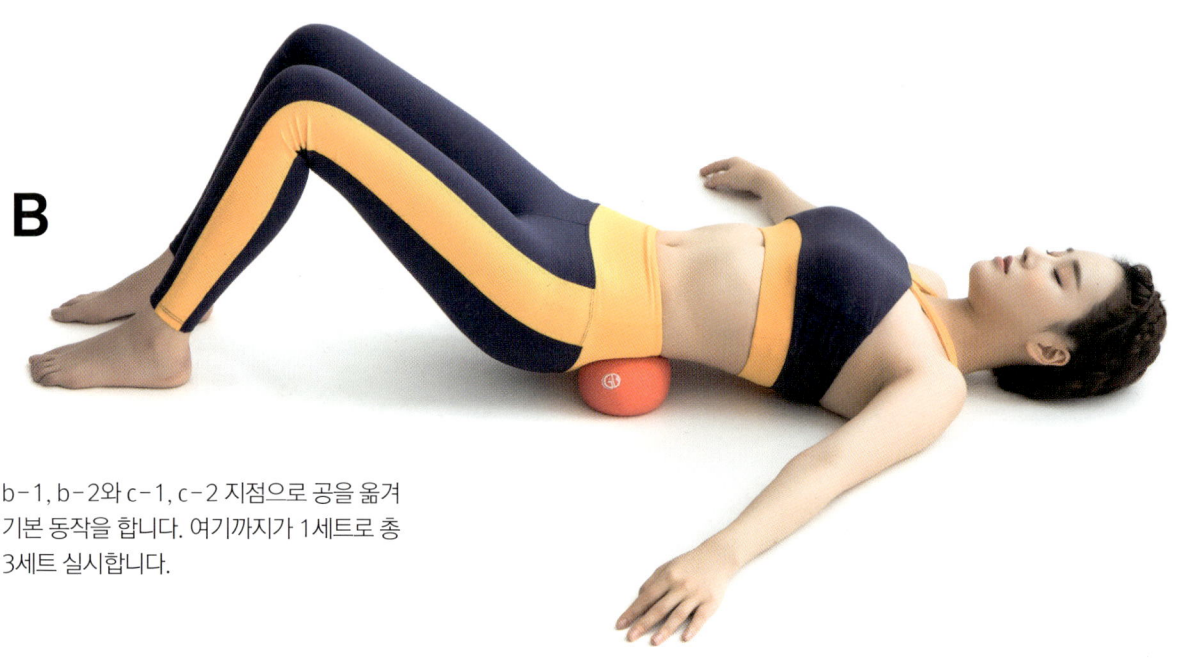

큰 공 2개를 a-1, a-2 지점에 끼운 뒤
기본 동작을 합니다.

양팔은 상체와 45도 정도 되게 벌리고
손바닥은 바닥에 밀착시킵니다.

B

b-1, b-2와 c-1, c-2 지점으로 공을 옮겨
기본 동작을 합니다. 여기까지가 1세트로 총
3세트 실시합니다.

4 엉덩이 풀기

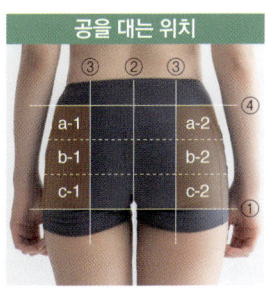

공을 대는 위치

① 엉덩이가 끝나는 지점
② 엉덩이를 반으로 나눕니다.
③ 다시 반으로 나눕니다.
④ 골반이 시작되는 지점
(배꼽에서 4~5cm 내려온 곳의 등 대칭점)

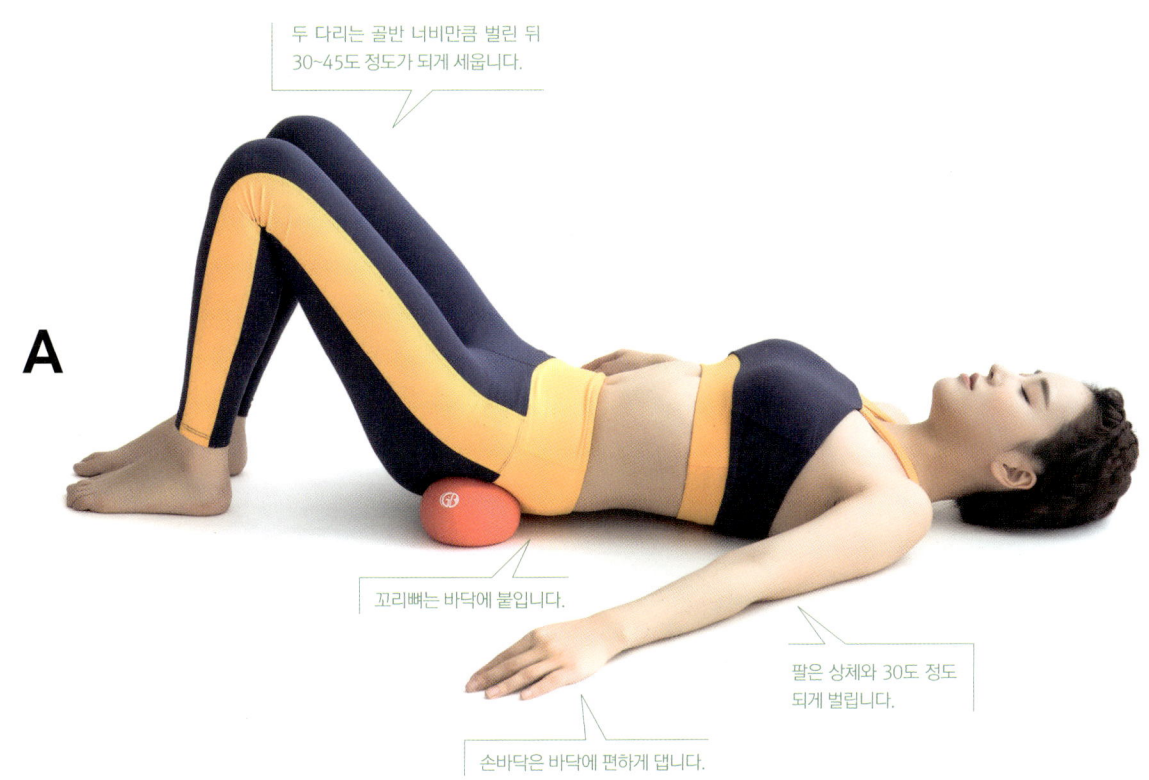

A

두 다리는 골반 너비만큼 벌린 뒤
30~45도 정도가 되게 세웁니다.

꼬리뼈는 바닥에 붙입니다.

팔은 상체와 30도 정도
되게 벌립니다.

손바닥은 바닥에 편하게 댑니다.

큰 공 2개를 a-1, a-2 지점에 대고 누우세요.

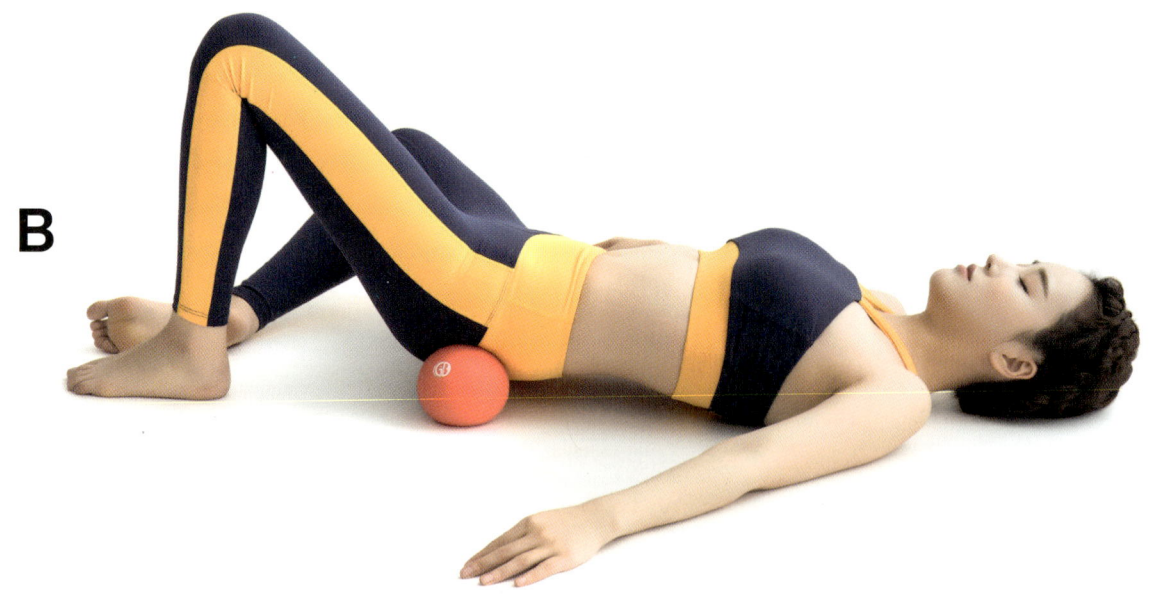

B

한쪽 다리를 천천히 바닥으로 기울이세요. 세운 다리와 기울인 다리의 각도가 60~90도 정도가 되면 됩니다. 90도에 가까울수록 좋지만 무리하지는 마세요. 목적한 지점에 이르렀다 싶으면 움직임을 멈추고 기본 동작을 합니다. 반대쪽 다리도 같은 방법으로 기울여 기본 동작을 합니다.

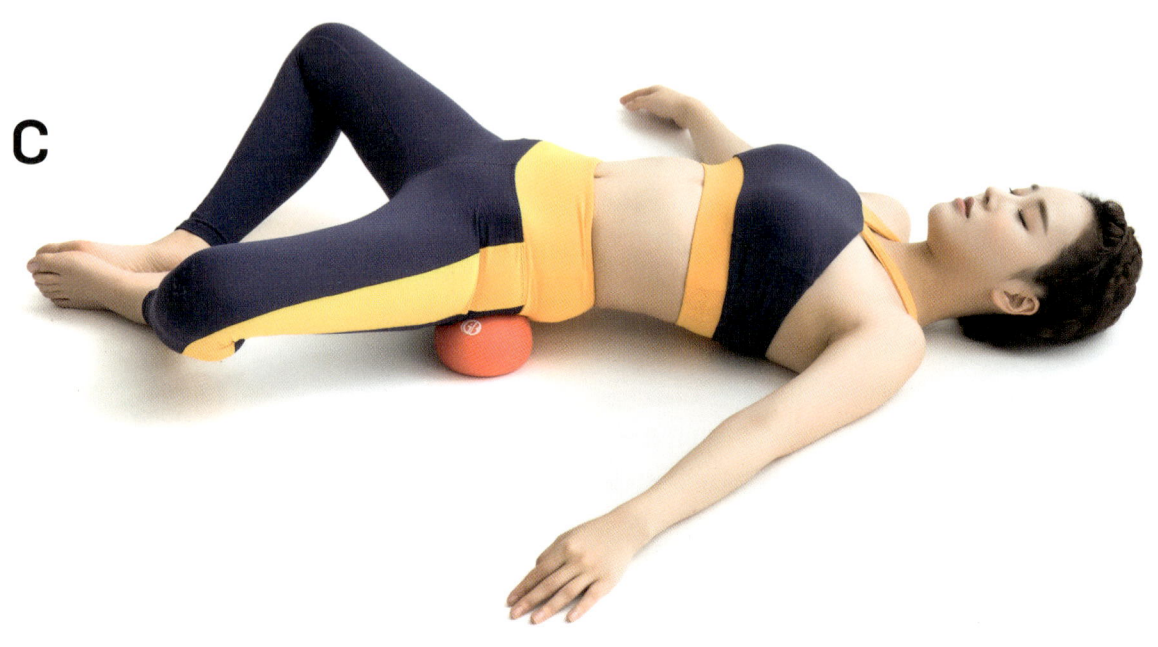

C

이번에는 두 다리를 마름모꼴로 펼치고 기본 동작을 합니다.
b-1, b-2와 c-1, c-2 지점에도 A~C 과정을 반복합니다.

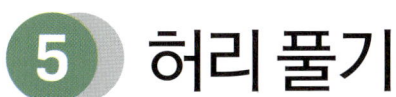 **허리 풀기**

공을 대는 위치

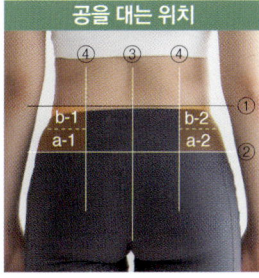

① 엉덩이가 시작되는 지점(배꼽의 등 대칭점)
② ①에서 4~5cm 정도 내려온 지점
③ 등을 반으로 나눕니다.
④ ③으로 나눈 영역을 다시 반으로 나눕니다.

두 다리는 골반 너비만큼 벌린 뒤
45도 정도가 되게 세웁니다.

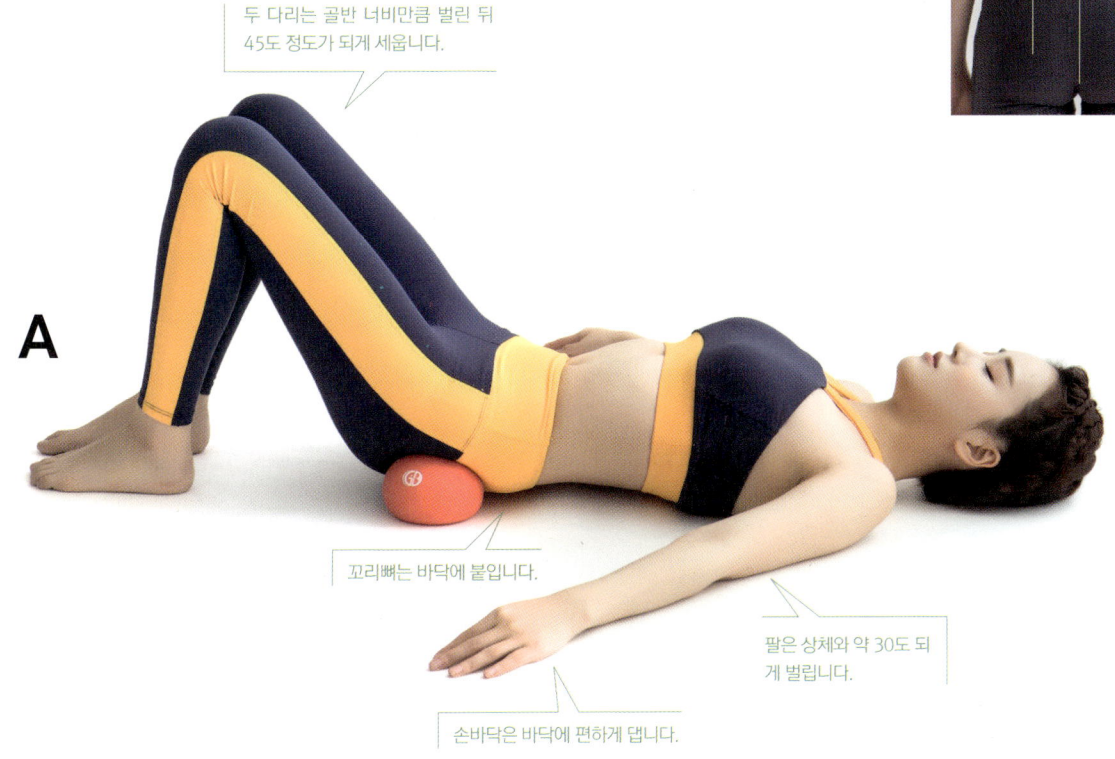

A

꼬리뼈는 바닥에 붙입니다.

팔은 상체와 약 30도 되
게 벌립니다.

손바닥은 바닥에 편하게 댑니다.

a-1, a-2 지점에 큰 공 2개를 대고 누운 뒤 기본 동작을
3회 실시합니다.

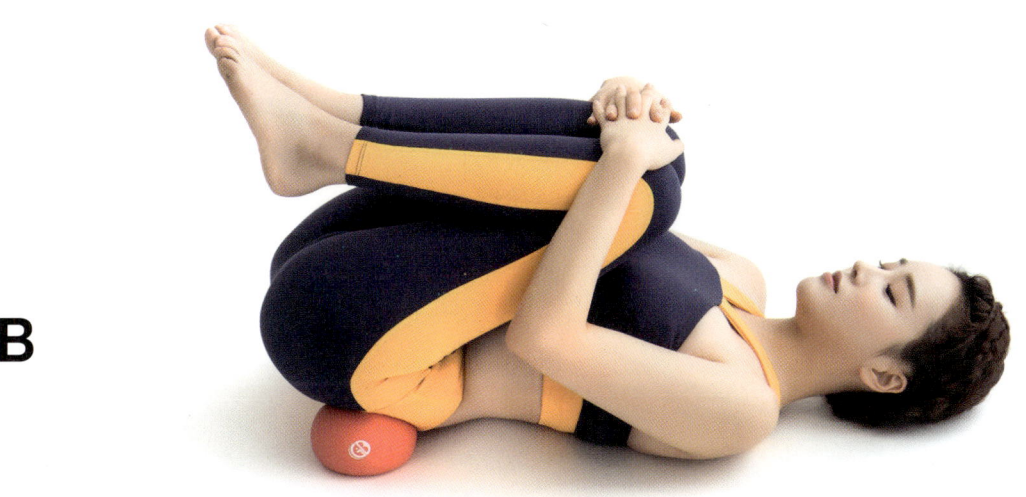

B

무릎을 팔로 깍지 껴 가슴 쪽으로 최대한 끌어당깁니다.

C

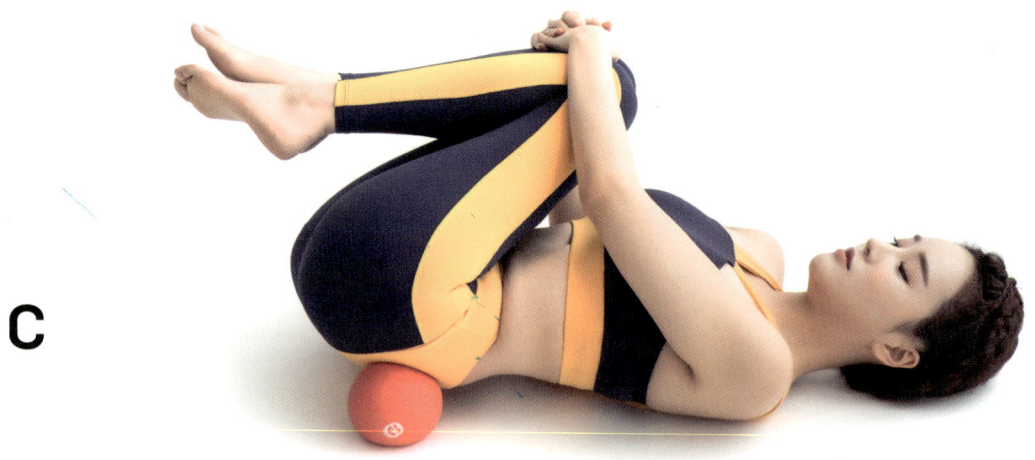

양쪽에 끼고 있는 공이 튕겨 나가지 않을 정도로 공에 체중을
실어 놓은 다음, 바닥과 몸이 45도가 될 정도로 좌우로 몸을
10회 흔들어 주세요.

D

두 다리는 살짝 붙여 놓으세요.

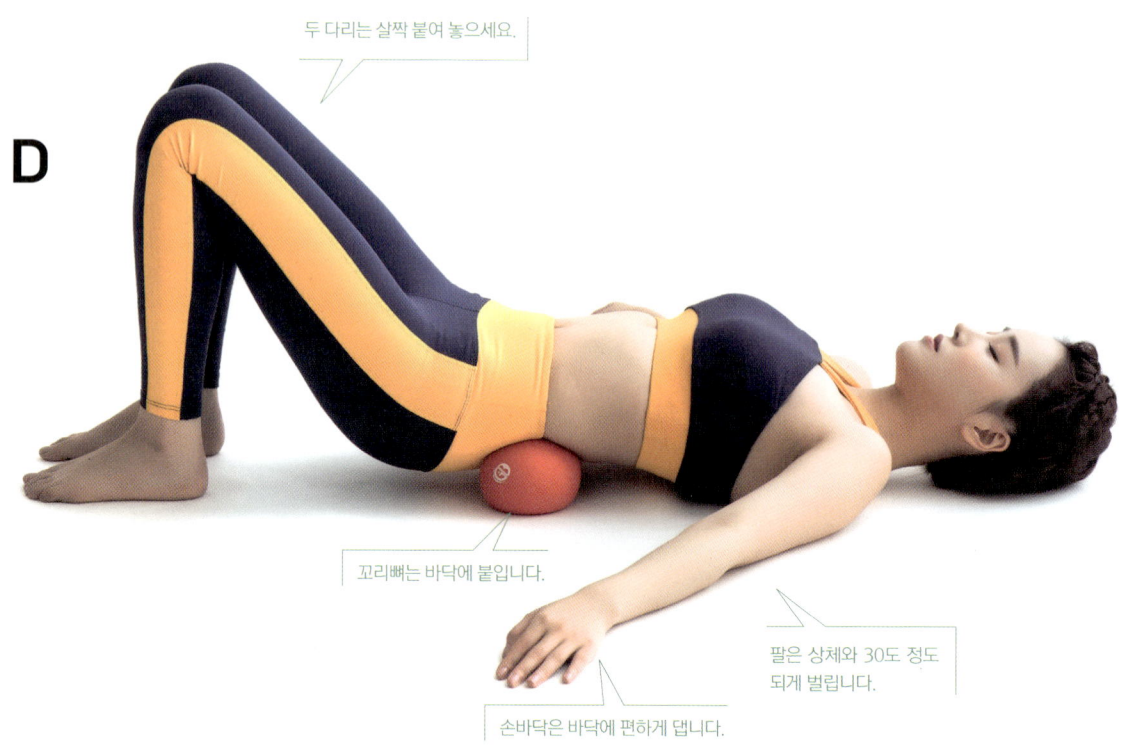

꼬리뼈는 바닥에 붙입니다.

팔은 상체와 30도 정도
되게 벌립니다.

손바닥은 바닥에 편하게 댑니다.

공을 b-1, b-2 지점으로 옮겨 주세요. 자세가 안정되면 기본 동작을
3회 실시합니다.

E

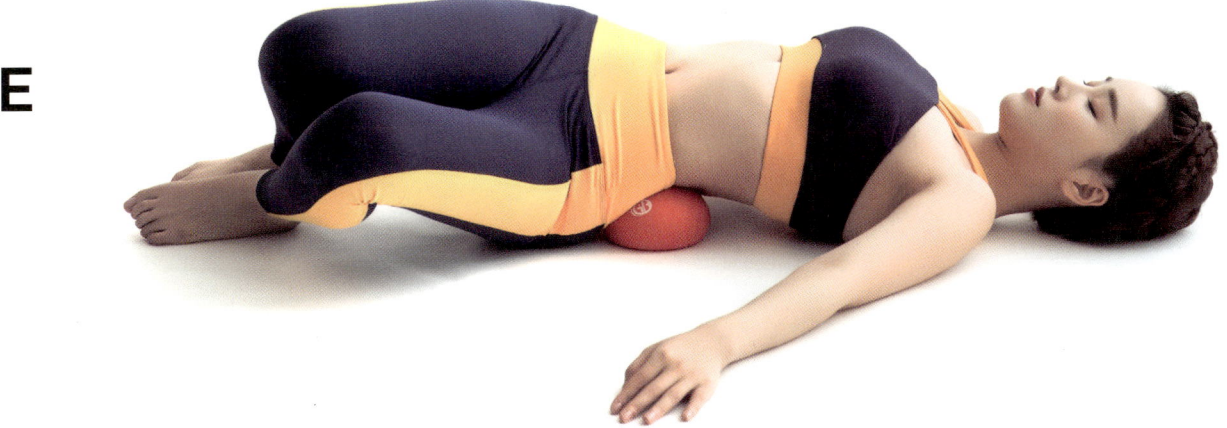

두 다리를 사진처럼 모아 바닥에 다리가 거의 닿을 때까지 기울여 주세요. 이 동작을 3회 실시합니다. 반대쪽에도 같은 방법으로 3회 실시합니다.

F

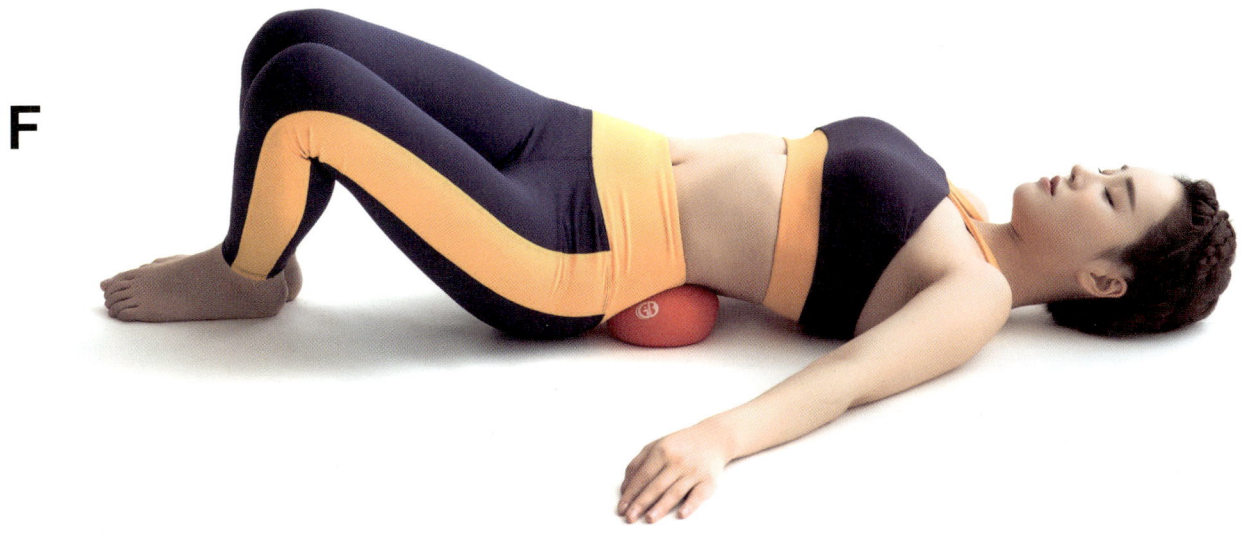

공이 몸에서 튕겨 나가지 않을 정도로 공에 체중을 실어 놓은 다음, 바닥과 몸이 45도가 될 정도로 양쪽 무릎을 모은 채 몸을 좌우로 10회 흔들어 주세요.

Pelvis & Legs

엉덩관절(고관절)에서 소리가 나고 뻑뻑해요

골반에서 허벅지로 이어지는 지점에서 '딱' 하는 소리가 날 때가 종종 있습니다. 소리만 나면 차라리 낫겠는데, 책상다리하면 불편하거나 아프고, 스트레칭도 잘 안 되니 그게 더 문제입니다. 엉덩관절이 유연하게 잘 풀려 있어야 골반의 건강함을 유지할 수 있고, 자세도 흐트러지지 않습니다. 몇 가지 간단한 동작으로 몸을 유연하게 만들어 볼까요!

시작하기 전에 CHECK!

1. 잘 안 돌아가는 쪽에만 아래 동작대로 따라 하세요. 이 경우에는 굳이 양쪽을 다 할 필요 없습니다.
2. 허벅지 안쪽을 풀 때 공을 댄 부위가 화끈거리거나 그 부근의 맥박이 급하게 뛰는 게 느껴지면 공의 위치를 조금 옮기면 문제가 해결됩니다. 허벅지 안쪽에는 동맥이 지나가고, 그 부위를 공이 눌러 생긴 증상이니 너무 놀라지 마세요.

준비물 | 큰 공(지름 12cm) 1개, 수건이나 블록

① 서혜부 중간(골반의 가운데)
② 허벅지를 3등분했을 때 3분의 2 지점

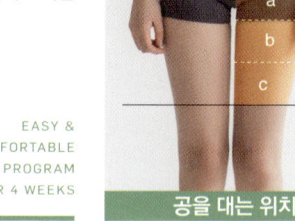

공을 대는 위치

1 # 허벅지 앞쪽 풀기

EASY & COMFORTABLE PROGRAM FOR 4 WEEKS

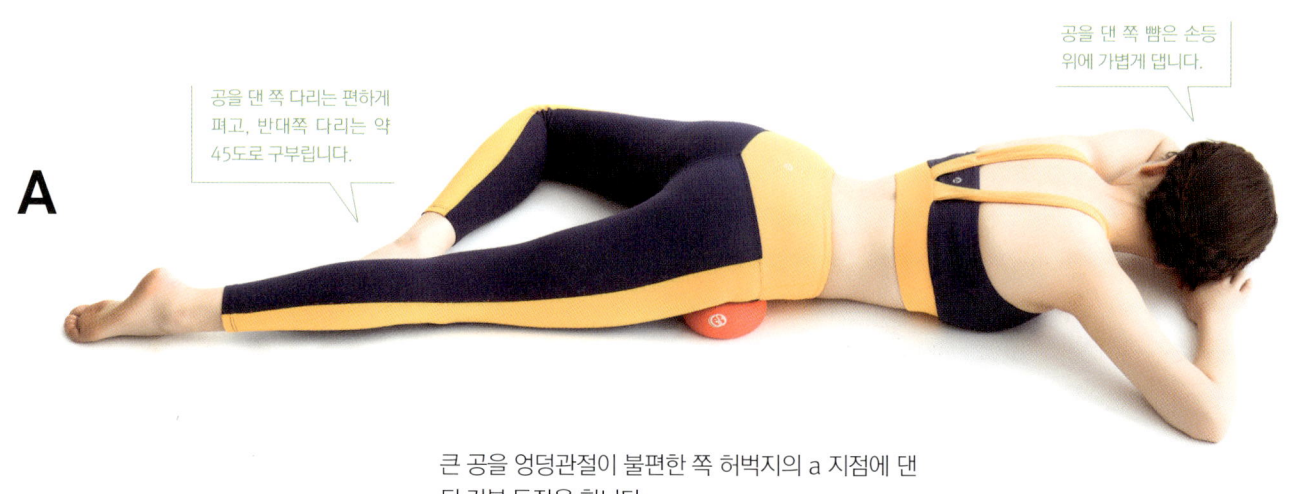

공을 댄 쪽 다리는 편하게 펴고, 반대쪽 다리는 약 45도로 구부립니다.

공을 댄 쪽 뺨은 손등 위에 가볍게 댑니다.

A

큰 공을 엉덩관절이 불편한 쪽 허벅지의 a 지점에 댄 뒤 기본 동작을 합니다.

B

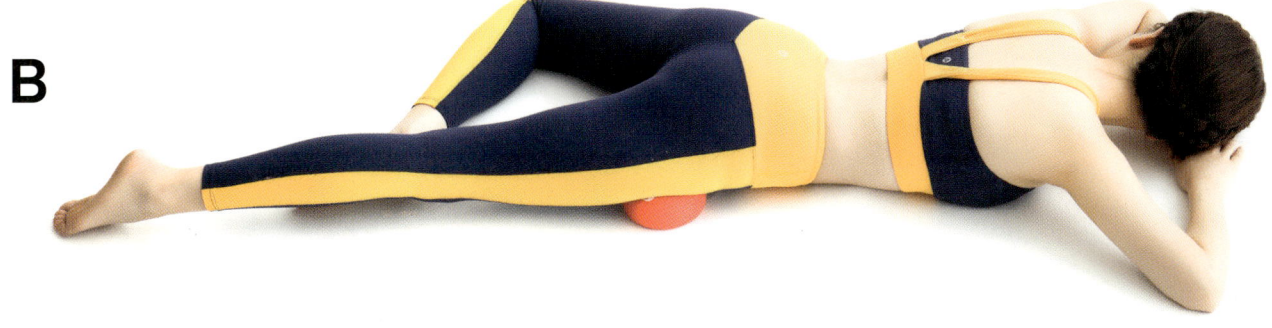

공을 b, c 지점으로 옮겨 기본 동작을 합니다. 여기까지가 1세트로
총 3세트 실시합니다.

C

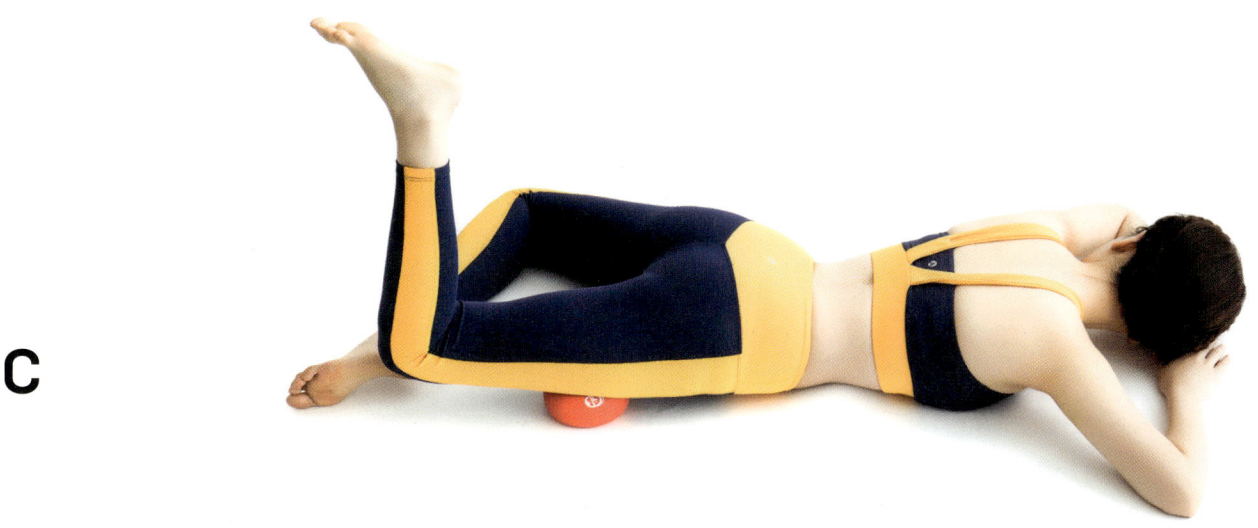

앞 과정에서 끝내도 상관없지만, c 지점까지 푼 뒤 사진처럼 다리를 90도로
구부려 좌우로 살살 흔들어 주면 더 큰 효과를 볼 수 있습니다.

 **2** # 엉덩이 탄력 회복하기

① 엉덩이를 반으로 나눕니다.
② 다시 엉덩이를 반으로 나눕니다.
③ 엉덩이가 시작되는 지점
④ 엉덩이가 끝나는 지점

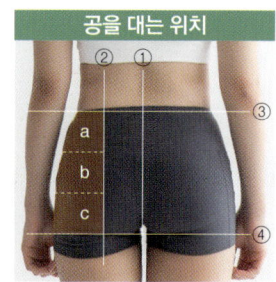

공을 대는 위치

A

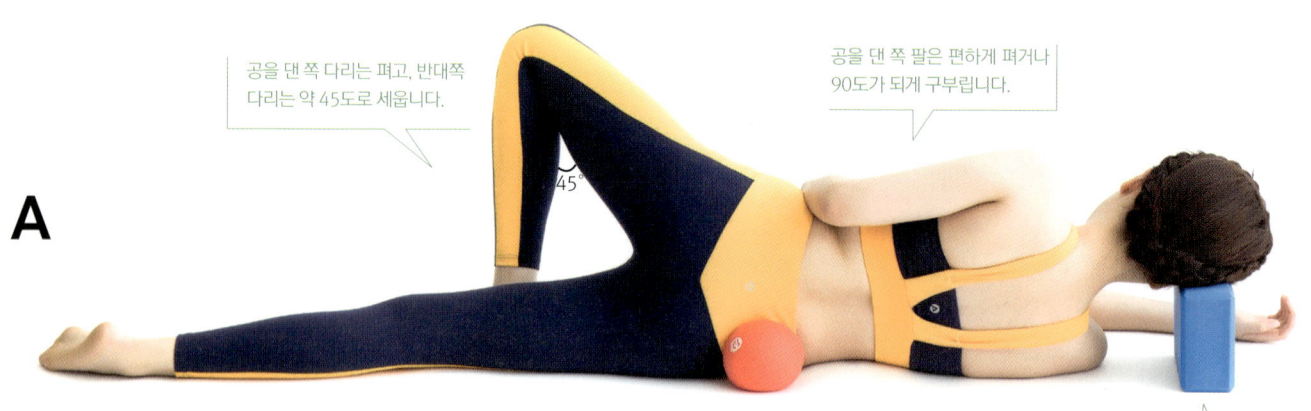

공을 댄 쪽 다리는 펴고, 반대쪽
다리는 약 45도로 세웁니다.

공을 댄 쪽 팔은 편하게 펴거나
90도가 되게 구부립니다.

모로 누운 쪽 어깨너비만큼의
높이(약 12cm)로 블록이나 돌
돌 만 수건을 대 주세요.

엉덩관절이 불편한 쪽 엉덩이의 a 지점에 큰 공을 끼워 주세요.

B

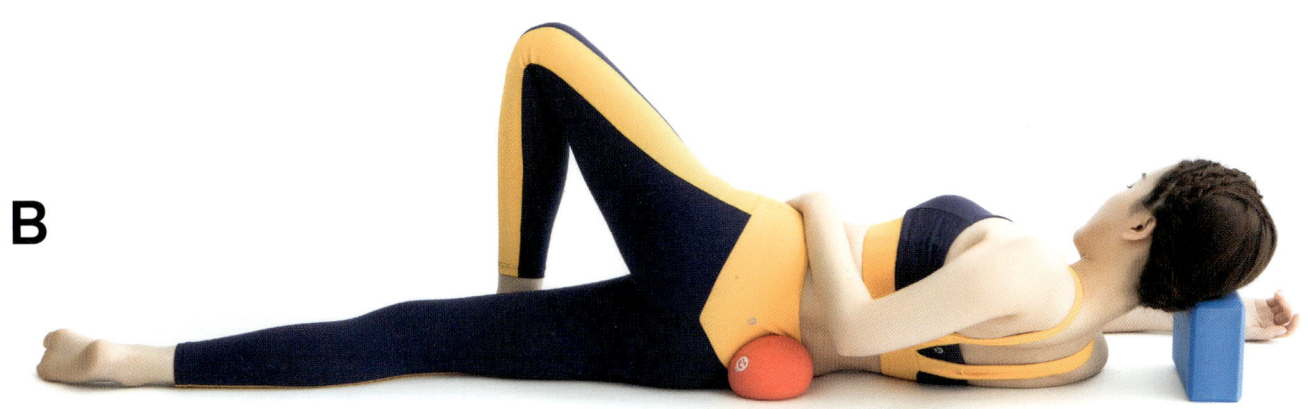

공을 끼운 상태로 골반과 바닥이 60도 정도 되게 골반을 바닥으로
젖혀 주세요. 목적한 지점에 이르렀다 싶으면 움직임을 멈추고 기
본 동작을 합니다.

C

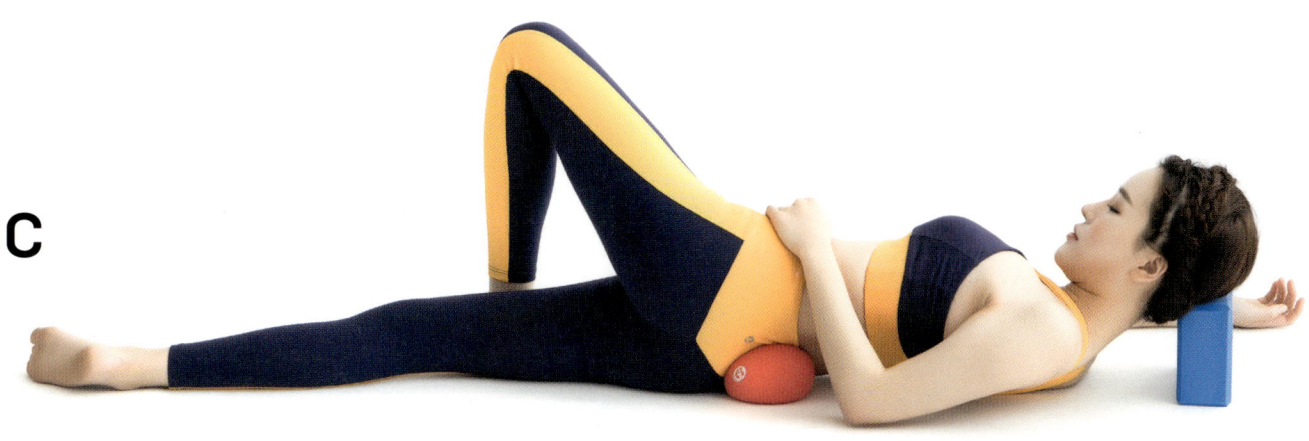

골반과 바닥이 30도 정도가 될 때까지 골반을 바닥으로 더 젖혀
보세요. 무리가 되면 이 과정은 건너뜁니다.

D

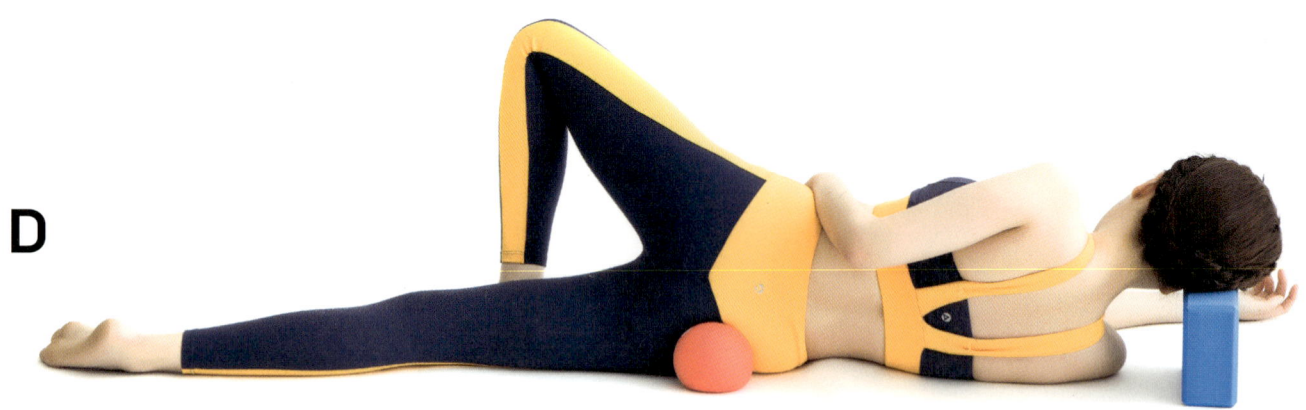

다시 몸을 바로 세워 공을 b 지점으로 옮긴 뒤
B~C 과정을 반복합니다.

E

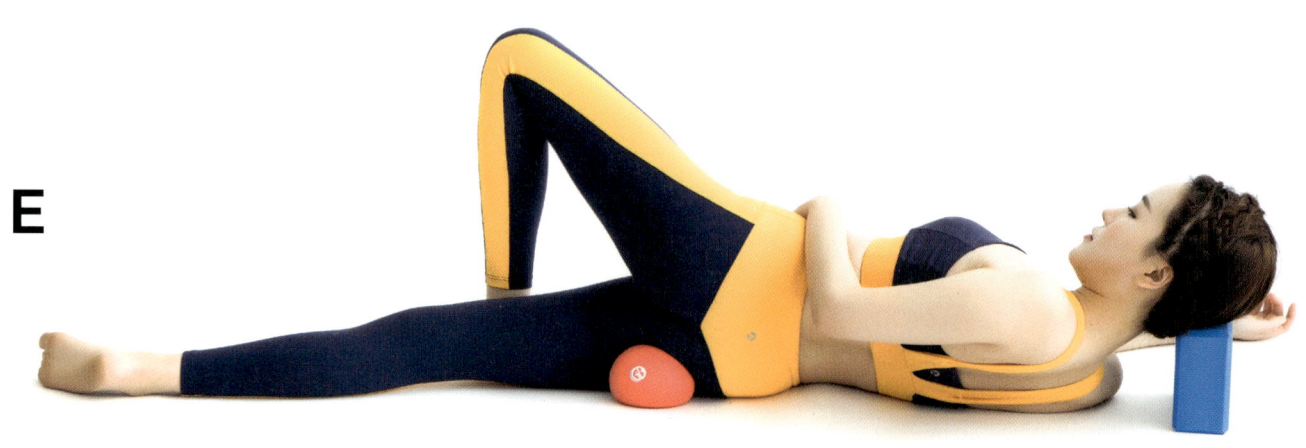

공을 c 지점으로 옮긴 뒤 B~C 과정을 반복합니다.

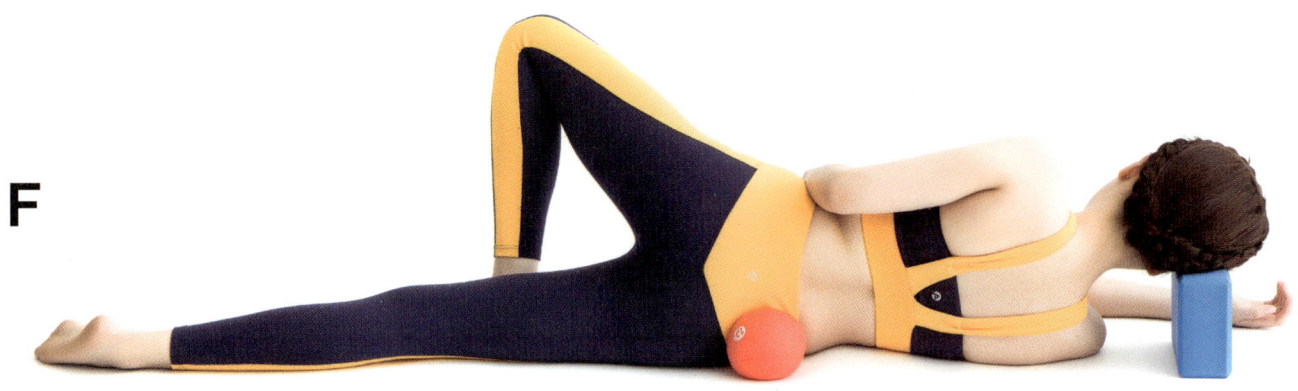

F

다시 a 지점에 공을 끼워 주세요.

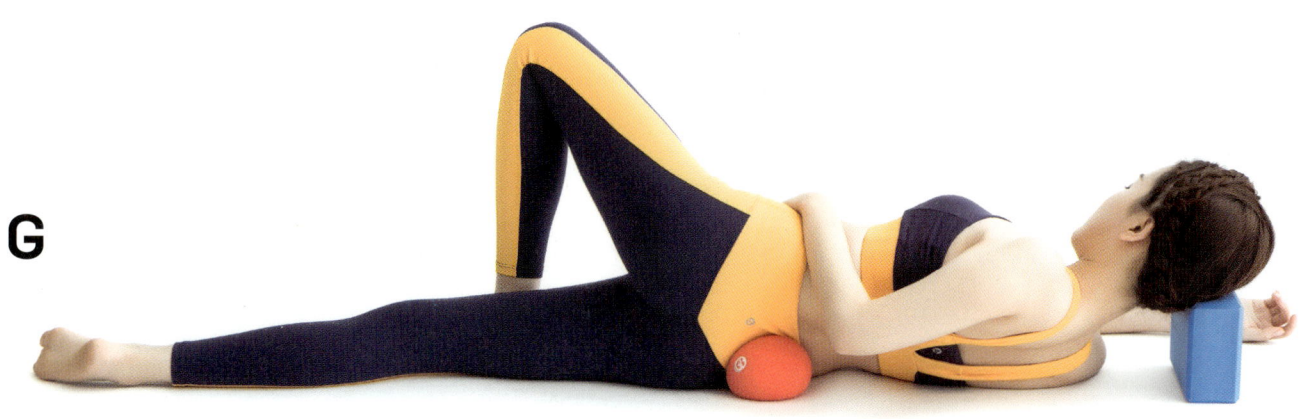

G

골반과 바닥이 45도가 될 때까지 천천히 젖힙니다. 다 젖혀졌으면
그 상태로 골반을 앞뒤로 부드럽게 30회 흔듭니다. 공을 중심축으
로 하여 흔들의자에 앉은 듯 몸을 앞뒤로 흔들면 됩니다. 여기까지
가 1세트로 총 3세트 실시합니다.

③ 골반 앞쪽 풀기

① 배꼽에서 4~5cm 내려온 지점
② 골반이 끝나는 지점
③ 골반을 반으로 나눈 지점

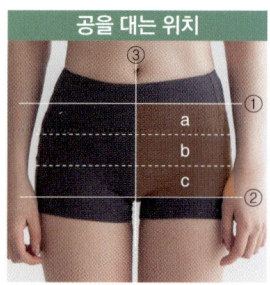

공을 대는 위치

A

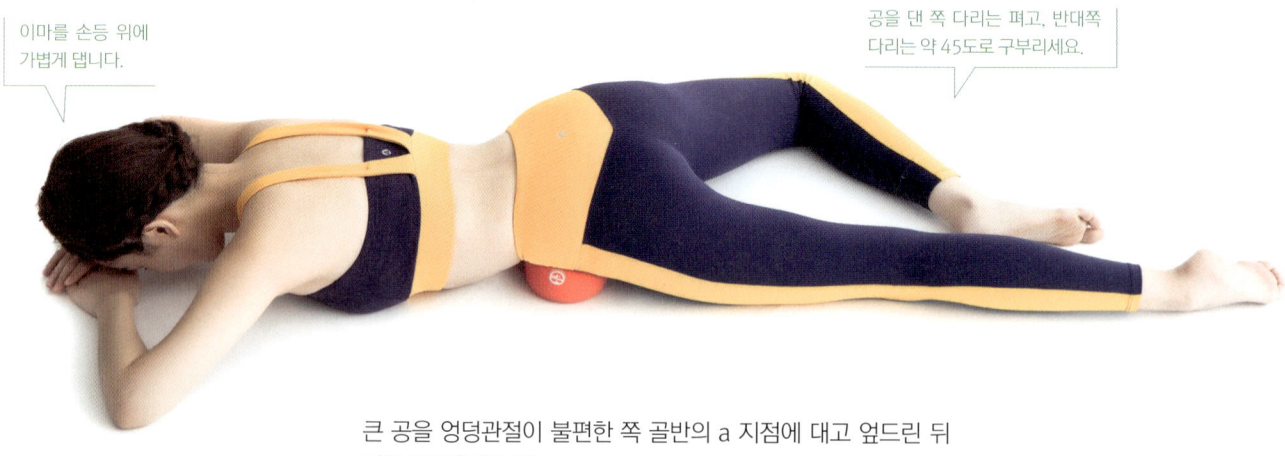

이마를 손등 위에
가볍게 댑니다.

공을 댄 쪽 다리는 펴고, 반대쪽
다리는 약 45도로 구부리세요.

큰 공을 엉덩관절이 불편한 쪽 골반의 a 지점에 대고 엎드린 뒤
기본 동작을 합니다.

B

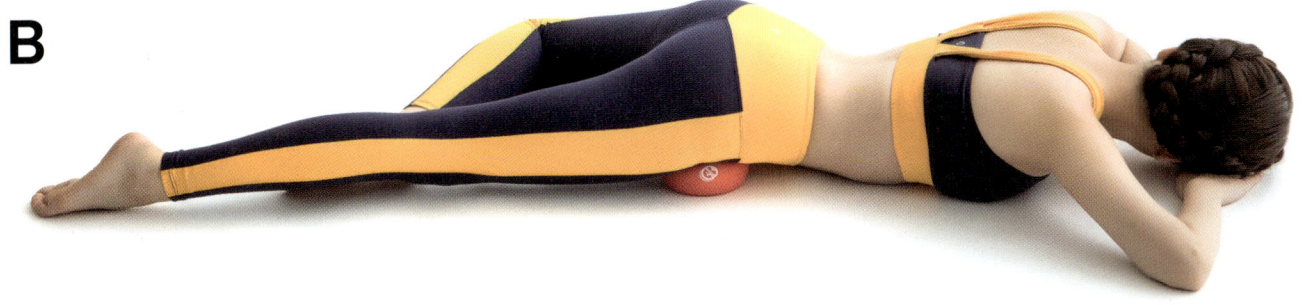

공을 b 지점으로 옮겨 기본 동작을 합니다.

C

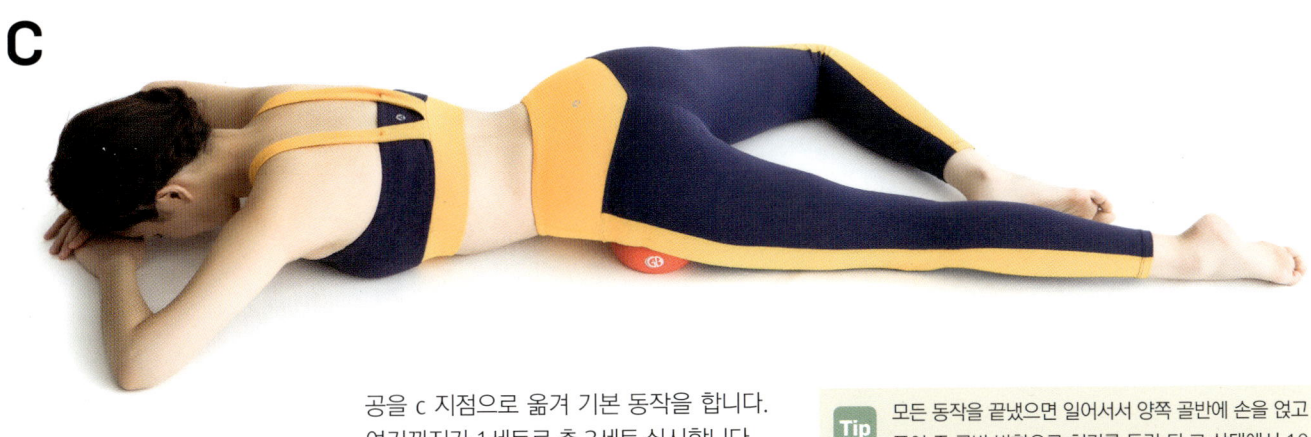

공을 c 지점으로 옮겨 기본 동작을 합니다.
여기까지가 1세트로 총 3세트 실시합니다.

Tip 모든 동작을 끝냈으면 일어서서 양쪽 골반에 손을 얹고 풀어 준 골반 방향으로 허리를 돌린 뒤 그 상태에서 10 초 정도 멈춰 주세요. 그다음에는 다시 원위치로 돌아옵니다. 해당 동작을 5회 반복하면 효과가 더욱 빠르게 나타납니다.

4 햄스트링 풀기

공을 대는 위치

① 허벅지가 시작되는 지점
② 오금 바로 위

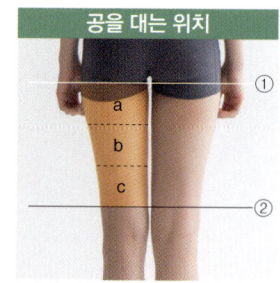

동작을 할 때 균형이 잘 안 잡히면 사진처럼
손으로 의자를 붙잡으세요.

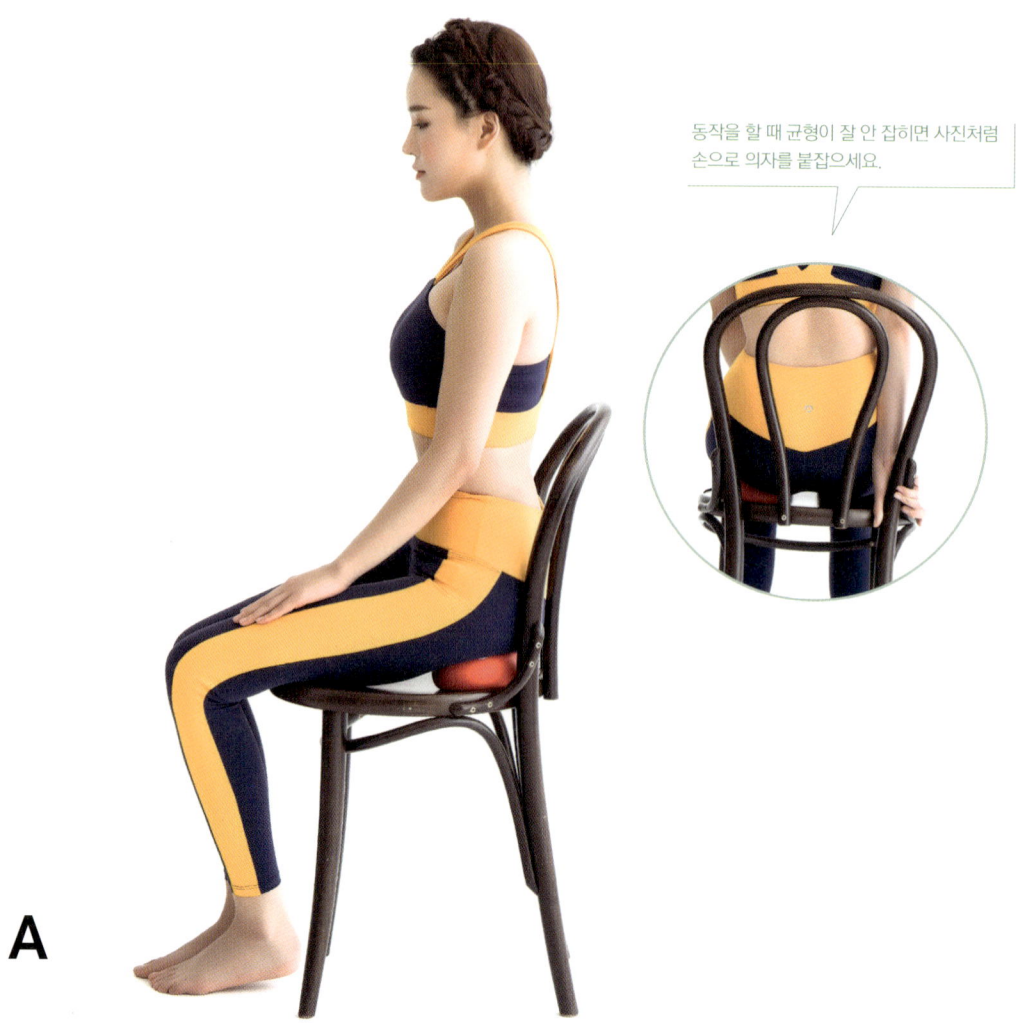

A

큰 공을 엉덩관절이 불편한 쪽 다리의 a 지점에 끼운 뒤
기본 동작을 합니다.

B

공을 b, c 지점으로 옮겨 기본 동작을
합니다.

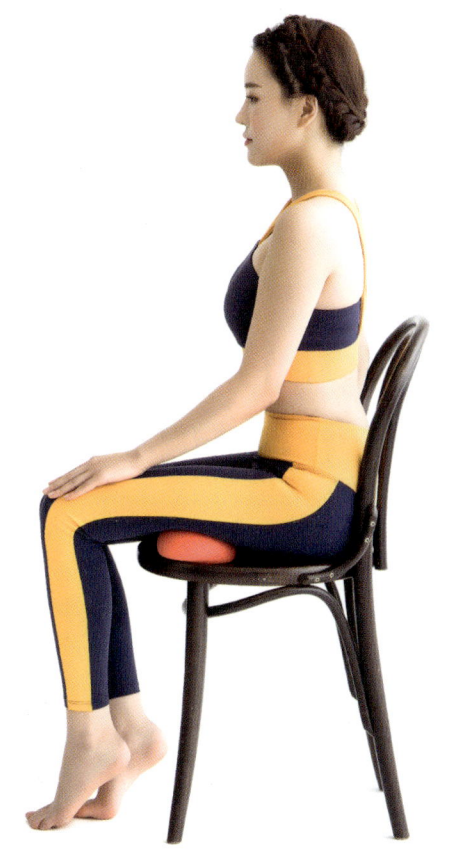

① 오금에서 약 2cm 위
② 다리를 반으로 나눕니다.

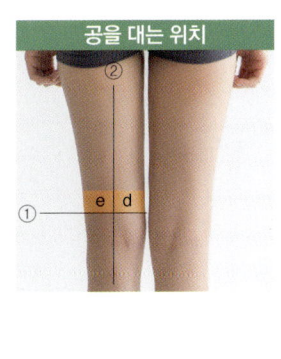

공을 대는 위치

C

공을 d 지점에 끼운 뒤 공에 체중을
실어 기본 동작을 합니다. 그런 뒤 공
을 굴리지 말고 손으로 직접 e 지점으
로 옮겨 기본 동작을 합니다. 여기까
지가 1세트로 총 3세트 실시합니다.

공을 대지 않은 무릎은 약 45도로
구부려 세웁니다.

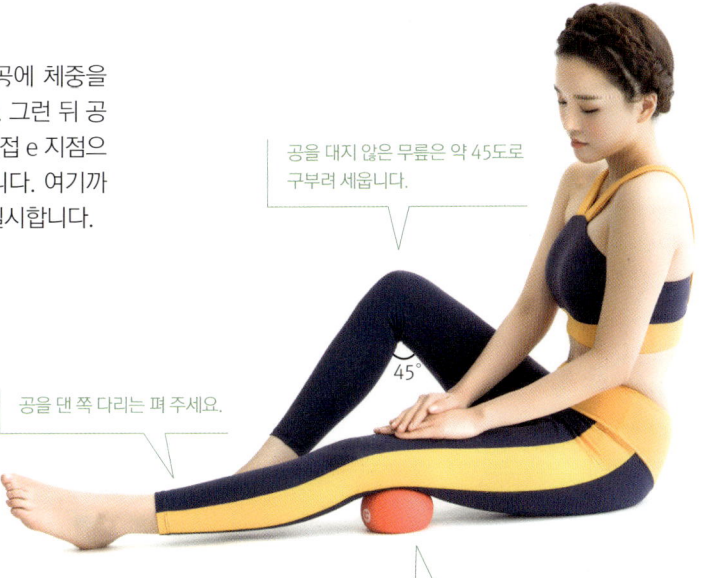

45°

공을 댄 쪽 다리는 펴 주세요.

두 손을 공을 끼운 윗부분에 대서
상체의 무게를 실어 주세요. 그래야
공에 효과적으로 힘이 실립니다.

무릎이 아파 의자에 오래 앉아 있지를 못해요

출장이나 휴가 때문에 비행기나 열차를 장시간 타는 경우가 점점 늘어나는 것과 비례해 무릎이 아파 오래 앉아 있지 못하겠다는 사람들 수도 늘어나고 있습니다. 좌식 생활을 오래하다 보면, 엉덩이 뒤쪽에 체중이 계속 실리게 되고, 그러다 보니 엉덩이의 탄력이 떨어지고, 근막이 유착되어 생기는 증상입니다. 비단 아픈 데에 그치지 않고 림프샘을 눌러 부종까지 유발하여 미용 면에서도 좋지 않으므로 반드시 개선해 주는 게 좋습니다. 의자에 앉아 할 수 있는 간단한 동작이니 사무실에서 잠시 쉴 때 한 번씩 해 주면 좋습니다.

시작하기 전에 CHECK! 아픈 쪽 무릎만 풀어 주면 됩니다. 굳이 양쪽을 다 할 필요 없습니다.

준비물 큰 공(지름 12cm) 1개

① 허벅지가 시작되는 지점
* 공이 허벅지와 엉덩이 경계에 살짝 걸쳐지게 끼웁니다.

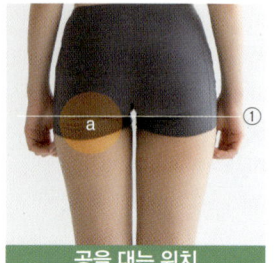

EASY & COMFORTABLE PROGRAM FOR 4 WEEKS

공을 대는 위치

① 엉덩이 풀기

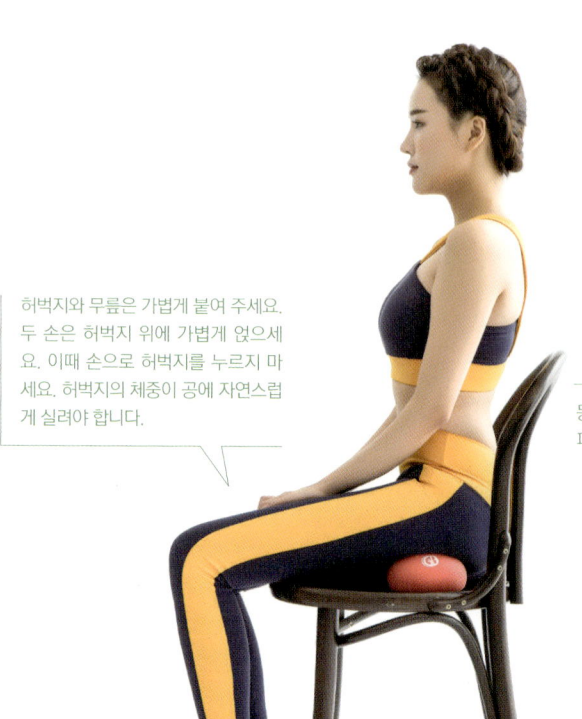

허벅지와 무릎은 가볍게 붙여 주세요. 두 손은 허벅지 위에 가볍게 얹으세요. 이때 손으로 허벅지를 누르지 마세요. 허벅지의 체중이 공에 자연스럽게 실려야 합니다.

등을 가능한 한 1자로 펴 주세요.

A

허리를 곧바로 편 상태로 의자에 앉아 무릎이 아프고 답답한 다리 쪽 a 지점에 큰 공을 끼워 주세요. 자세가 안정되면 공에 체중을 실어 10초 동안 편하게 호흡합니다.

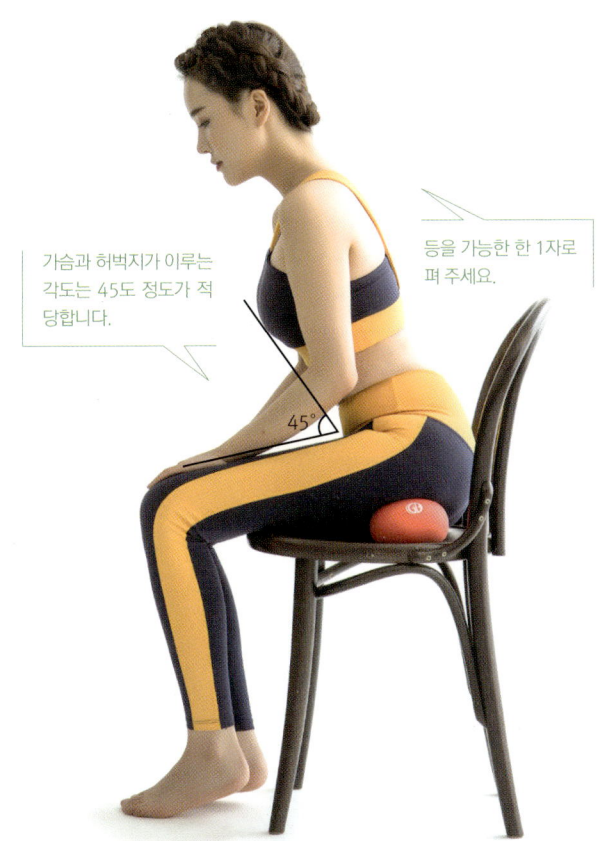

가슴과 허벅지가 이루는 각도는 45도 정도가 적당합니다.

등을 가능한 한 1자로 펴 주세요.

45°

B

상체를 앞으로 45도 정도 기울여 주세요. 자세가 안정되면 공에 체중을 실어 10초 동안 편하게 호흡합니다.

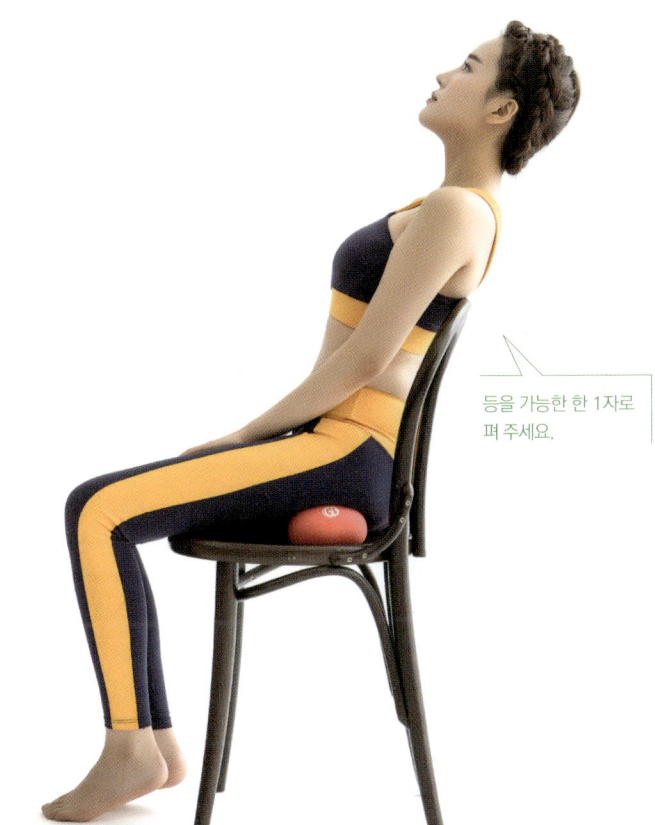

등을 가능한 한 1자로 펴 주세요.

C

상체를 뒤로 45도 정도 기울여 주세요. 자세가 안정되면 공에 체중을 실어 10초 동안 편하게 호흡합니다.

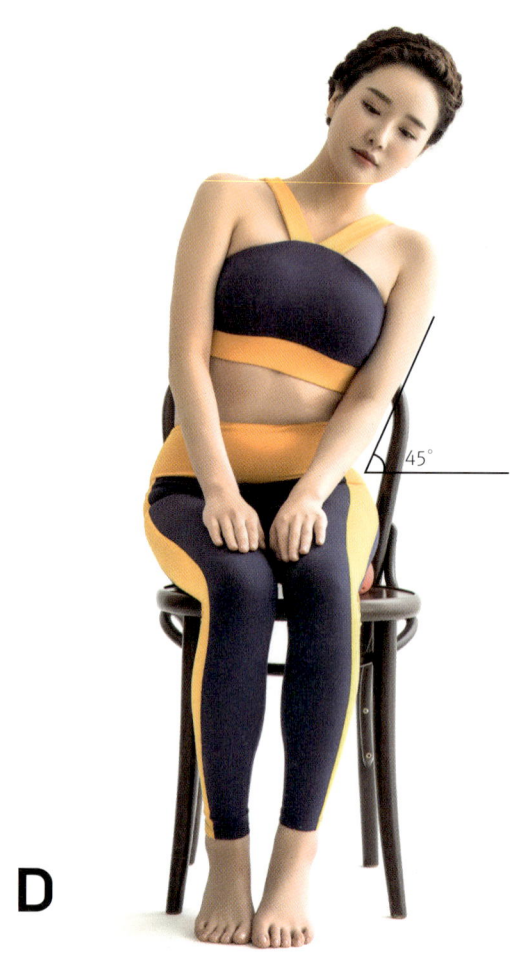

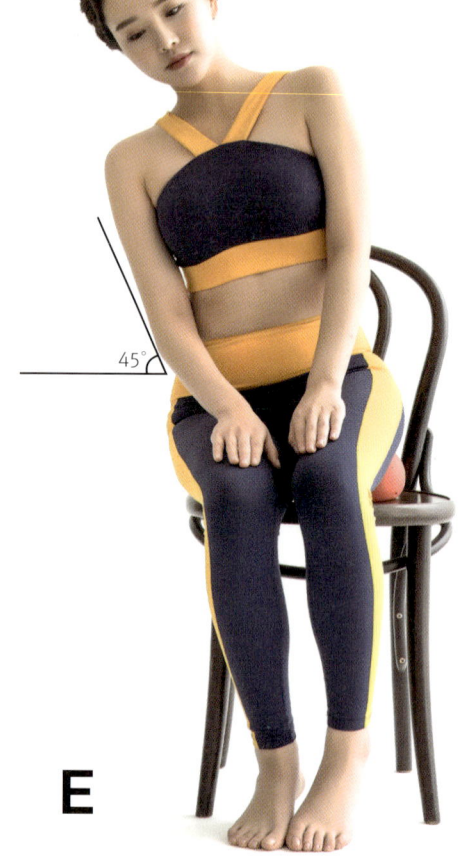

D

E

상체를 45도 정도 왼쪽으로 기울여 주세요.
자세가 안정되면 공에 체중을 실어 10초 동
안 편하게 호흡합니다.

상체를 45도 정도 오른쪽으로 기울여 주세
요. 자세가 안정되면 공에 체중을 실어 10초
동안 편하게 호흡합니다. 여기까지가 1세트
로 총 5세트 실시합니다.

2 저림 방지 및 무릎 부드럽게 풀기

① 허벅지가 시작되는 지점
② 오금 바로 위
a. ①~②를 3등분했을 때 가운데 지점

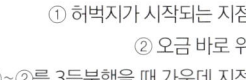

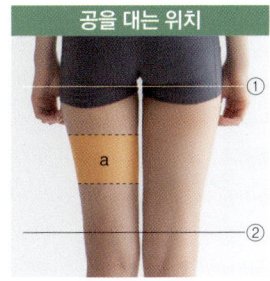
공을 대는 위치

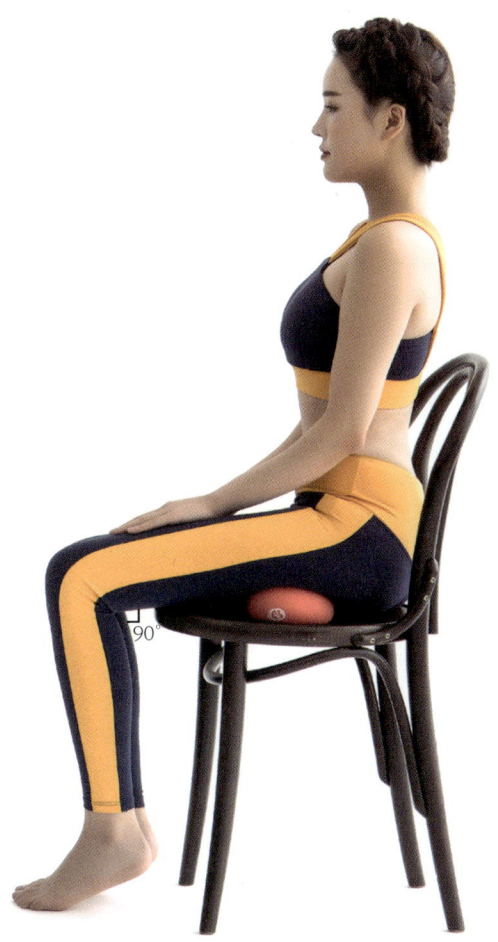

의자에 등을 펴고 편하게
앉되, 의자의 등과 엉덩이
가 맞닿게 놓으세요.

A

90°

A&B 큰 공을 무릎이 아픈 쪽 다리의 a 지점에 대고
무릎을 폈다 구부렸다 해 주세요. 여기까지가 1세트로
총 3세트 실시합니다.

B

③ 햄스트링 풀기

① 허벅지가 시작되는 지점
② 오금 바로 위

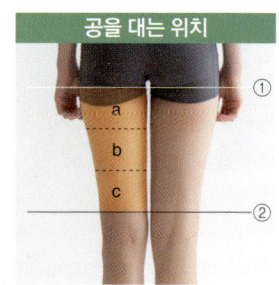

공을 대는 위치

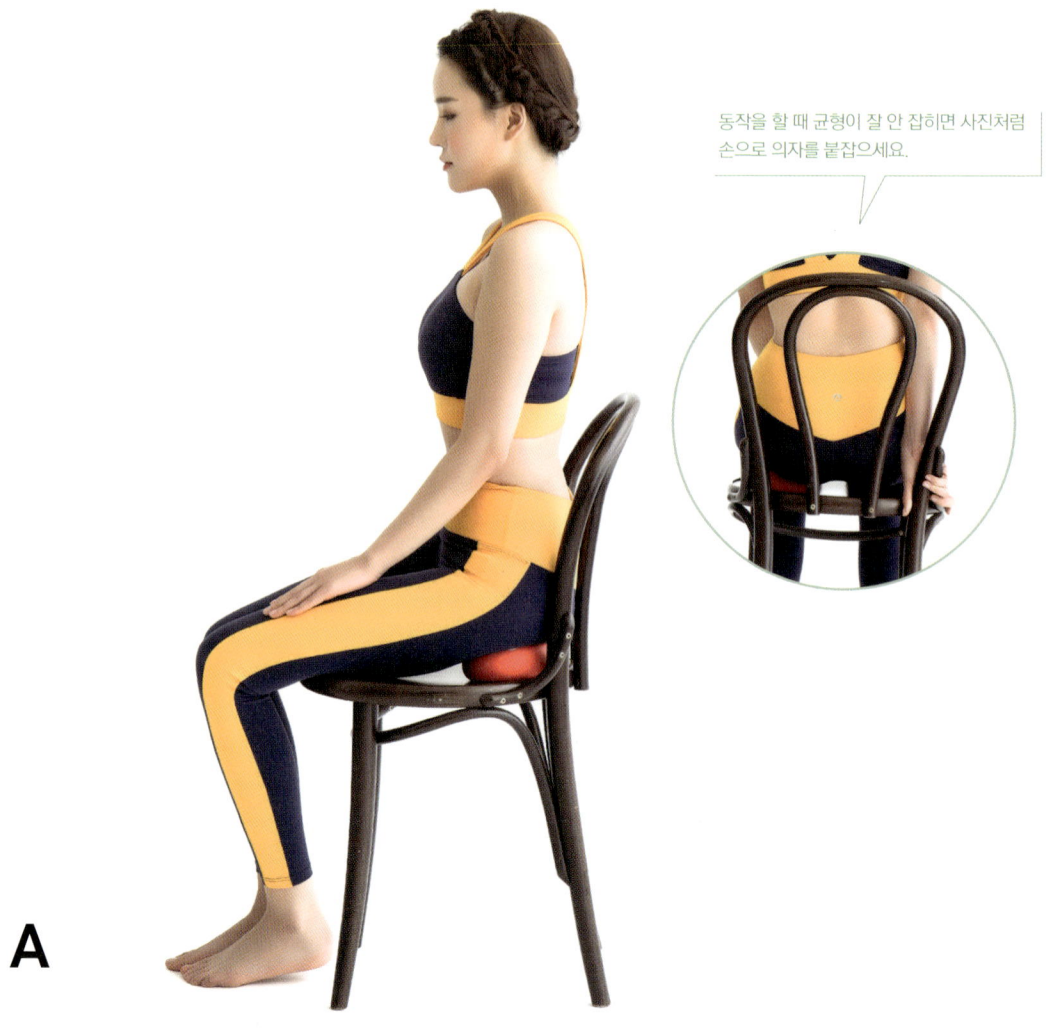

동작을 할 때 균형이 잘 안 잡히면 사진처럼
손으로 의자를 붙잡으세요.

A

큰 공을 무릎이 아픈 쪽 다리의 a 지점에 끼운 뒤 기본 동작을 합니다.

B

공을 b, c 지점으로 옮겨
기본 동작을 합니다.

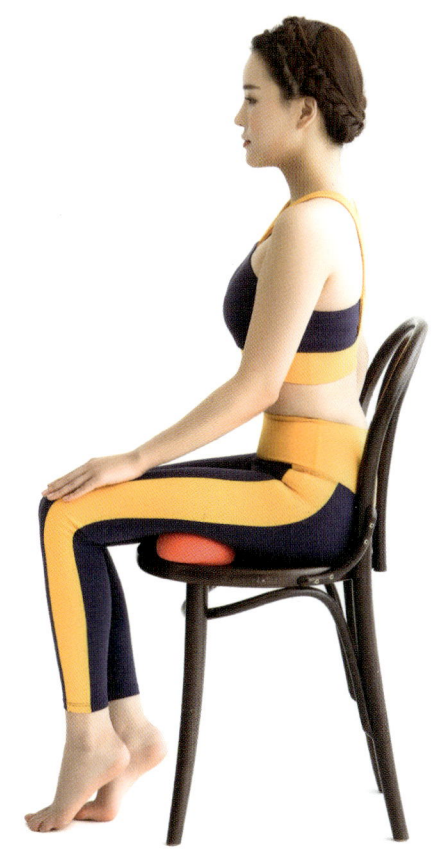

C

공을 d 지점에 끼운 뒤 공에 체중을
실어 기본 동작을 합니다. 그런 뒤 공
을 굴리지 말고 손으로 직접 e 지점으
로 옮겨 기본 동작을 합니다. 여기까
지가 1세트로 총 3세트 실시합니다.

① 오금에서 약 2cm 위
② 다리를 반으로 나눕니다.

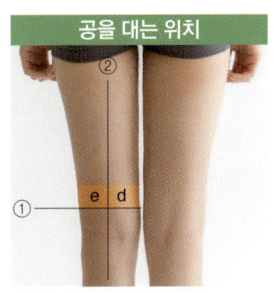

공을 대는 위치

공을 대지 않은 무릎은 약 45도로
구부려 세웁니다.

공을 댄 쪽 다리는 펴 주세요.

두 손을 공을 끼운 윗부분에 대서
상체의 무게를 실어 주세요. 그래야
공에 효과적으로 힘이 실립니다.

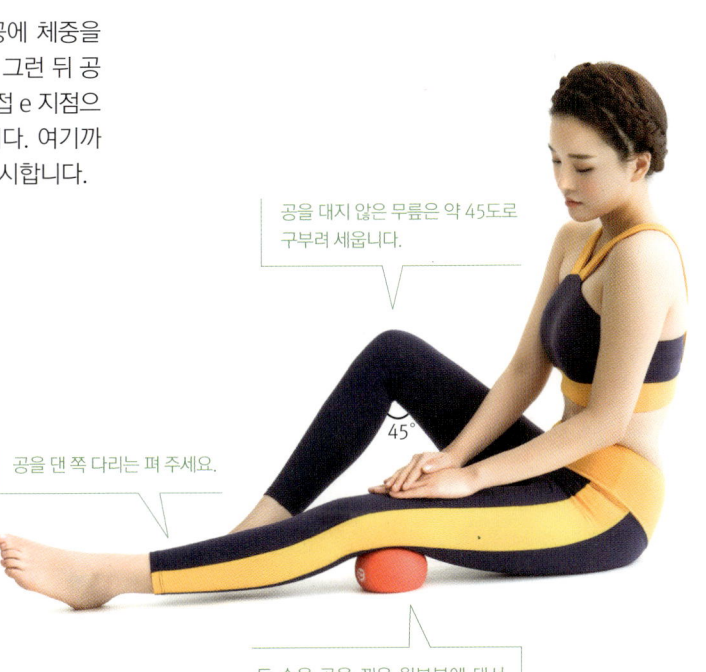

바깥쪽 햄스트링 풀기

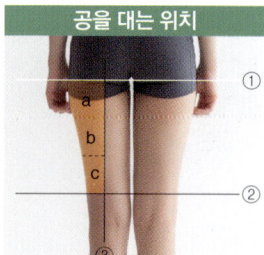

공을 대는 위치

① 허벅지가 시작되는 지점
② 오금 바로 위
③ 허벅지를 반으로 나눈 지점

A

큰 공을 무릎이 아픈 쪽 다리의 a 지점에 댄 뒤, 두 팔을 사진처럼 몸 뒤로 빼서 중심을 잡으세요.

B

공을 대지 않은 쪽 엉덩이를 살짝 들고, 공을 대지 않은 쪽 팔은 공을 댄쪽 허벅지 중간쯤에 가볍게 대 주세요. 그리고 발목도 바닥으로 기울입니다. 그러면 엉덩관절이 자연스럽게 안에서 밖으로 돌아갑니다. 자세가 안정되면 공에 체중을 실어 기본 동작을 합니다.

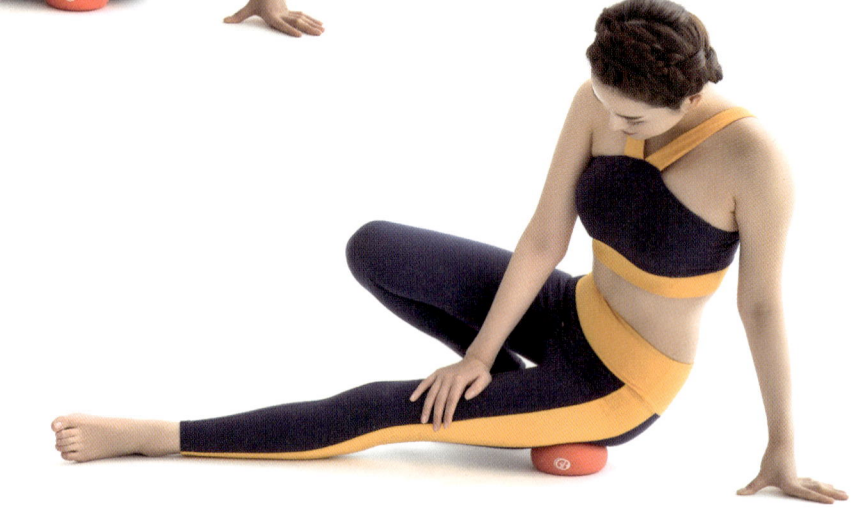

C

공을 굴리지 말고 직접 잡아 b 지점으로 옮긴 뒤 시선과 상체를 다시 정면을 향하게 돌려 A 과정과 같은 자세를 만들어 주세요.

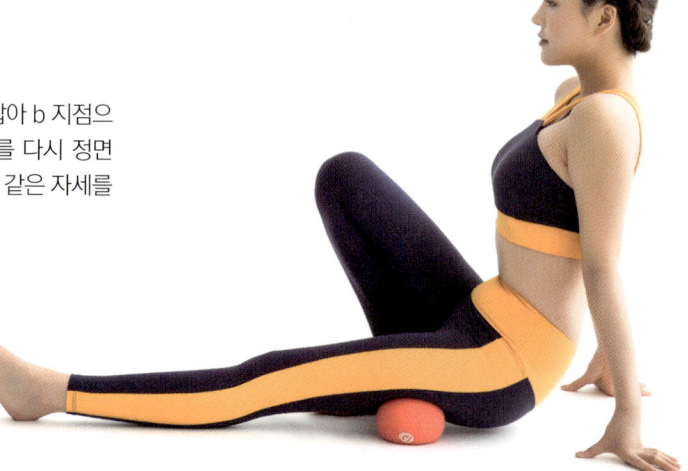

D

B 과정과 같은 방법으로 자세를 취한
뒤 기본 동작을 합니다.

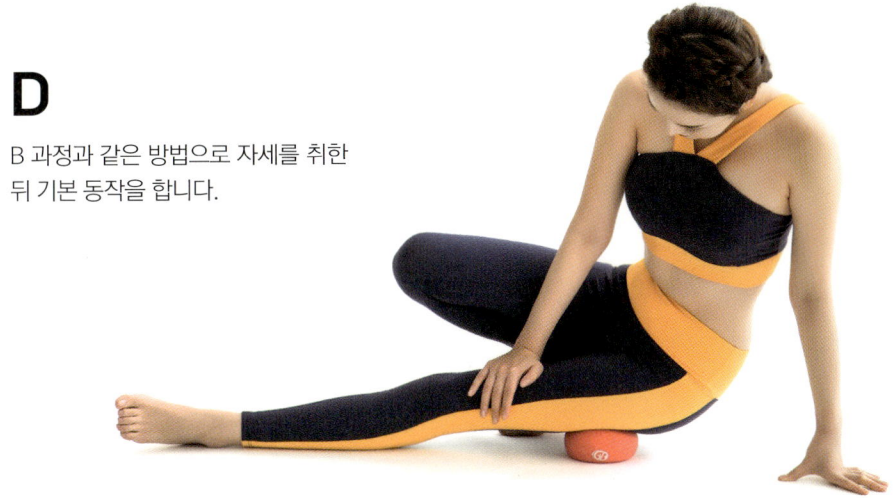

E

공을 굴리지 말고 직접 잡아 c 지점으
로 옮긴 뒤 시선과 상체를 다시 정면
을 향하게 돌려 A 과정과 같은 자세를
만들어 주세요.

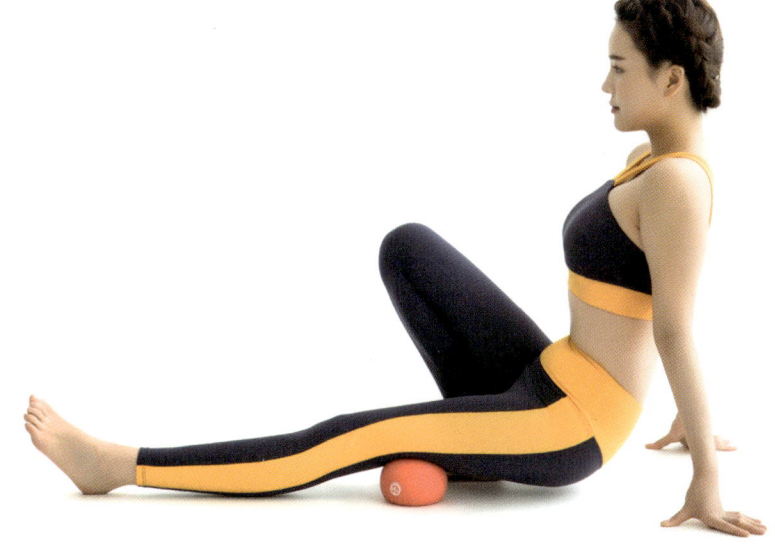

F

B 과정과 같은 방법으로 자세를 취한
뒤 기본 동작을 합니다. 여기까지가
1세트로 총 3세트 실시합니다.

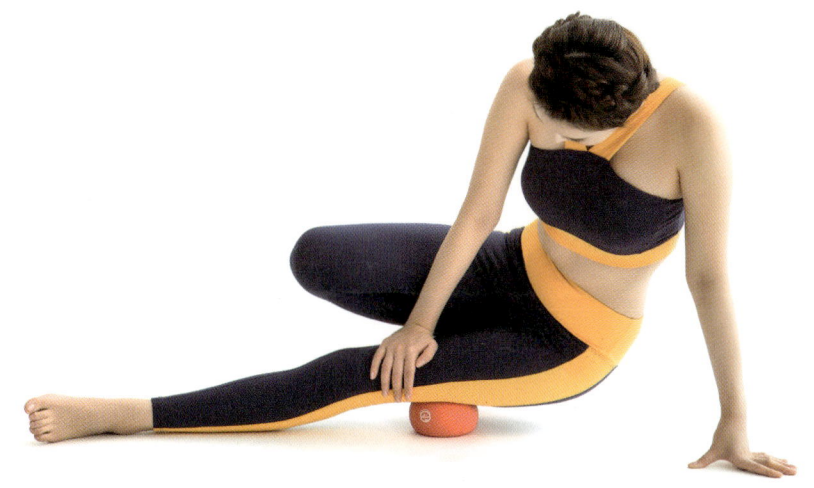

허리를 숙일 때 너무 아파요

허리를 숙일 때 통증이 생기는 이유는 등 근육이 굳어 있는 경우가 많기 때문입니다. 등이 이미 굳어 있는데, 억지로 허리를 숙이려니 당연히 아플 수밖에 없지요. 이럴 때는 등과 허리만 잘 풀어 줘도 큰 효과를 볼 수 있습니다.

시작하기 전에 CHECK!	대부분 왼쪽부터 운동을 시작하지만, 꼭 지킬 필요는 없습니다. 자신이 편한 방향부터 먼저 해도 됩니다.

준비물	큰 공(지름 12cm) 2개

① 어깨가 시작되는 지점
② 골반이 시작되는 지점
(배꼽에서 4~5cm 내려온 곳의 등 대칭점)
③ 등을 반으로 나눈 지점

등 풀기

EASY & COMFORTABLE PROGRAM FOR 4 WEEKS

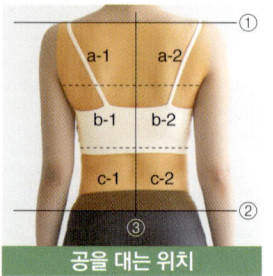

공을 대는 위치

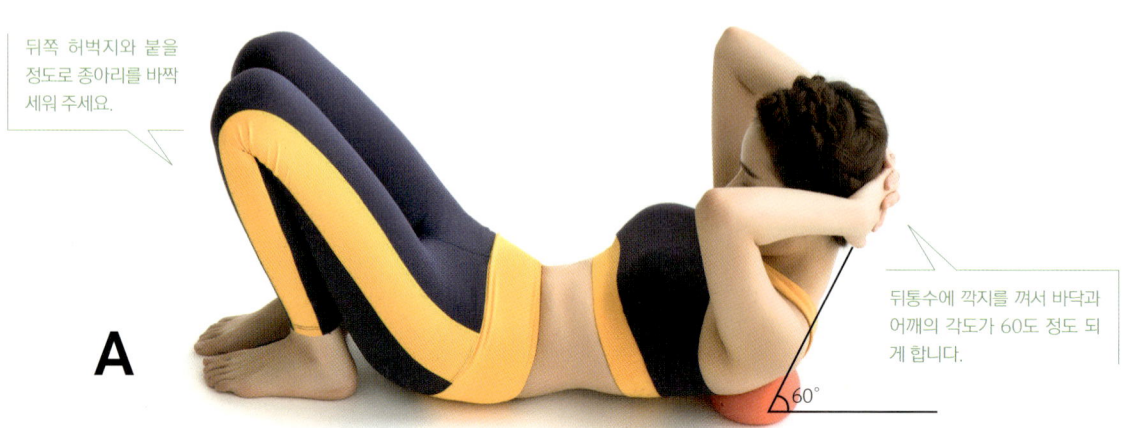

뒤쪽 허벅지와 붙을 정도로 종아리를 바짝 세워 주세요.

뒤통수에 깍지를 껴서 바닥과 어깨의 각도가 60도 정도 되게 합니다.

60°

A

큰 공 2개를 a-1, a-2 지점에 끼운 뒤 사진과 같이
자세를 잡고 기본 동작을 해 주세요.

B

공을 A 과정과 같은 위치에 놓은 채
두 팔을 사진처럼 바닥에 댑니다. 자
세가 안정되었다면 공에 체중을 실어
기본 동작을 합니다.

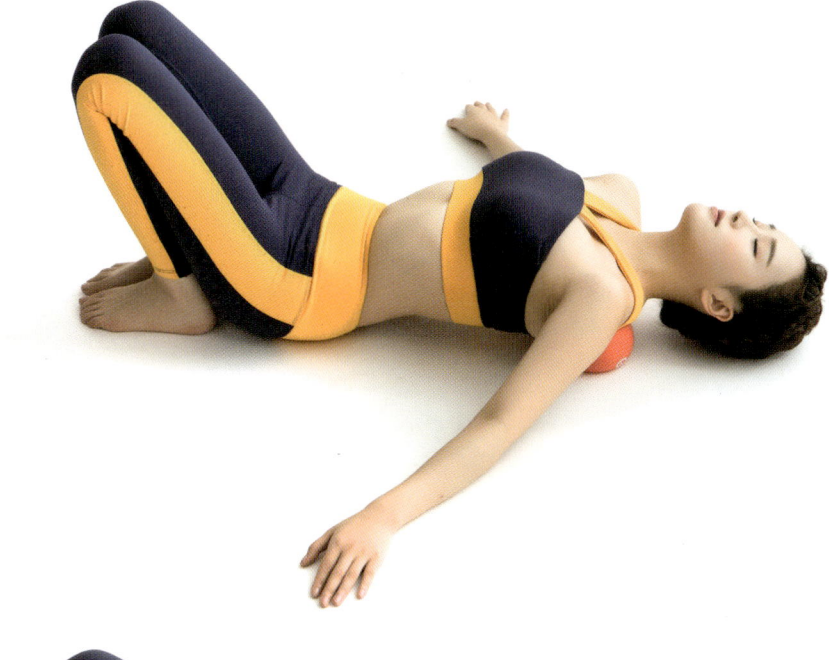

C

공을 b-1, b-2와 c-1, c-2 지점으
로 옮겨 기본 동작을 합니다.

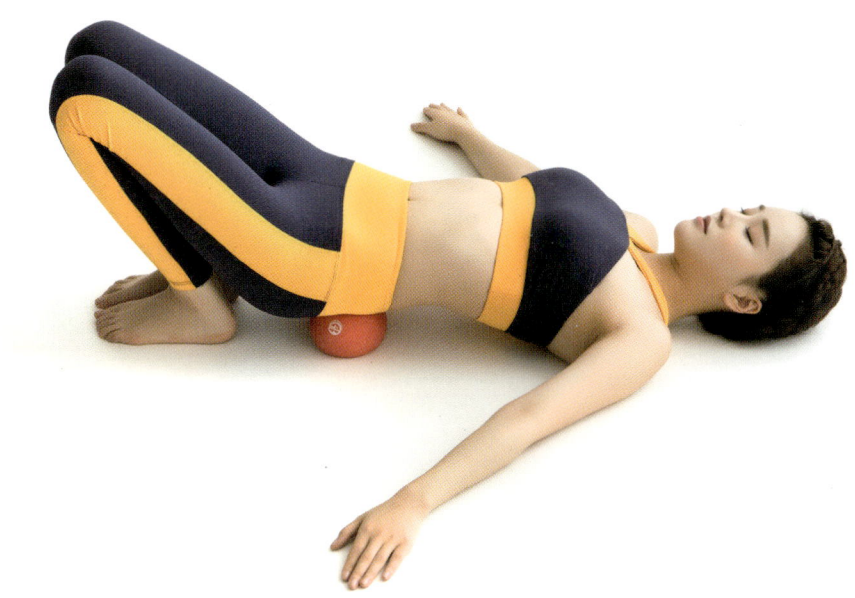

D

c-1, c-2 지점까지 공을 옮겨 기본
동작을 끝냈다면 공을 빼지 말고 양
쪽 무릎을 끌어안은 채 가슴 쪽으로
쭉 당겨 보세요. 등이 늘어나 시원한
느낌이 들 겁니다. 여기까지가 1세트
로 총 3세트 실시합니다.

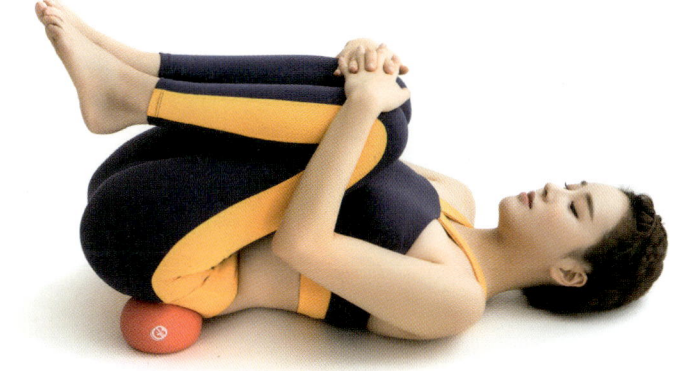

허리를 젖히는 게 너무 힘들고 아파요

허리를 젖히기 힘든 증상은 복부가 굳어 있을 때 주로 나타납니다. 배 근육을 풀어 주면 허리의 움직임이 한결 좋아지니 이번 동작을 자주 해 주셨으면 합니다.

시작하기 전에 CHECK! | 대부분 왼쪽부터 운동을 시작하지만, 꼭 지킬 필요는 없습니다. 자신이 편한 방향부터 먼저 해도 됩니다.

준비물 | 큰 공(지름 12cm) 2개

① 가슴 바로 아래
② 배꼽
③ BP.(버스트포인트)에서 수직으로 내려온 지점

EASY &
COMFORTABLE
PROGRAM
FOR 4 WEEKS

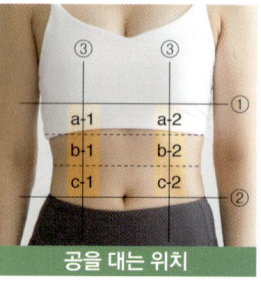

공을 대는 위치

① 가슴 아래와 복부 풀기

공 두 개 사이에 간격을 두어야 합니다.

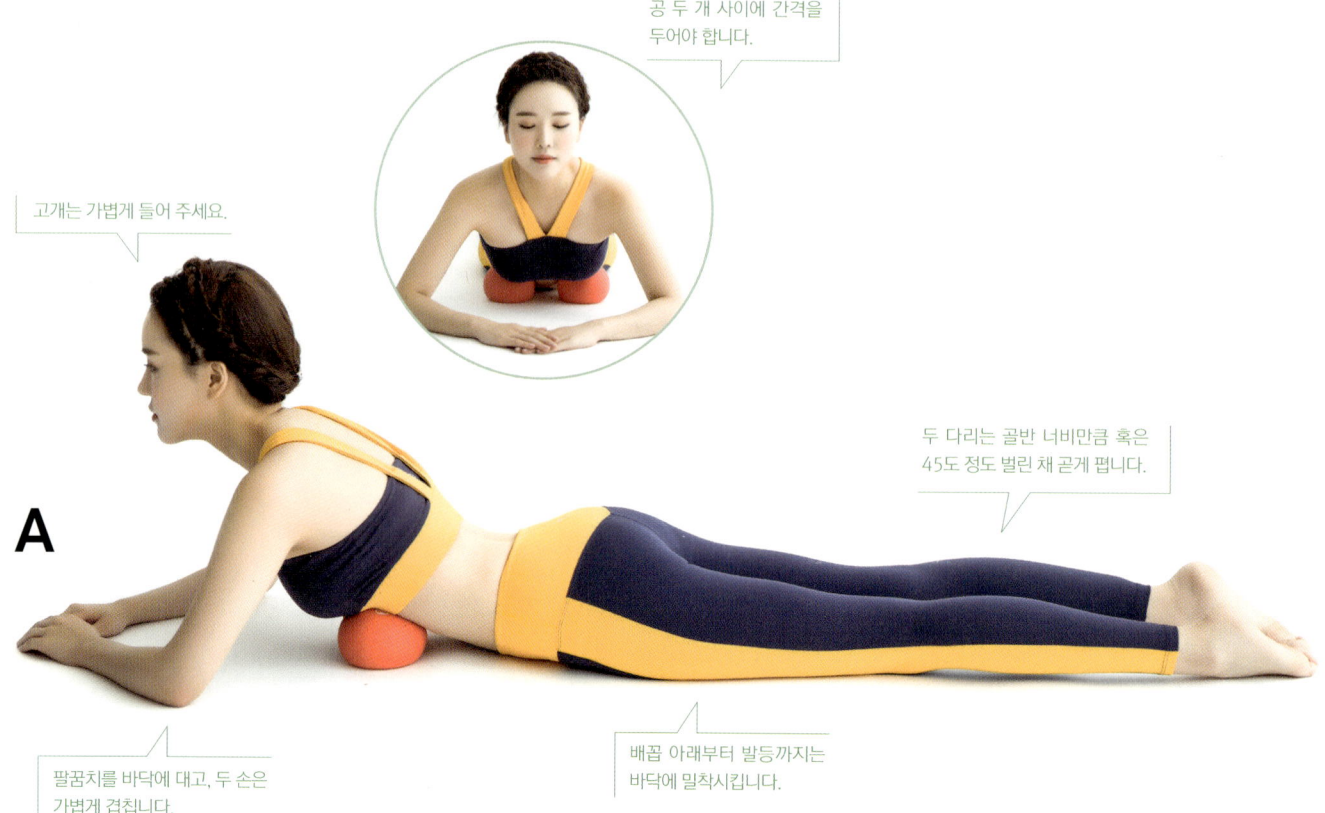

고개는 가볍게 들어 주세요.

A

두 다리는 골반 너비만큼 혹은 45도 정도 벌린 채 곧게 폅니다.

팔꿈치를 바닥에 대고, 두 손은 가볍게 겹칩니다.

배꼽 아래부터 발등까지는 바닥에 밀착시킵니다.

큰 공 2개를 가슴 바로 아래(a-1, a-2 지점)에 대 주세요.
공이 가슴 아랫부분과 맞닿게 끼우는 겁니다.

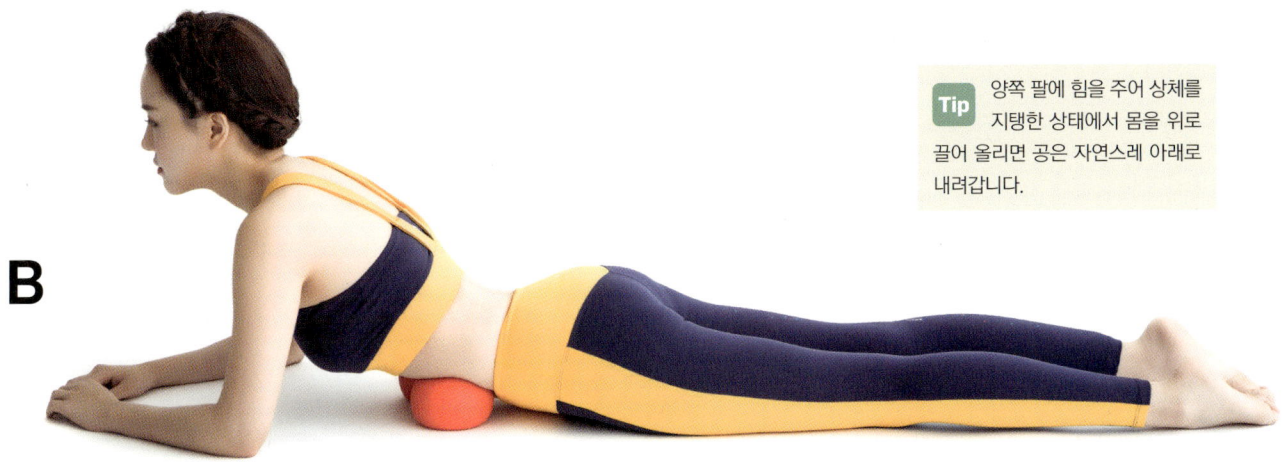

Tip 양쪽 팔에 힘을 주어 상체를 지탱한 상태에서 몸을 위로 끌어 올리면 공은 자연스레 아래로 내려갑니다.

B

공을 b-1, b-2 지점으로 옮겨 기본 동작을 합니다.

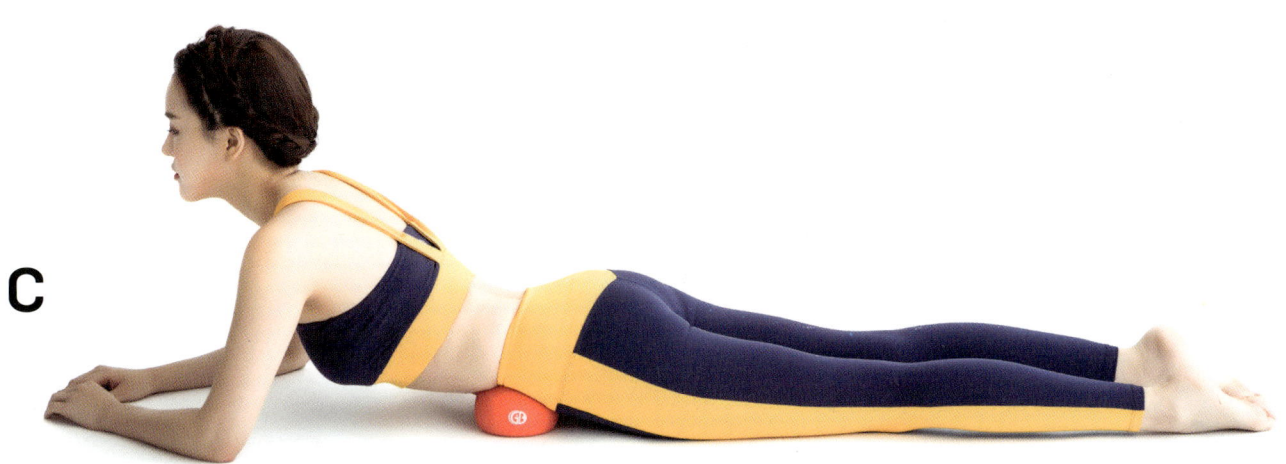

C

공을 c-1, c-2 지점으로 옮겨 기본 동작을 합니다.
여기까지가 1세트로 총 3세트 실시합니다.

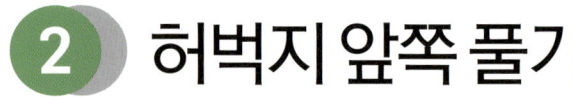 **2** **허벅지 앞쪽 풀기**

① 서혜부 중간(골반 가운데)
② 허벅지를 3등분했을 때 3분의 2 지점

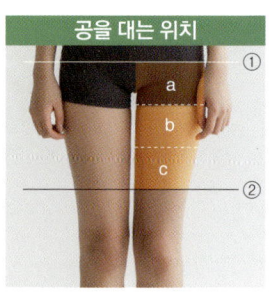

공을 대는 위치

A

공을 댄 쪽 다리는 편하게
펴고, 반대쪽 다리는 약
45도로 구부립니다.

공을 댄 쪽 뺨은 손등
위에 가볍게 댑니다.

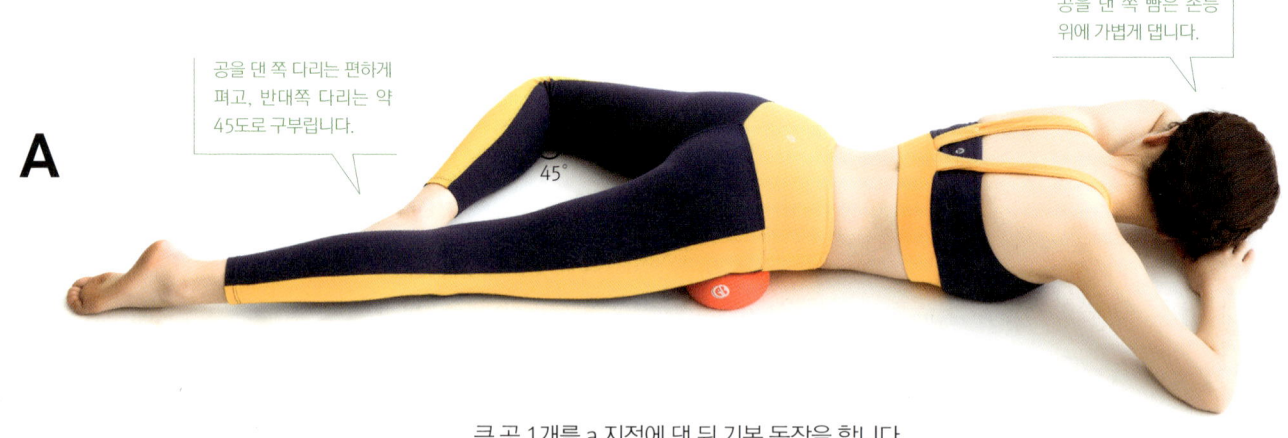

큰 공 1개를 a 지점에 댄 뒤 기본 동작을 합니다.

B

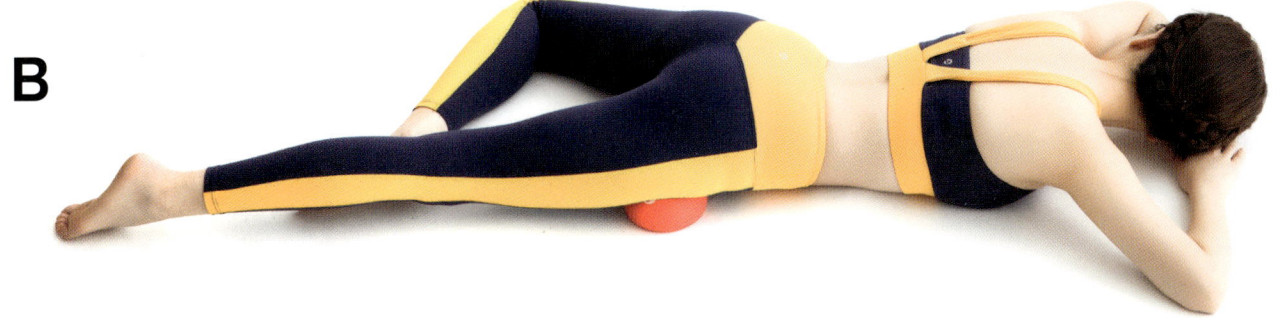

공을 b, c 지점으로 옮겨 기본 동작을 합니다. 여기까지가 1세트로
총 3세트 실시합니다. 반대쪽에도 3세트 실시합니다.

C

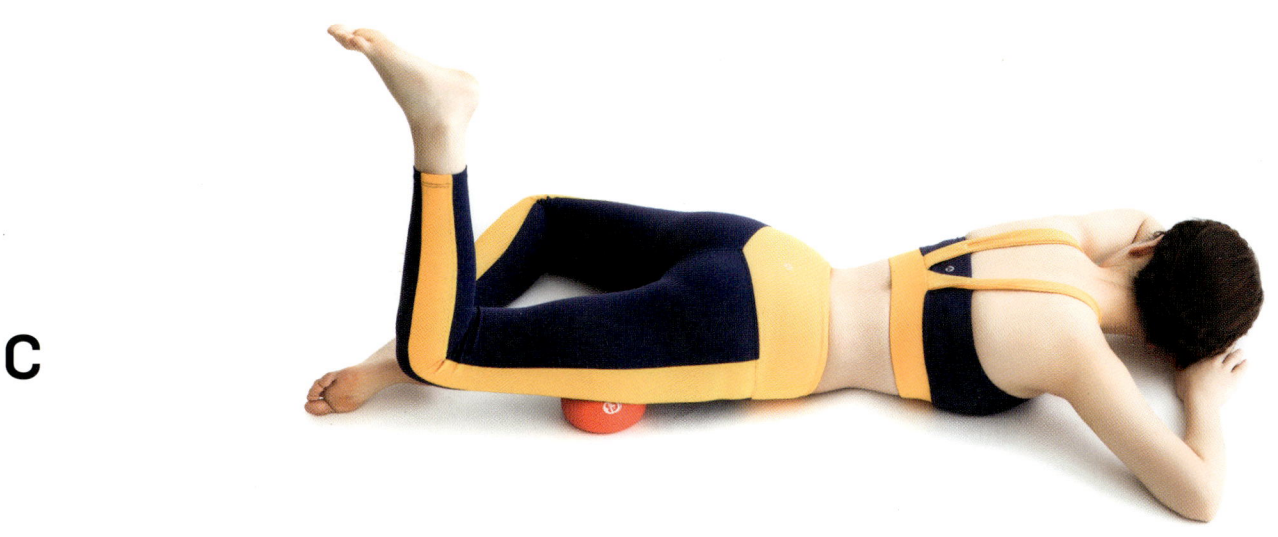

앞 과정에서 끝내도 상관없지만, c 지점까지 푼 뒤 사진처럼 다리를 90도로
구부려 좌우로 살살 흔들어 주면 더 큰 효과를 볼 수 있습니다.

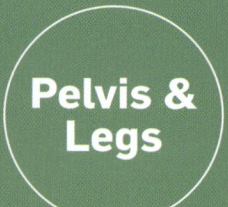

Pelvis & Legs

다리에 쥐가 자주 나요

그럴 때 혹시 없으세요? 자다가 갑자기 다리에 쥐가 나서 비명도 안 나오는 그런 상황요. 이런 상황이 되면 내 몸에 무슨 큰 이상이 있나 싶어 겁이 덜컥 나기도 하고, 심각하게 운동 부족인지도 모르겠다는 자괴감이 들기도 합니다. 하지만 이 현상을 너무 심각하게 받아들이지는 마세요. 쥐가 난다는 건 다리 쪽으로 지나가는 혈관이 눌려 산소 공급이 원활하지 못할 때 생기는 증상일 뿐입니다. 종아리를 자주 풀어 주면 쥐가 나도 빨리 풀리고, 앞서 말한 상황도 점차 줄어듭니다.

시작하기 전에 CHECK! 대부분 왼쪽부터 운동을 시작하지만, 꼭 지킬 필요는 없습니다. 자신이 편한 방향부터 먼저 해도 됩니다.

준비물 큰 공(지름 12cm) 2개, 수건이나 블록

① 서혜부 중간(골반 가운데)
② 무릎 바로 위

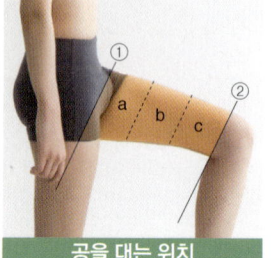

EASY & COMFORTABLE PROGRAM FOR 4 WEEKS

공을 대는 위치

 **허벅지 안쪽 풀기**

Tip 허벅지 안쪽을 풀 때 공을 댄 부위가 화끈거리거나 그 부근의 맥박이 급하게 뛰면 공의 위치를 조금 옮겨 보세요. 허벅지 안쪽으로는 동맥이 지나가고, 그 부위를 공이 눌러 생긴 증상이니 너무 놀라지 않아도 됩니다.

A

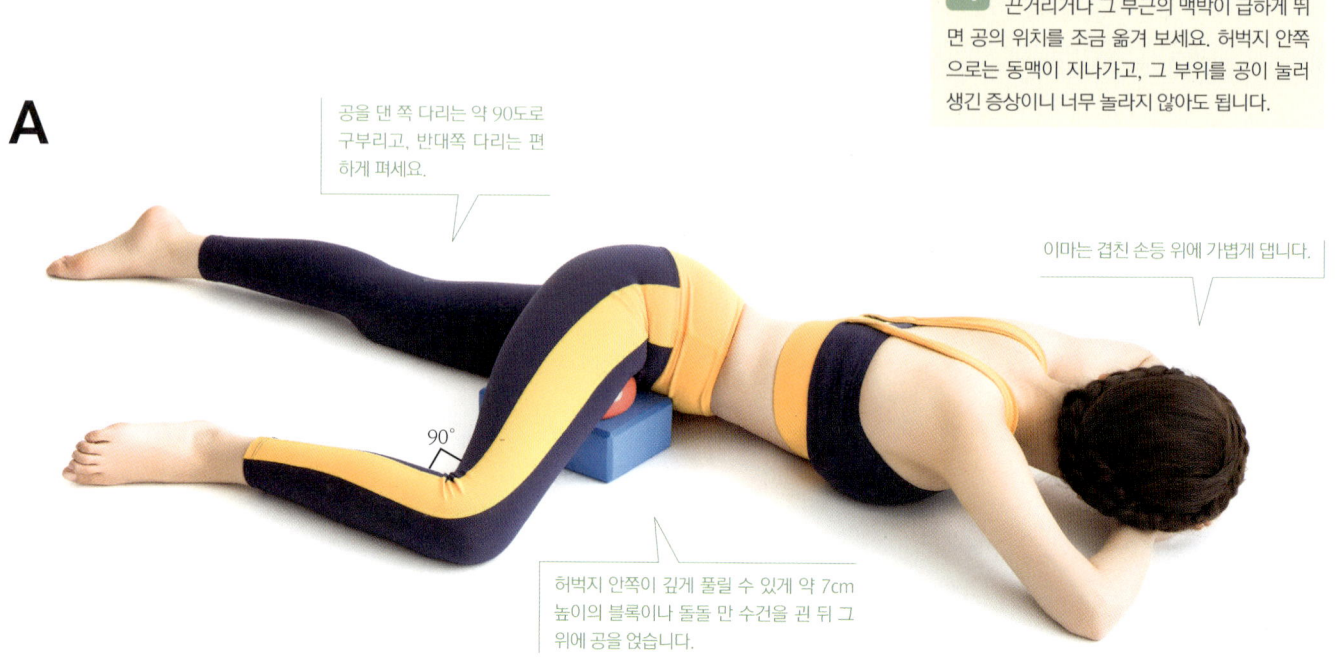

공을 댄 쪽 다리는 약 90도로 구부리고, 반대쪽 다리는 편하게 펴세요.

이마는 겹친 손등 위에 가볍게 댑니다.

90°

허벅지 안쪽이 깊게 풀릴 수 있게 약 7cm 높이의 블록이나 돌돌 만 수건을 괸 뒤 그 위에 공을 얹습니다.

큰 공 1개를 a 지점에 댄 뒤 기본 동작을 합니다.

B

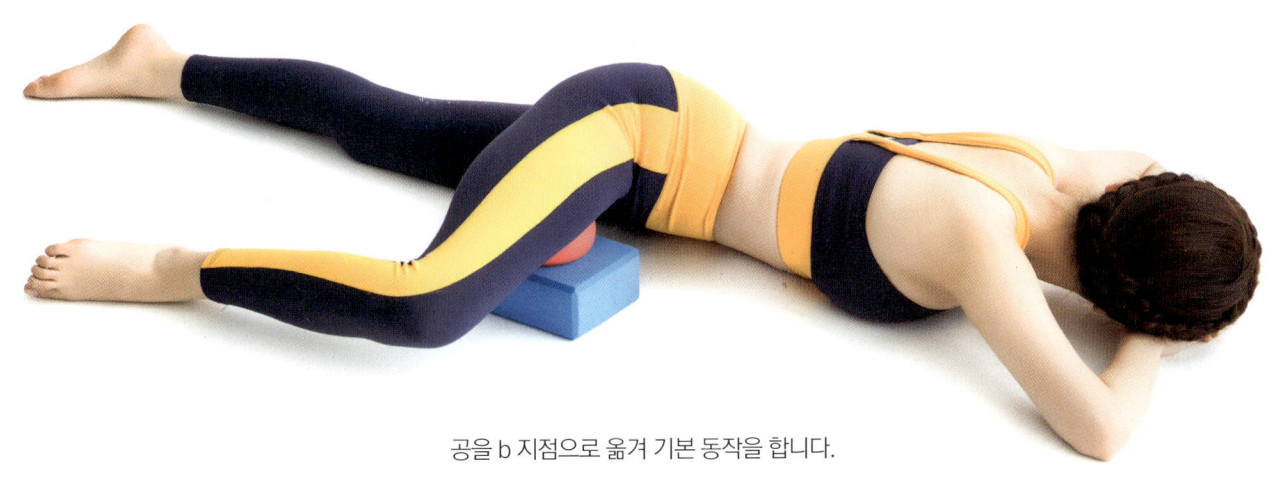

공을 b 지점으로 옮겨 기본 동작을 합니다.

C

이때 다리의 구부린 각도를 90도보다
약간 더 넓게 잡아도 됩니다.

공을 c 지점으로 옮겨 기본 동작을 합니다. 여기까지가 1세트로
총 3세트 실시합니다. 반대쪽에도 3세트 실시합니다.

② 아랫다리 풀기

① 무릎 바로 아래
② 무릎 아래부터 발목까지
3등분했을 때 3분의 2 지점

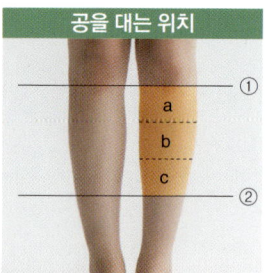

공으로 정강이뼈를 누르는 게 아닙니다. 정강이 앞쪽을
만져 보면 딱딱한 뼈가 가운데에 있고 바로 옆에 손가락
으로 힘을 주어 누르면 들어가는 부위가 있어요. 바로 거
기를 공으로 눌러 주는 겁니다.

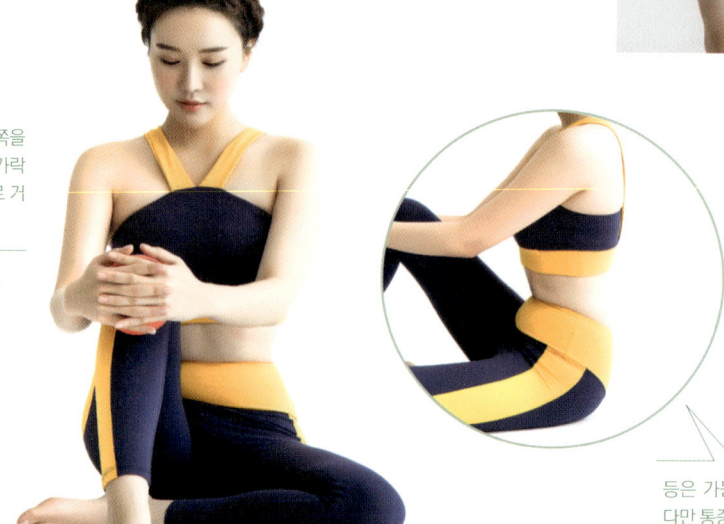

등은 가능한 한 1자로 펴 주세요.
다만 통증이 있으면 살짝 굽힙니다.

공을 댄 쪽 다리는 세우고, 반대쪽
다리는 책상다리를 해 주세요.

A

a 지점에 큰 공 1개를 대고 손으로 감싸
잡아당긴 뒤 기본 동작을 합니다.

B

공을 b 지점으로 옮겨 기본 동작을
합니다.

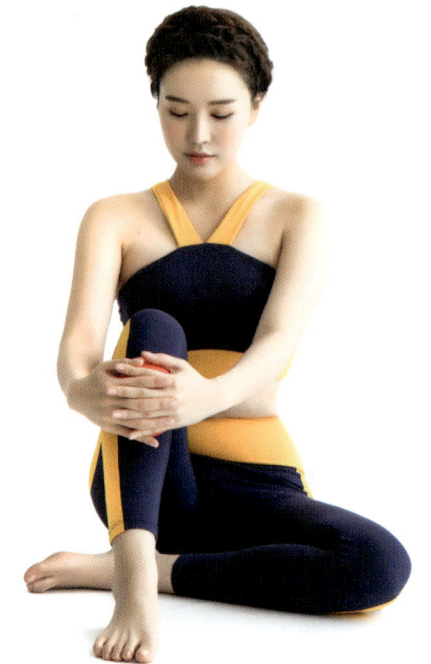

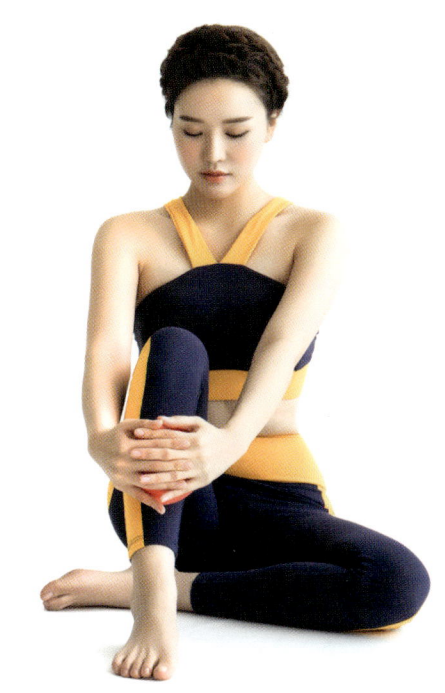

C

공을 c 지점으로 옮겨 기본 동작을
합니다.

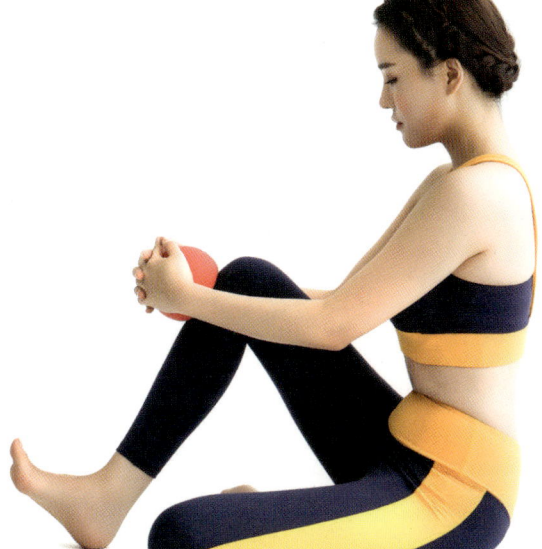

D

A~C 과정을 반복하되, 이번에는 발목
까지 위아래로 까딱까딱해 줍니다.

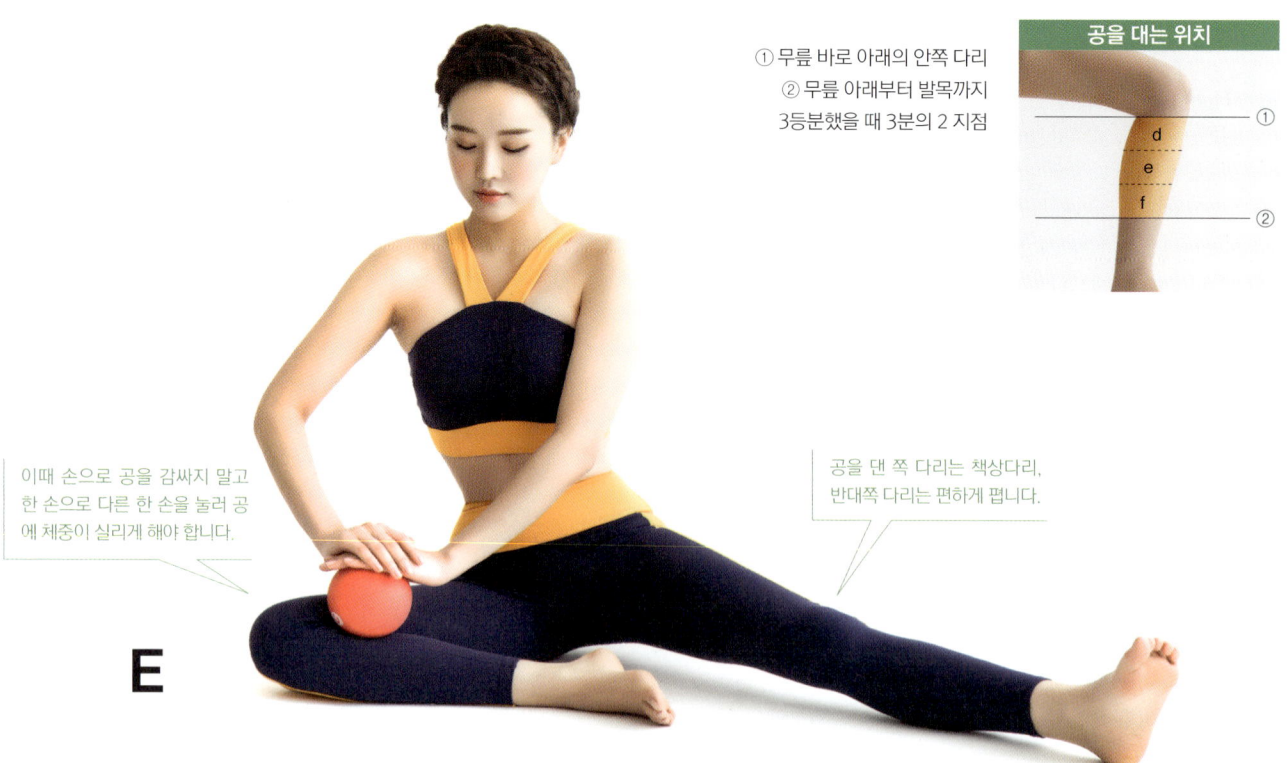

① 무릎 바로 아래의 안쪽 다리
② 무릎 아래부터 발목까지
3등분했을 때 3분의 2 지점

공을 대는 위치

d
e
f

이때 손으로 공을 감싸지 말고
한 손으로 다른 한 손을 눌러 공
에 체중이 실리게 해야 합니다.

공을 댄 쪽 다리는 책상다리,
반대쪽 다리는 편하게 폅니다.

E

d 지점에 큰 공 1개를 대 주세요.

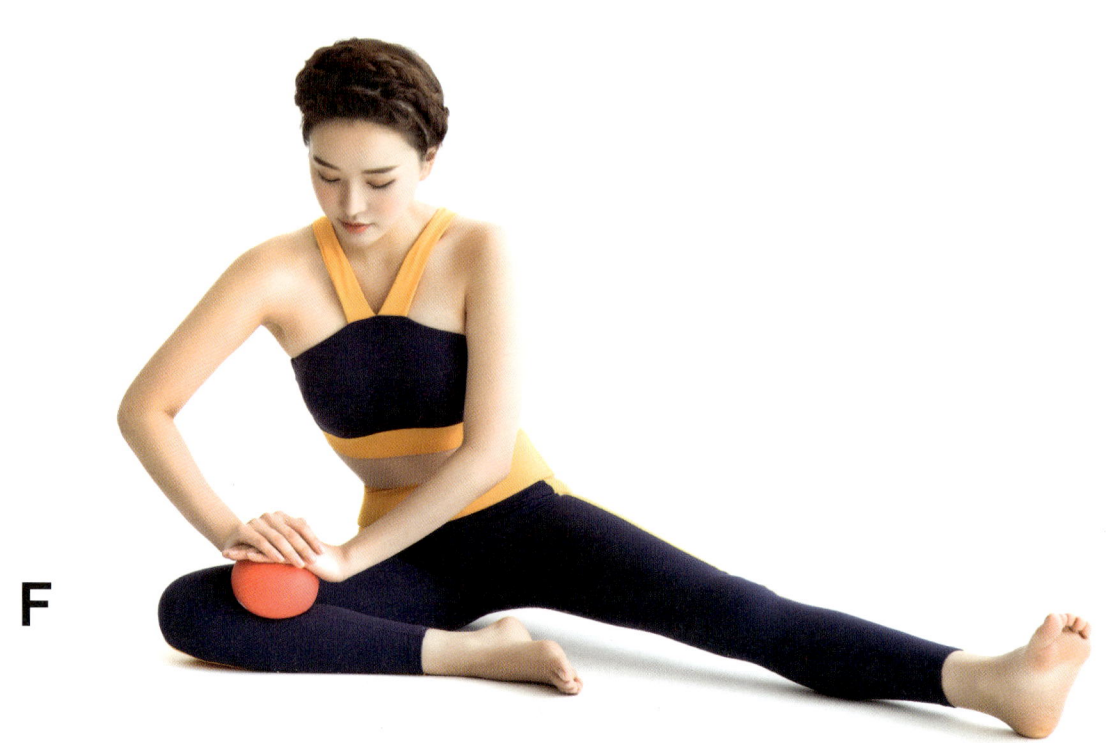

F

상체를 사진처럼 기울여 상체의 체중이 공에 실리게 한 뒤 기본 동작을
합니다. e, f 지점에도 같은 방법으로 기본 동작을 합니다.

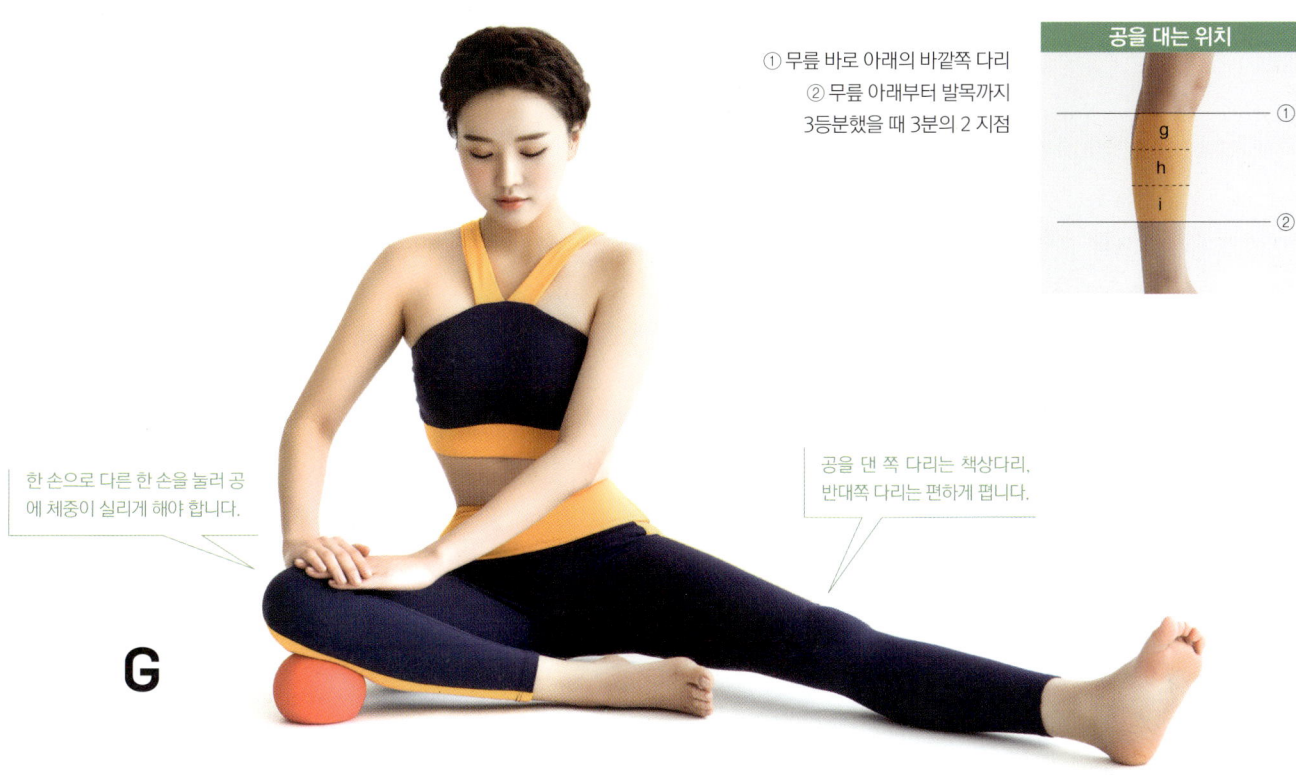

공을 대는 위치

① 무릎 바로 아래의 바깥쪽 다리
② 무릎 아래부터 발목까지
3등분했을 때 3분의 2 지점

한 손으로 다른 한 손을 눌러 공에 체중이 실리게 해야 합니다.

공을 댄 쪽 다리는 책상다리. 반대쪽 다리는 편하게 폅니다.

G

g 지점에 큰 공 1개를 대 주세요.

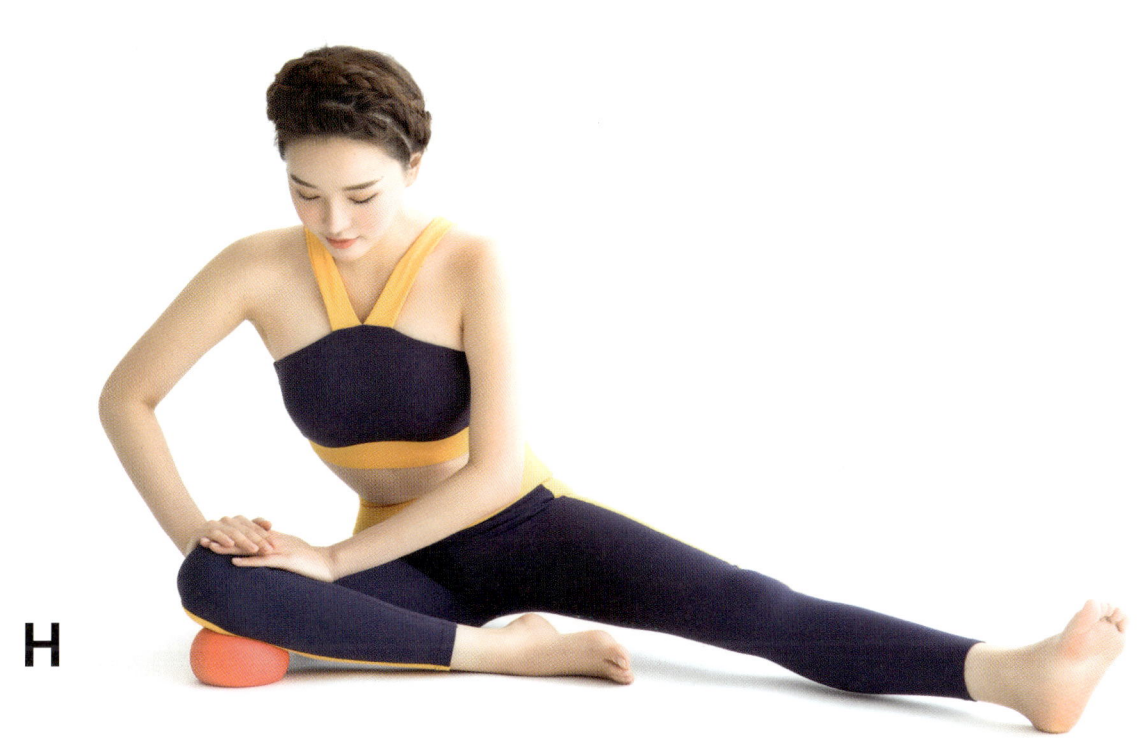

H

상체를 사진처럼 기울여 상체의 체중이 공에 실리게 한 뒤 기본 동작을 합니다. h, i 지점에도 같은 방법으로 기본 동작을 합니다.

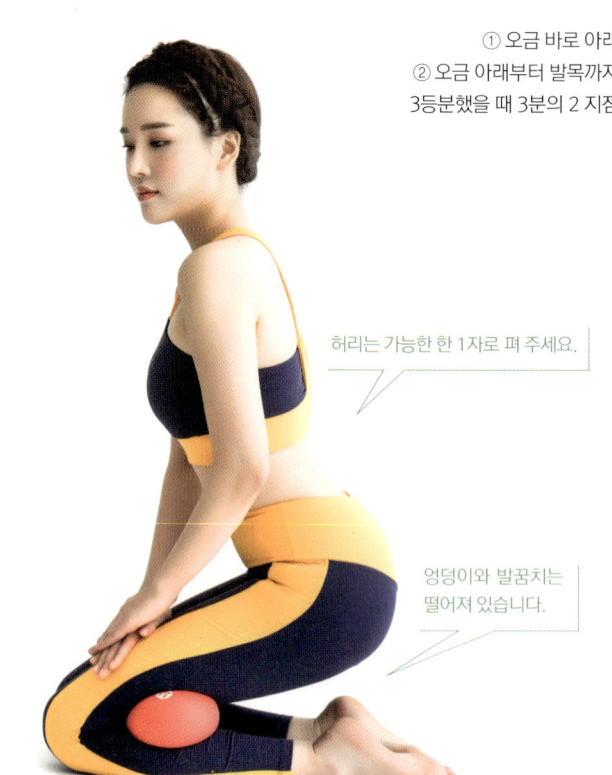

허리는 가능한 한 1자로 펴 주세요.

I

오금(j 지점)에 큰 공 1개를 끼운 뒤 공에 허벅지의 체중이 실리도록 사진 처럼 지그시 눌러 주세요.

엉덩이와 발꿈치는 떨어져 있습니다.

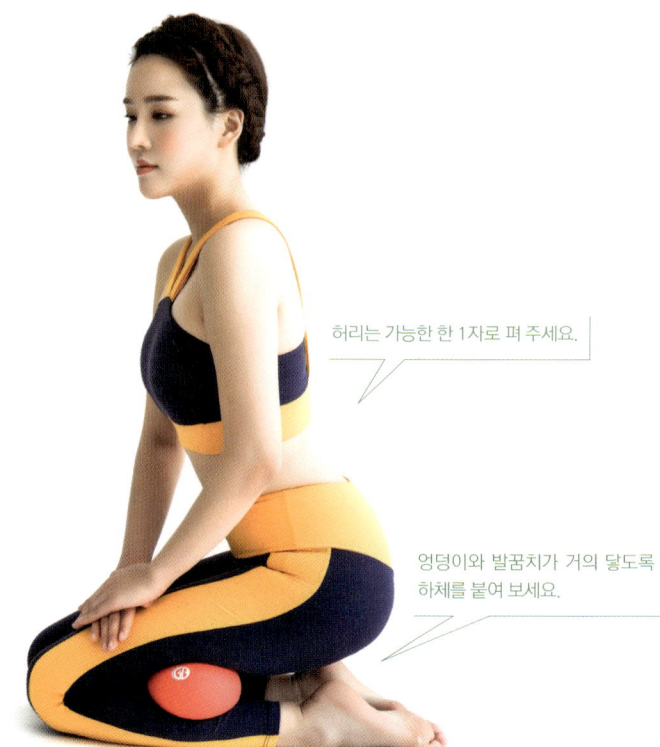

허리는 가능한 한 1자로 펴 주세요.

J

이 자세에서는 공을 굴리기 힘듭니다. k, l 지점으로 공을 손으로 직접 옮겨 기본 동작을 하세요. 여기까지가 1세 트로 총 3세트 실시합니다. 반대쪽에 도 3세트 실시합니다.

엉덩이와 발꿈치가 거의 닿도록 하체를 붙여 보세요.

③ 굳어 있는 복부 주변 풀기

공을 대는 위치

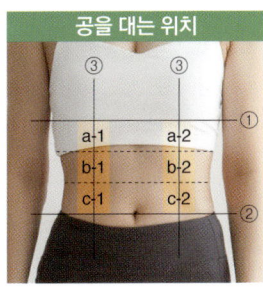

① 가슴 바로 아래
② 배꼽
③ BP.(버스트포인트)에서 수직으로 내려온 지점

A

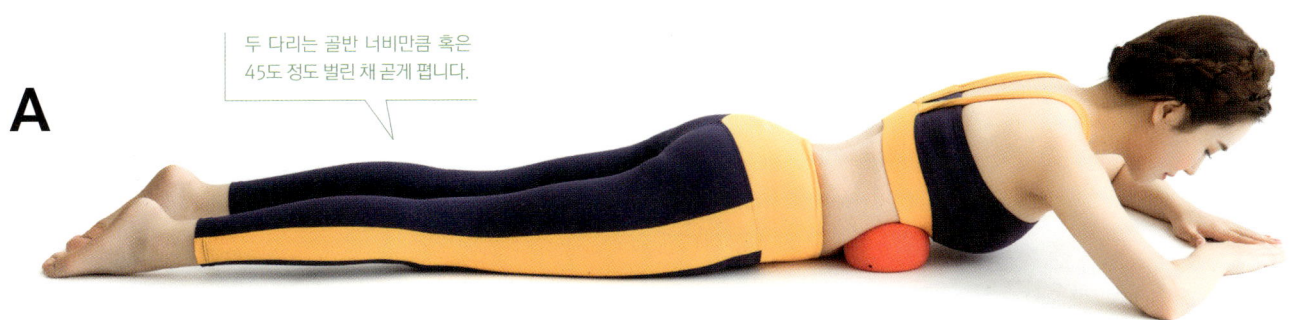

두 다리는 골반 너비만큼 혹은
45도 정도 벌린 채 곧게 폅니다.

턱은 바닥에 대지 말고 띄운 상태를 유지합니다.

두 팔을 삼각형 형태로 벌린
채 두 손을 가볍게 겹치거나
맞닿게 댑니다.

큰 공 2개를 a-1, a-2 지점에 끼운 뒤 기본 동작을 합니다.

B

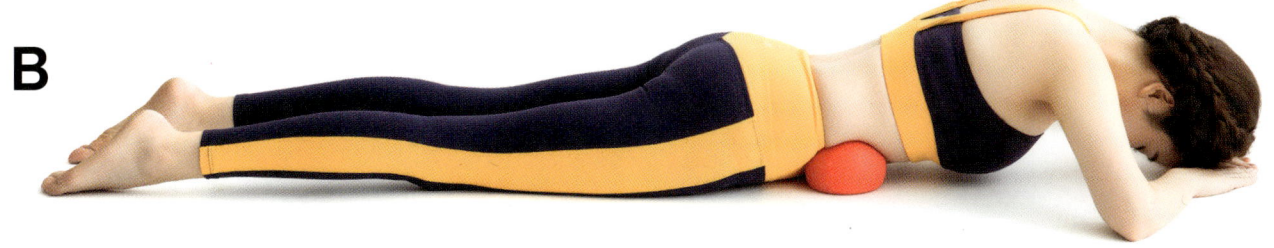

앞 과정과 달리 이마를 두 손 위에
가볍게 대 주세요. 그래야 공에 체
중이 효과적으로 실립니다.

두 팔을 삼각형 형태로 벌린
채 두 손을 가볍게 겹치거나
맞닿게 댑니다.

b-1, b-2와 c-1, c-2 지점으로 공을 옮겨 기본 동작을
합니다. 여기까지가 1세트로 총 3세트 실시합니다.

4 허벅지 옆쪽 풀기

① 허벅지가 시작되는 지점
② 무릎 바로 위

공을 대는 위치

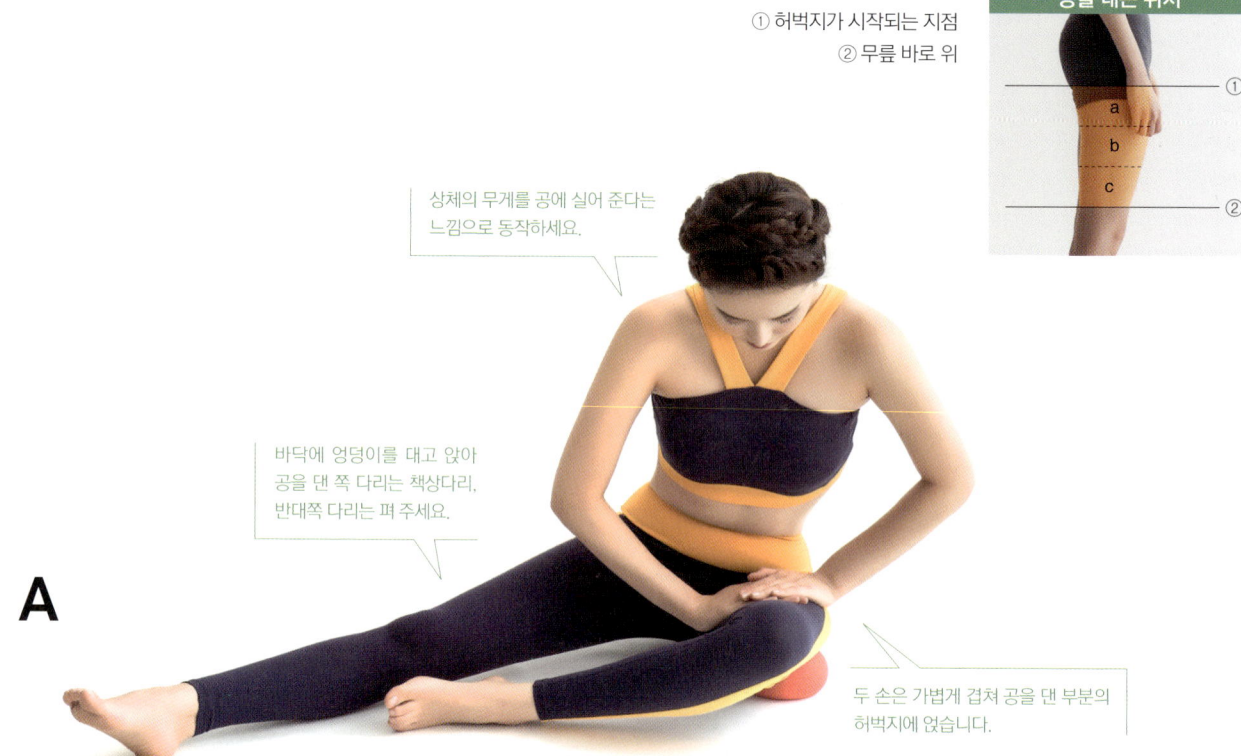

상체의 무게를 공에 실어 준다는
느낌으로 동작하세요.

바닥에 엉덩이를 대고 앉아
공을 댄 쪽 다리는 책상다리,
반대쪽 다리는 펴 주세요.

두 손은 가볍게 겹쳐 공을 댄 부분의
허벅지에 얹습니다.

A

큰 공 1개를 a 지점에 끼운 뒤 허벅지에 댄 손에 체중을 실어
기본 동작을 합니다.

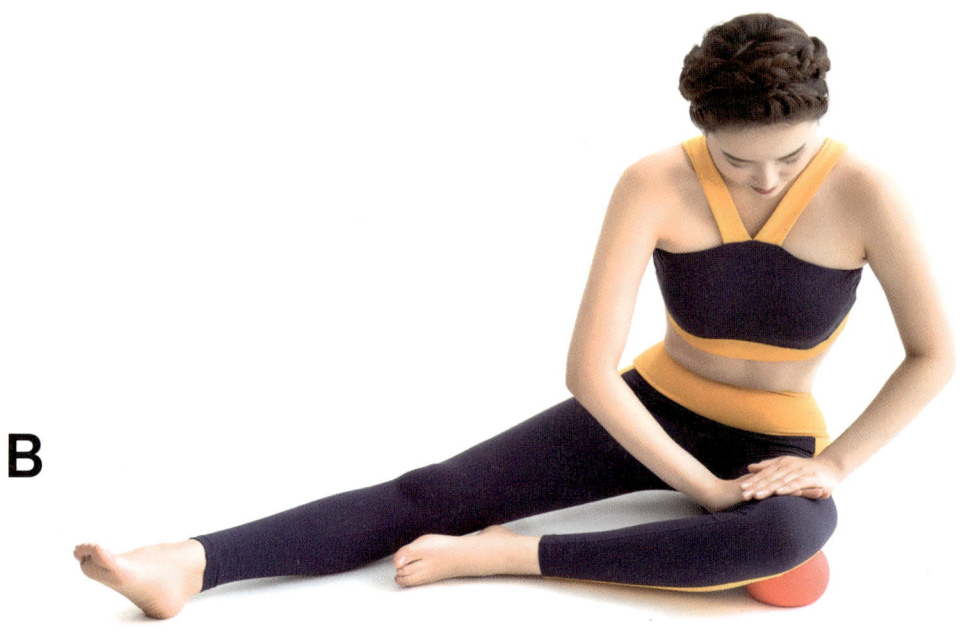

B

앞 동작이 끝났으면 다리를 살짝 들어 공을 뺀 다음, 손으로 공을
직접 b, c 지점으로 옮겨 기본 동작을 합니다. 여기까지가 1세트
로 총 3세트 실시합니다. 반대쪽에도 3세트 실시합니다.

⑤ 코어 강화하기

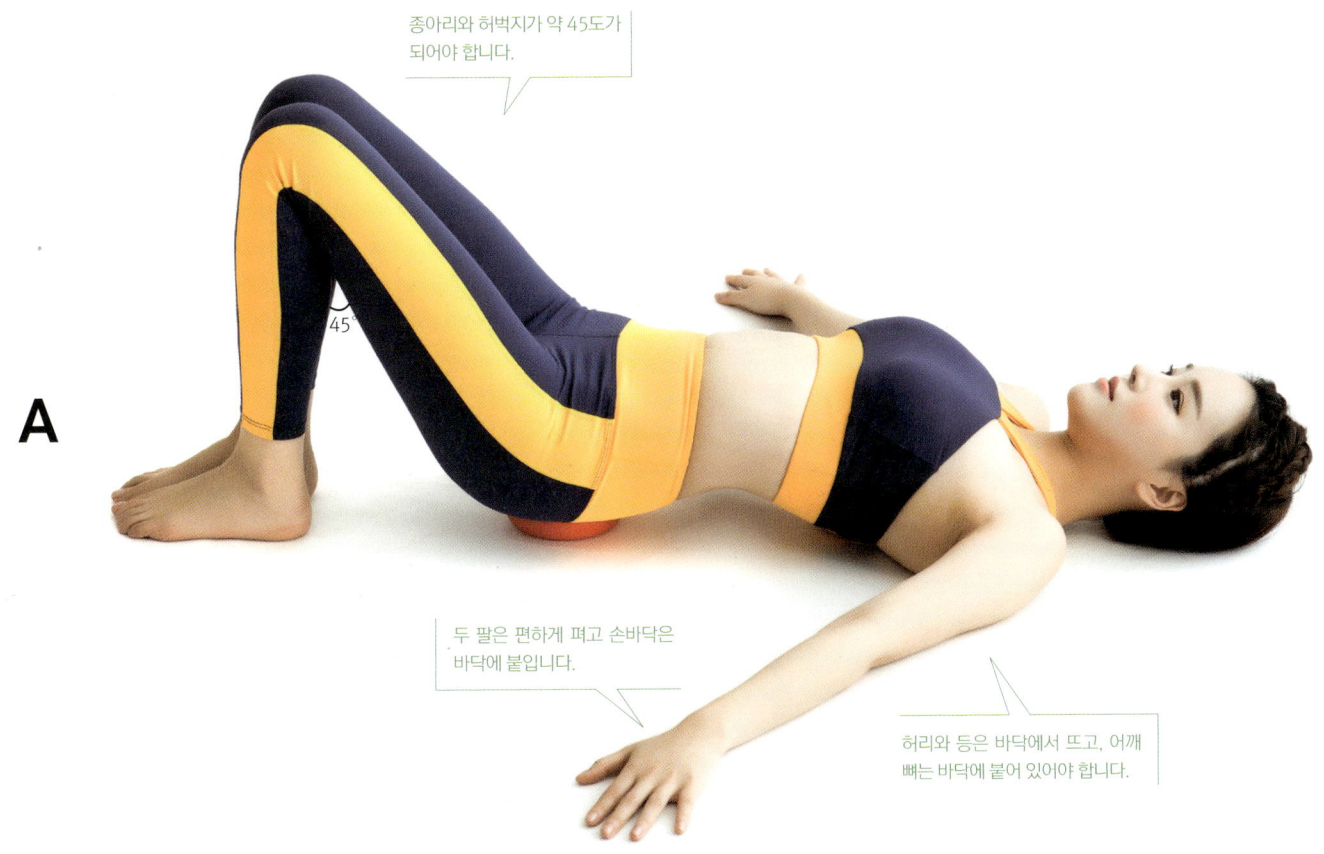

종아리와 허벅지가 약 45도가
되어야 합니다.

45°

A

두 팔은 편하게 펴고 손바닥은
바닥에 붙입니다.

허리와 등은 바닥에서 뜨고, 어깨
뼈는 바닥에 붙어 있어야 합니다.

천장을 보고 누운 상태에서 큰 공 1개를 엉덩이 골이 시작되는
지점에 끼워 주세요.

B

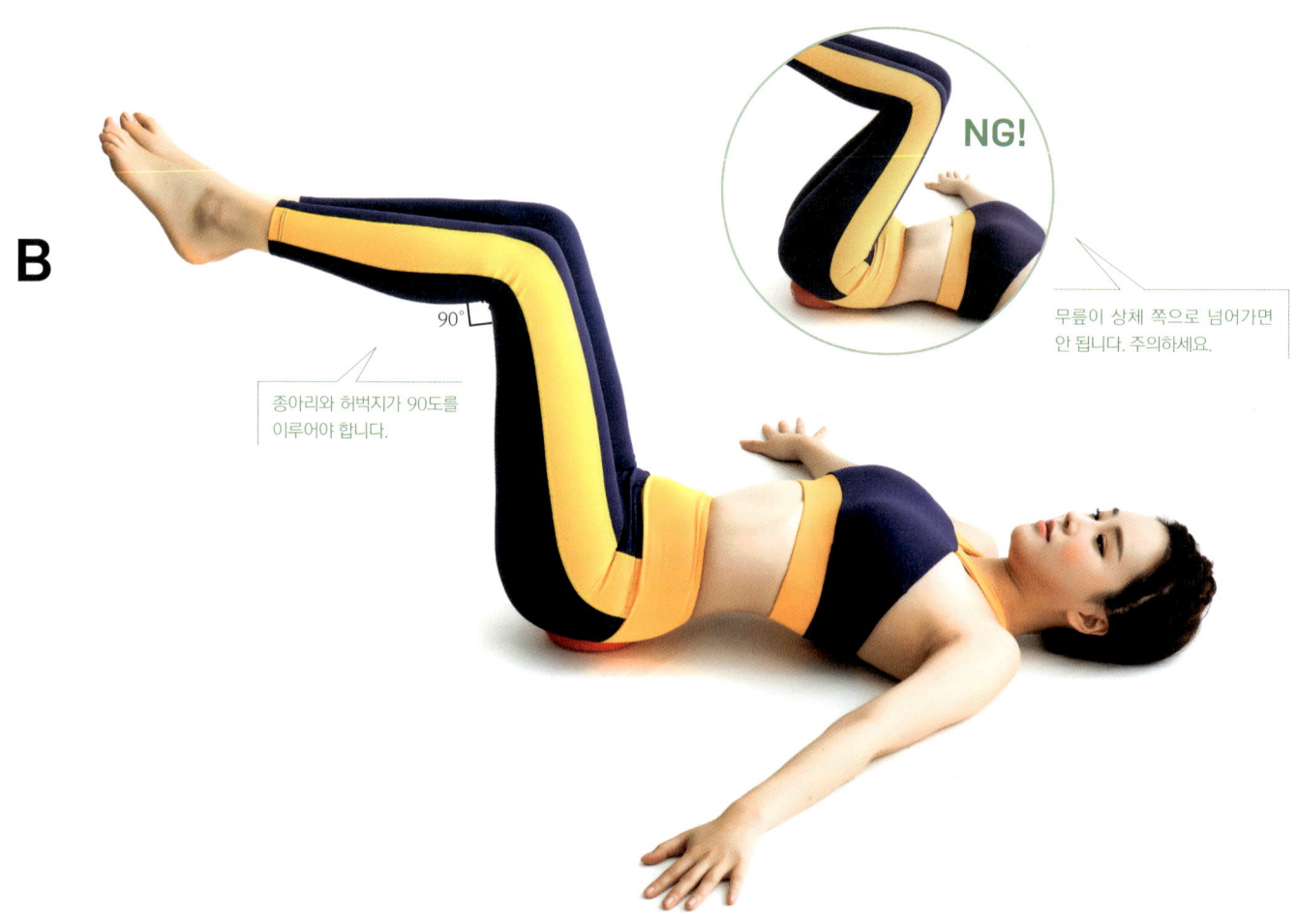

90°

NG!

종아리와 허벅지가 90도를
이루어야 합니다.

무릎이 상체 쪽으로 넘어가면
안 됩니다. 주의하세요.

항문에 힘을 준 상태로 다리를 바닥에서 천천히 떼 주세요. 사진처럼
90도가 될 때까지 다리를 올리면 됩니다.

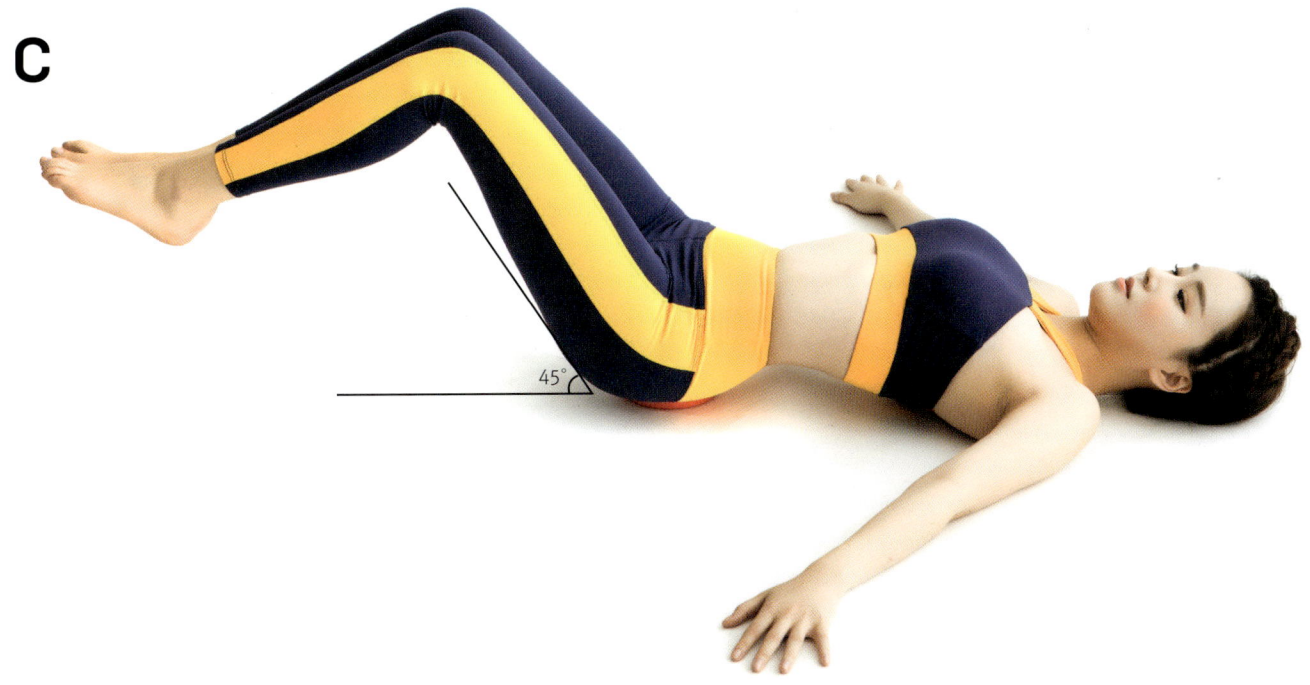

C

45°

항문에 힘을 준 상태로 다리를 다시 천천히 내립니다. 이때 발뒤꿈치가 바닥에 거의 닿을 때까지 내려야 합니다. 다리를 내리는 게 너무 힘들 경우에는 바닥과 허벅지가 약 45도가 될 때까지만 내려 주세요. 여기까지가 1세트로 총 3세트 실시합니다.

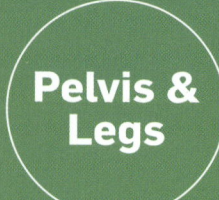

Pelvis & Legs

발바닥이 이상할 정도로 뜨겁거나 차가워요

이런 증상은 근육 안 혈관이 압박되어 혈액순환 장애가 일어나 생깁니다. 이럴 때는 발바닥만 주물러서는 증상을 개선할 수 없습니다. 반드시 허벅지 안쪽과 종아리 안쪽을 풀어야 혈관이 눌리는 문제를 해결할 수 있으니 이번 강좌를 주목하세요.

시작하기 전에 CHECK!	대부분 왼쪽부터 동작을 시작하지만, 꼭 지킬 필요는 없습니다. 자신이 편한 방향부터 먼저 해도 됩니다.

준비물	큰 공(지름 12cm) 2개, 작은 공(지름 7cm) 2개, 수건이나 블록

① 서혜부 중간(골반 가운데)
② 무릎 바로 위

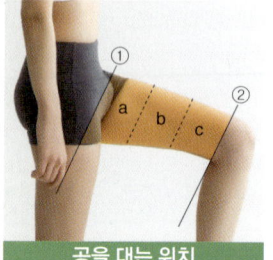

공을 대는 위치

EASY & COMFORTABLE PROGRAM FOR 4 WEEKS

① 허벅지 안쪽 풀기

Tip 허벅지 안쪽을 풀 때 공을 댄 부위가 화끈거리거나 그 부근의 맥박이 급하게 뛰면 공의 위치를 조금 옮겨 보세요. 허벅지 안쪽으로는 동맥이 지나가고, 그 부위를 공이 눌러 생긴 증상이니 너무 놀라지 않아도 됩니다.

A

공을 댄 쪽 다리는 90도로 구부리고, 반대쪽 다리는 편하게 펴세요.

이마는 겹친 손등 위에 가볍게 댑니다.

90°

허벅지 안쪽이 깊게 풀릴 수 있게 약 7cm 높이의 블록이나 돌돌 만 수건을 괸 뒤 그 위에 공을 얹습니다.

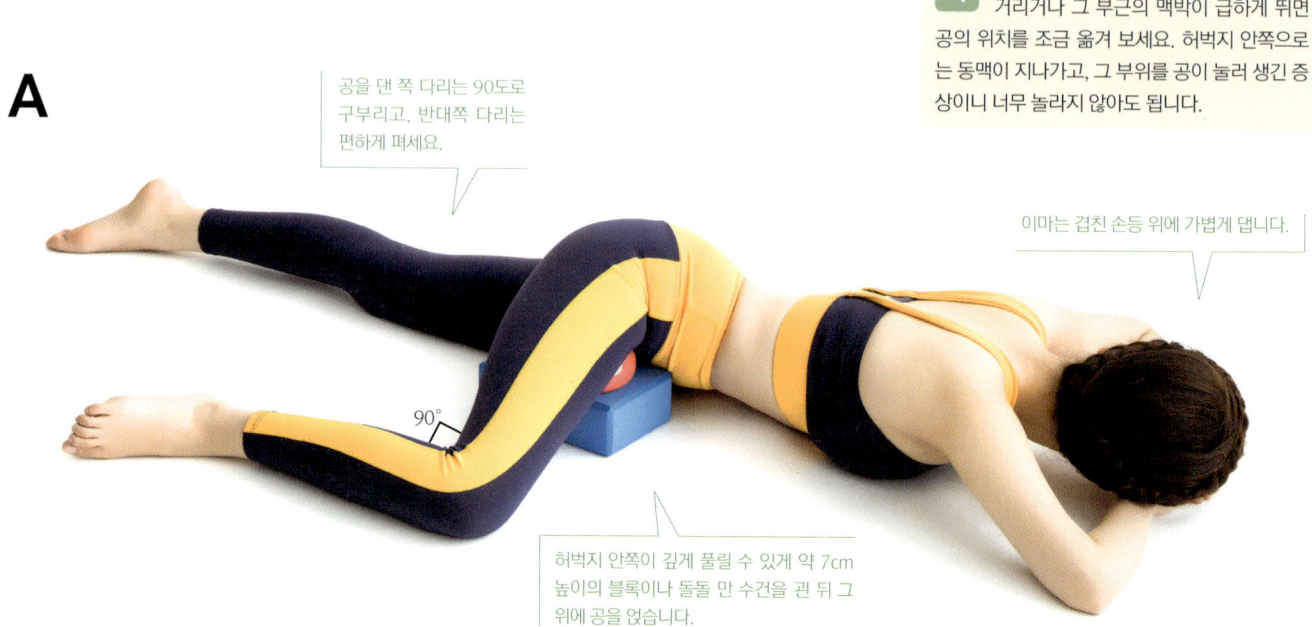

큰 공 1개를 a 지점에 댄 뒤 기본 동작을 합니다.

B

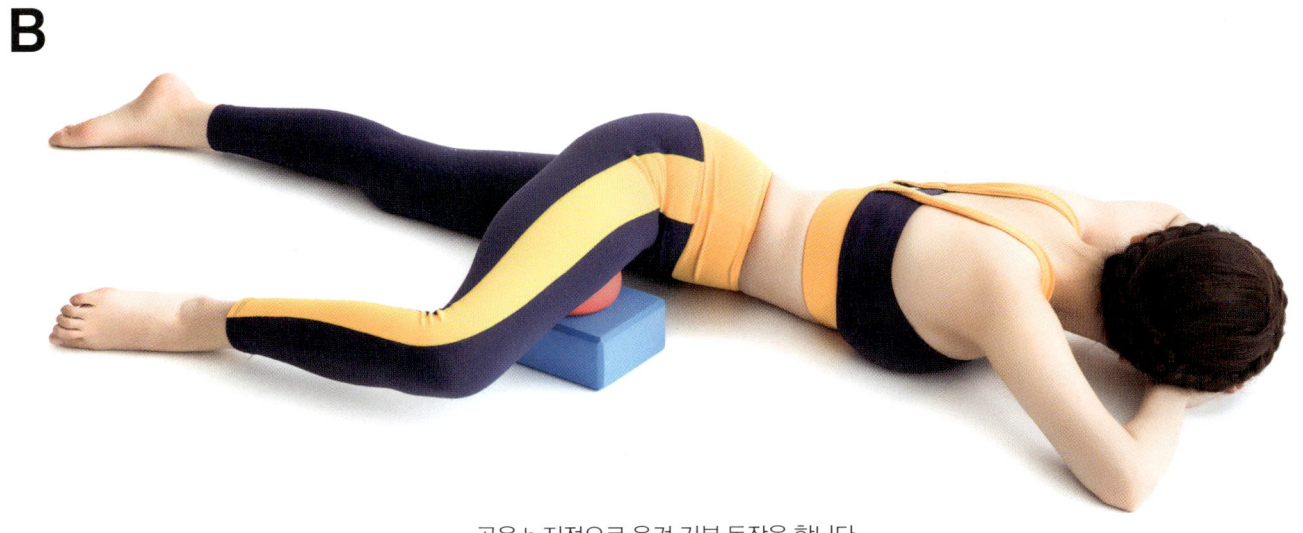

공을 b 지점으로 옮겨 기본 동작을 합니다.

C

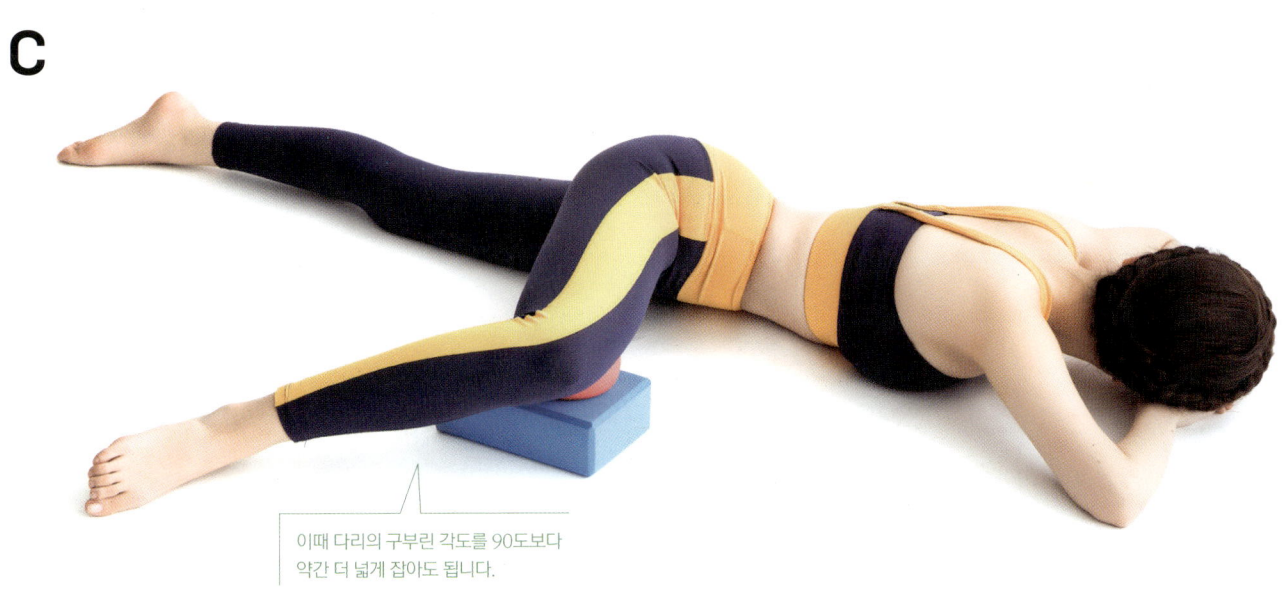

이때 다리의 구부린 각도를 90도보다
약간 더 넓게 잡아도 됩니다.

공을 c 지점으로 옮겨 기본 동작을 합니다. 여기까지가 1세트로
총 3세트 실시합니다. 반대쪽에도 3세트 실시합니다.

2 골반 아래쪽 풀기

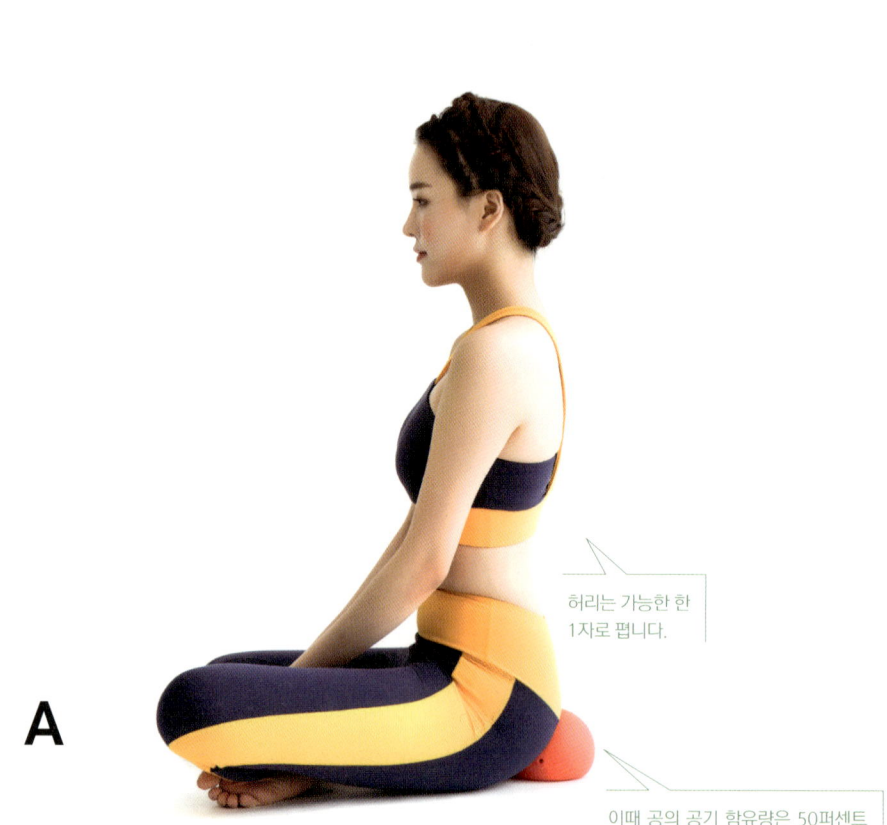

A

허리는 가능한 한
1자로 폅니다.

이때 공의 공기 함유량은 50퍼센트
정도가 좋습니다(16쪽 참조).

큰 공 2개를 항문을 사이에 두고 앞뒤로 끼운 채
앉아 주세요. 이때 두 공의 사이가 1cm 정도 떨어
져 있으면 됩니다.

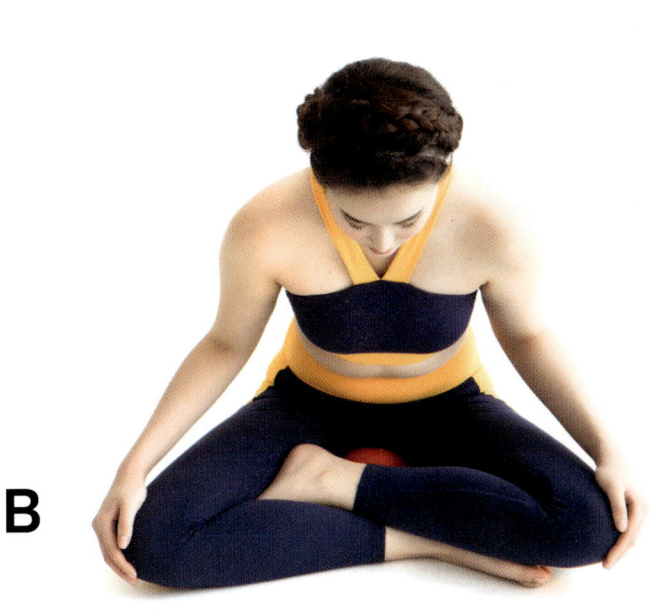

B

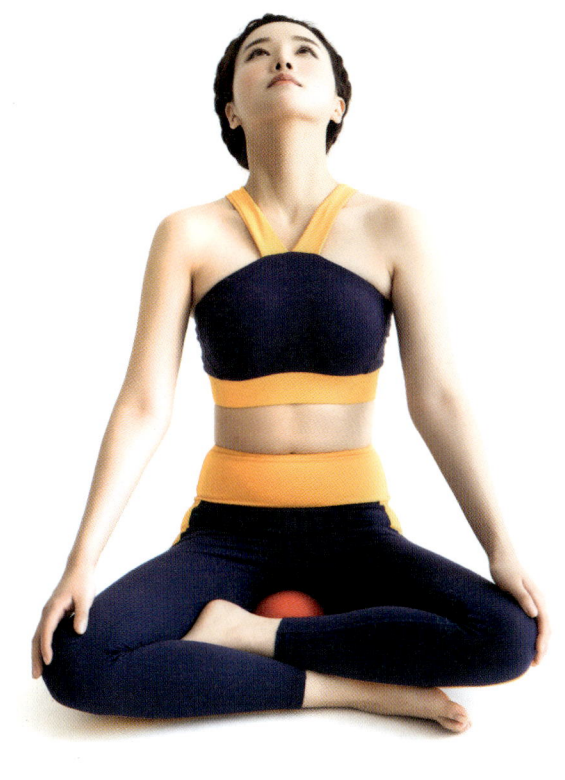

C

B~E 상체를 사진처럼 5도 정도 기울여 동·서·
남·북으로 몸을 움직여 보세요. 여기까지가 1세트
로 총 10세트 실시합니다.

Tip 해당 동작을 마친 뒤 공을 빼고 바닥에 다시 앉아
보세요. 회음부가 바닥에 완전히 밀착되는 걸 느낄
수 있을 겁니다. 회음부를 부드럽게 풀어 주어 골반의 위
치를 교정하고, 그 주변에 군살이 붙는 걸 막아 줍니다.

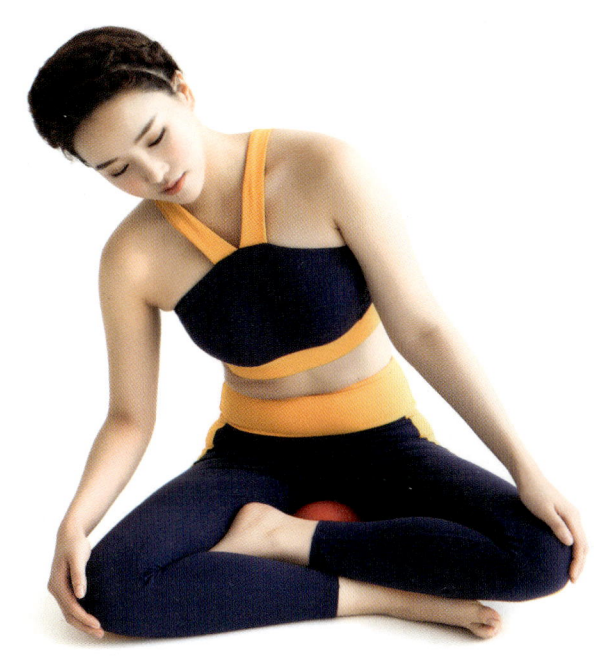

D

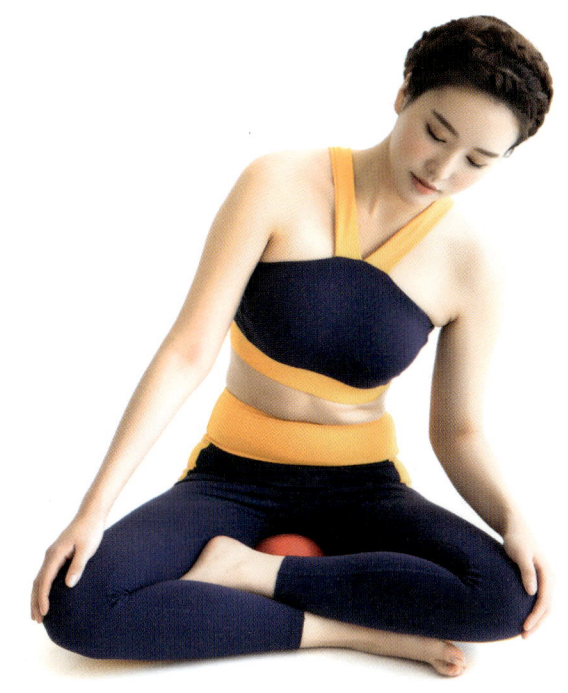

E

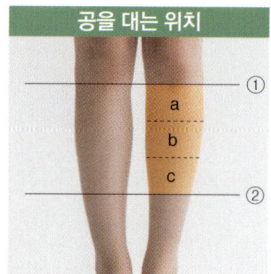

공을 대는 위치

① 무릎 바로 아래
② 무릎 아래부터 발목까지
3등분했을 때 3분의 2 지점

공으로 정강이뼈를 누르는 게 아닙니다. 정강이 앞쪽을 만져 보면 딱딱한 뼈가 가운데에 있고 바로 옆에 손가락으로 힘을 주어 누르면 들어가는 부위가 있어요. 바로 거기를 공으로 눌러 주는 겁니다.

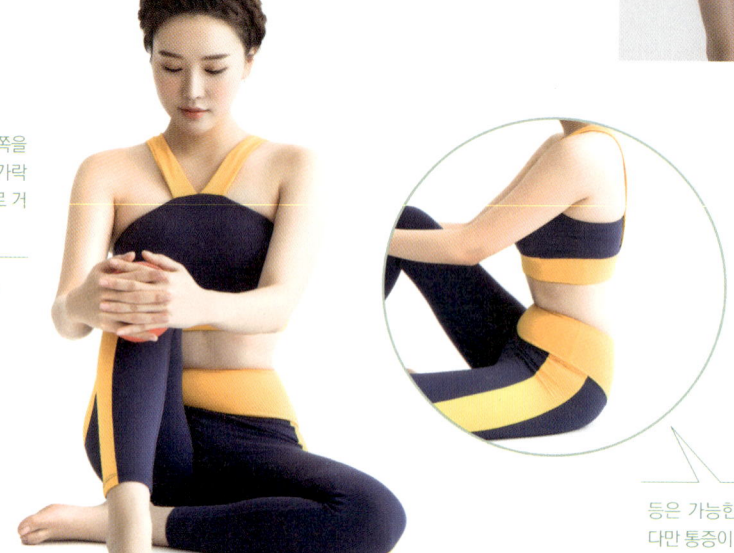

A

a 지점에 큰 공 1개를 대고 손으로 감싸 잡아당긴 뒤 기본 동작을 합니다.

등은 가능한 한 1자로 펴 주세요. 다만 통증이 있으면 살짝 굽힙니다.

공을 대는 쪽 다리는 세우고, 반대쪽 다리는 책상다리를 해 주세요.

B

공을 b 지점으로 옮겨 기본 동작을 합니다.

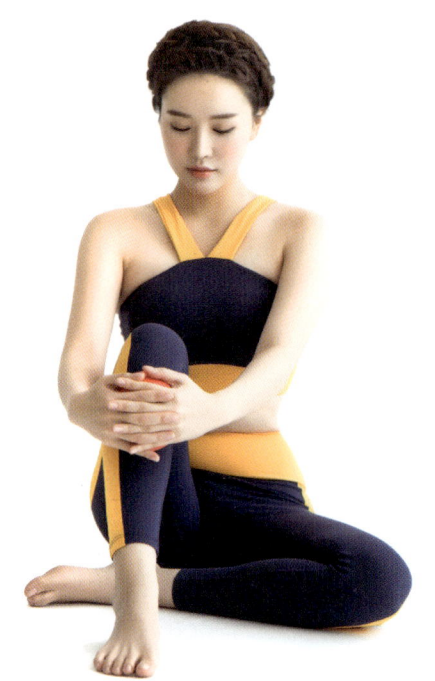

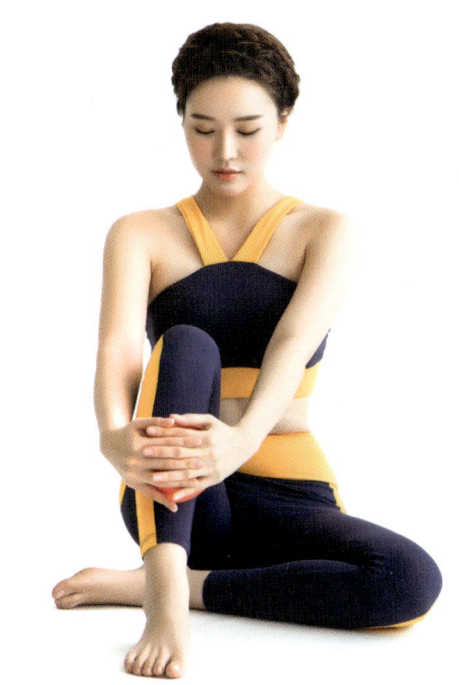

C

공을 c 지점으로 옮겨 기본 동작을
합니다.

D

A~C 과정을 반복하되, 이번에는 발목
까지 위아래로 까딱까딱해 줍니다.

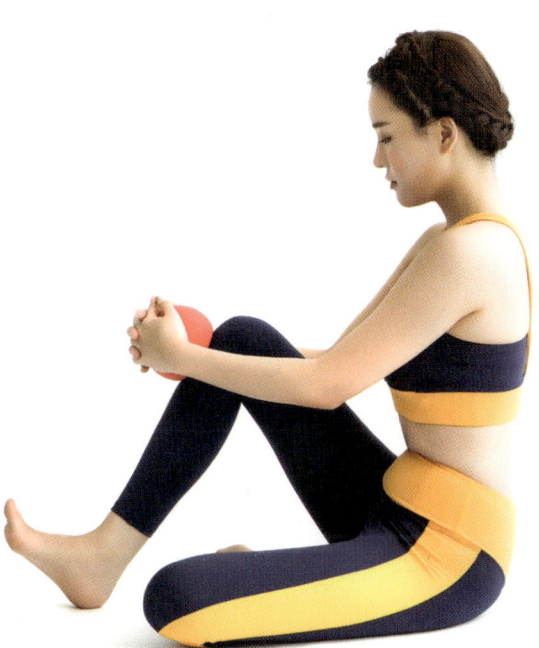

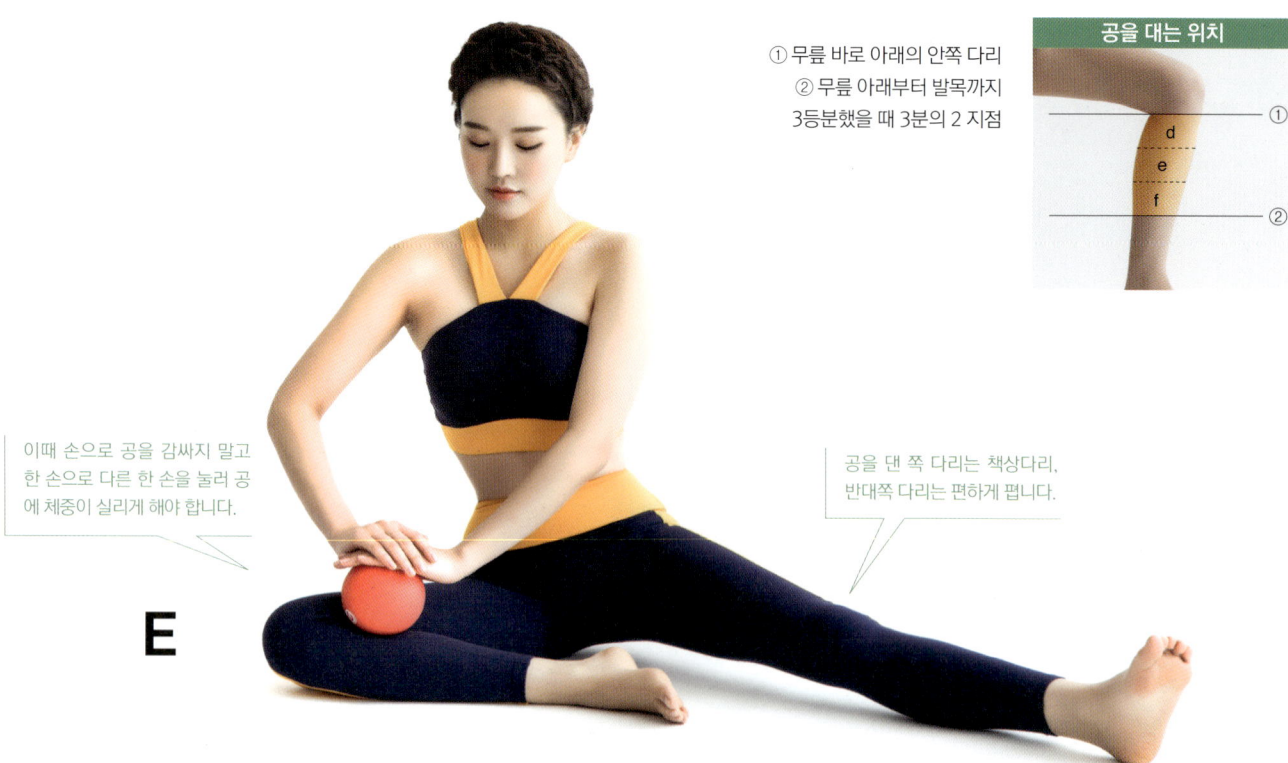

① 무릎 바로 아래의 안쪽 다리
② 무릎 아래부터 발목까지
3등분했을 때 3분의 2 지점

공을 대는 위치

이때 손으로 공을 감싸지 말고 한 손으로 다른 한 손을 눌러 공에 체중이 실리게 해야 합니다.

공을 댄 쪽 다리는 책상다리, 반대쪽 다리는 편하게 폅니다.

E

d 지점에 큰 공 1개를 대 주세요.

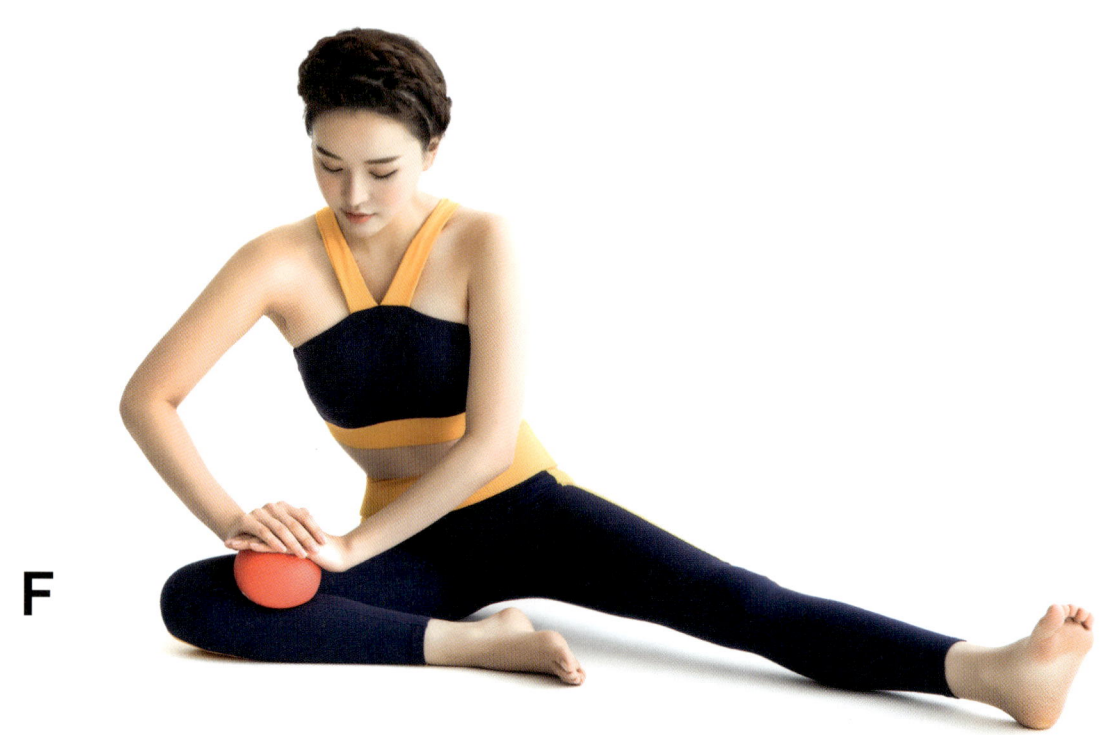

F

상체를 사진처럼 기울여 상체의 체중이 공에 실리게 한 뒤 기본 동작을 합니다. e, f 지점에도 같은 방법으로 기본 동작을 합니다.

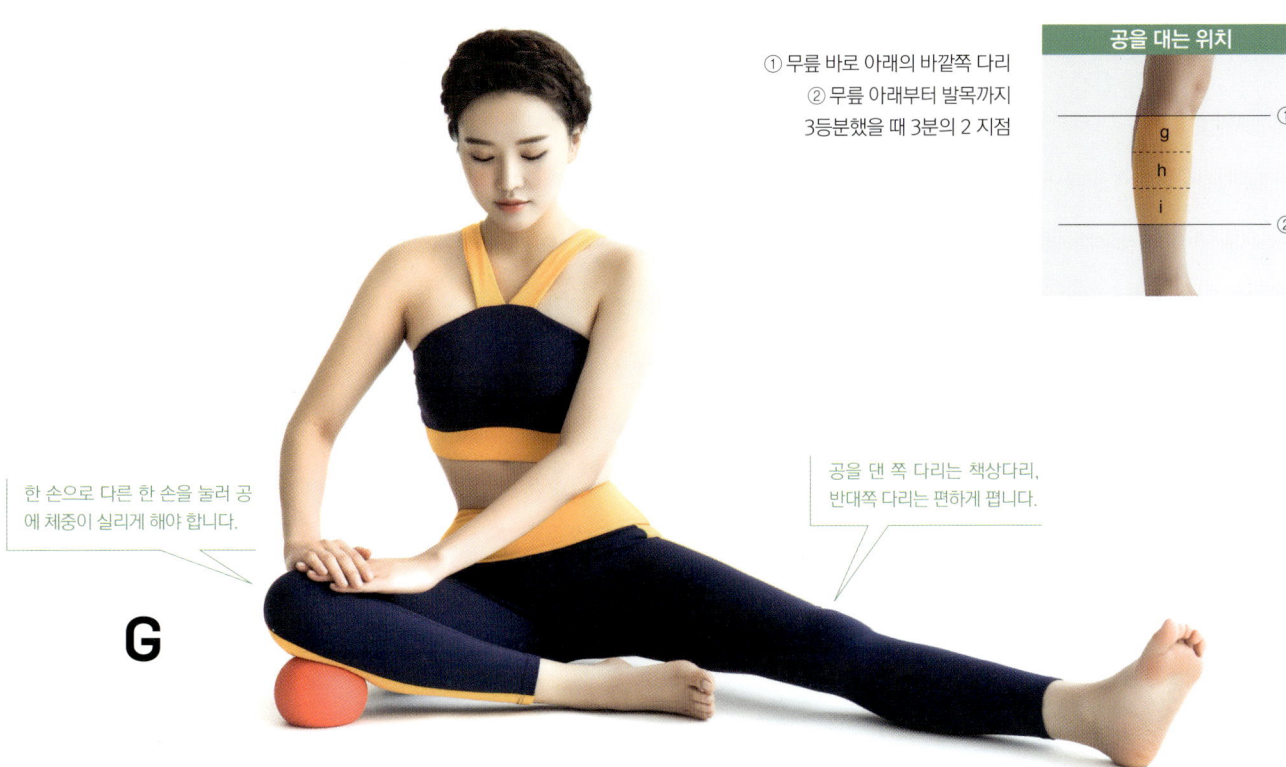

① 무릎 바로 아래의 바깥쪽 다리
② 무릎 아래부터 발목까지
3등분했을 때 3분의 2 지점

한 손으로 다른 한 손을 눌러 공에 체중이 실리게 해야 합니다.

공을 댄 쪽 다리는 책상다리, 반대쪽 다리는 편하게 폅니다.

G

g 지점에 큰 공 1개를 대 주세요.

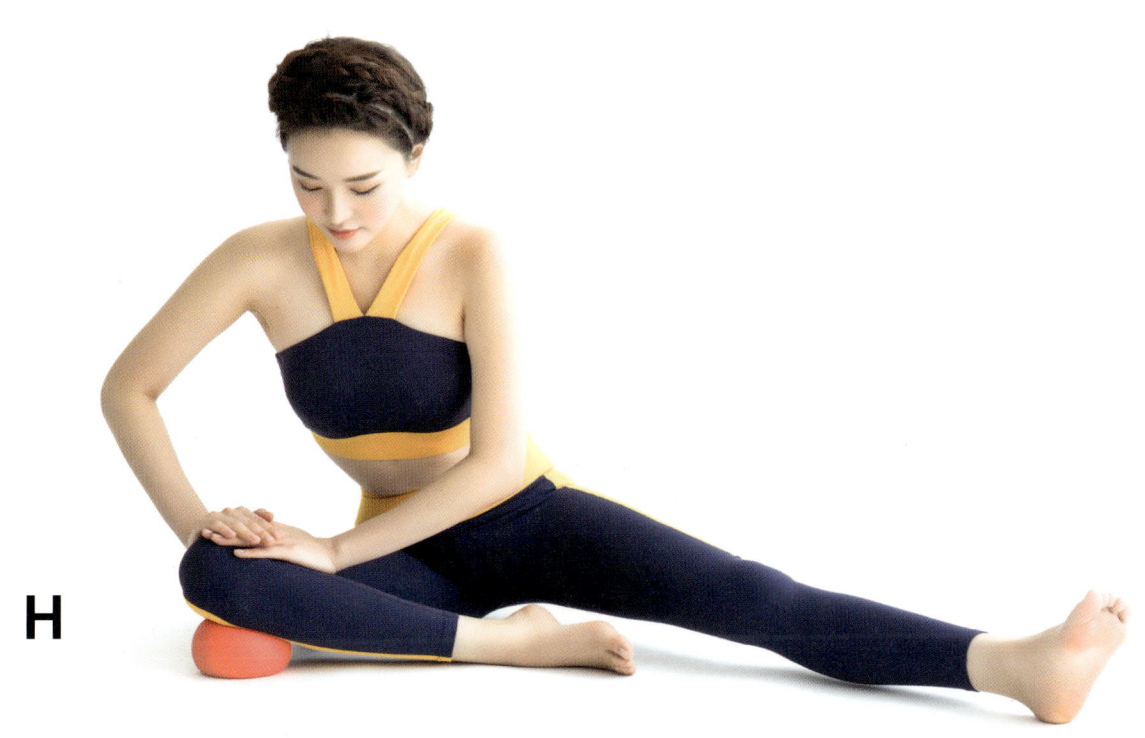

H

상체를 사진처럼 기울여 상체의 체중이 공에 실리게 한 뒤 기본 동작을 합니다. h, i 지점에도 같은 방법으로 기본 동작을 합니다.

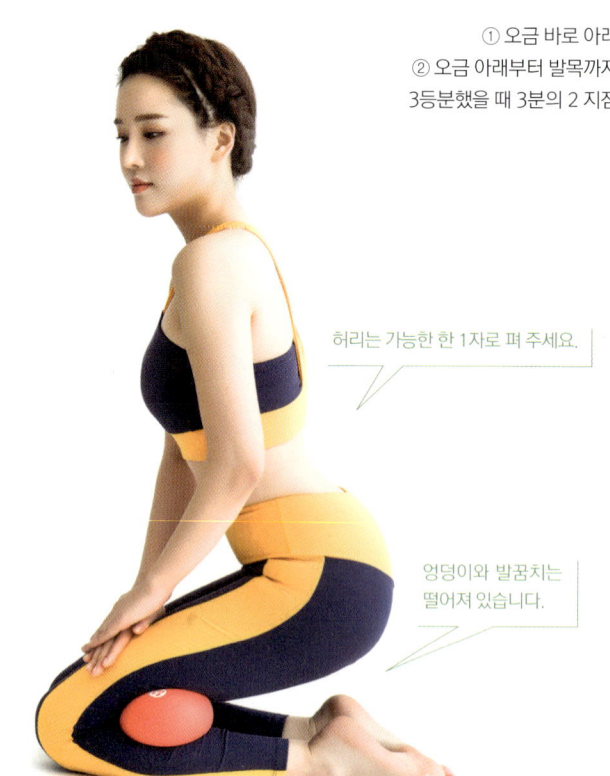

① 오금 바로 아래
② 오금 아래부터 발목까지
　　3등분했을 때 3분의 2 지점

①
j
k
l
②

허리는 가능한 한 1자로 펴 주세요.

엉덩이와 발꿈치는
떨어져 있습니다.

I

오금(j 지점)에 큰 공 1개를 끼운 뒤
공에 허벅지의 체중이 실리도록 사진
처럼 지그시 눌러 주세요.

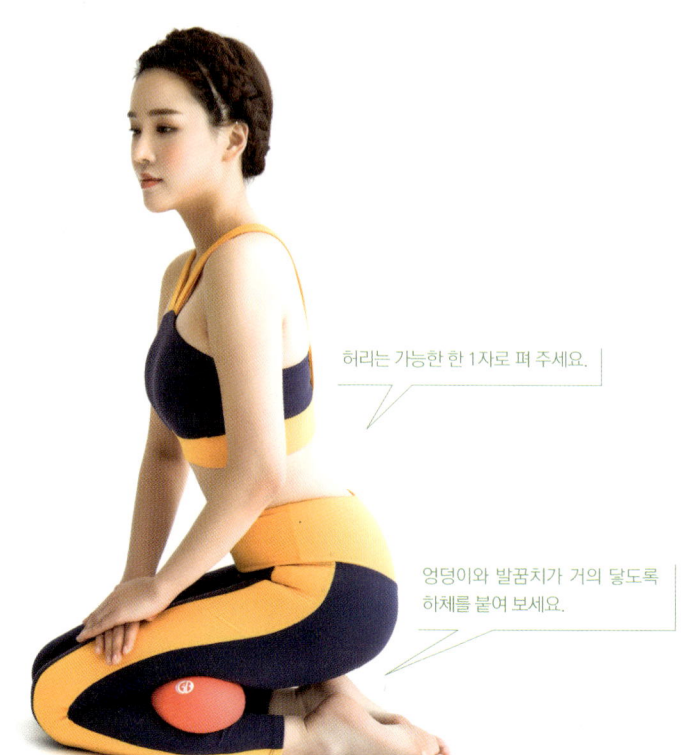

허리는 가능한 한 1자로 펴 주세요.

J

이 자세에서는 공을 굴리기 힘듭니다.
k, l 지점으로 공을 손으로 직접 옮긴
뒤 기본 동작을 하세요. 여기까지가 1
세트로 총 3세트 실시합니다. 반대쪽
에도 3세트 실시합니다.

엉덩이와 발꿈치가 거의 닿도록
하체를 붙여 보세요.

4 발바닥 풀기

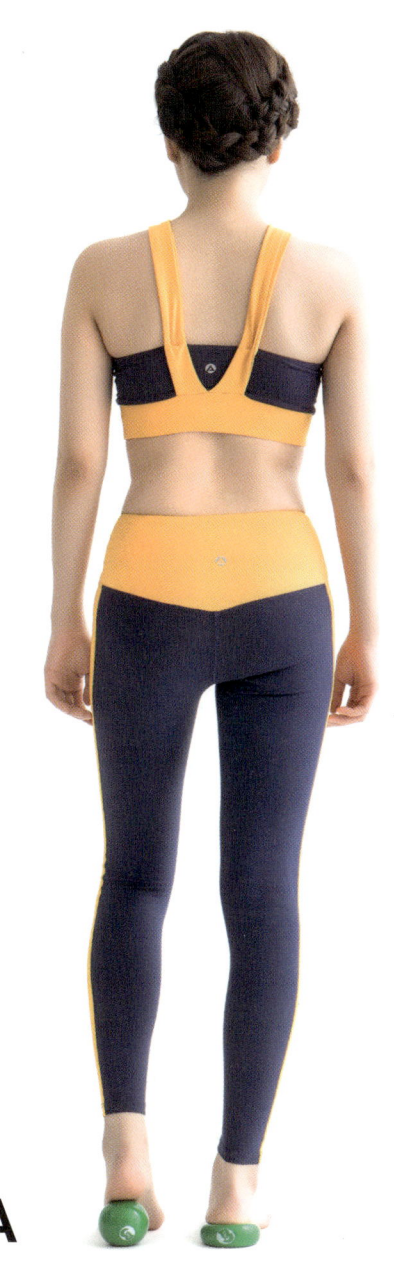

A

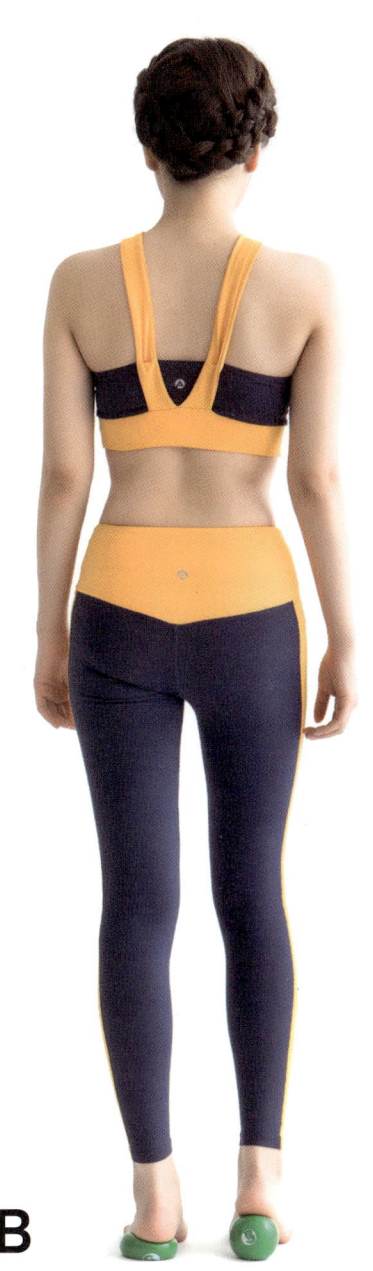

B

발바닥의 옴폭 들어간 부위에 작은 공 2개를 하나씩 대 주세요. 그런 뒤 어느 다리든 상관없으니 한쪽 무릎을 살짝 구부려 한쪽 은 공이 눌려 있고, 다른 한쪽은 눌려 있지 않게 만들어 줍니다. 이 상태로 기본 동작을 3회 실시합니다.

반대쪽에도 같은 방법으로 기본 동작을 3회 실시합니다.

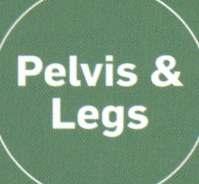
비가 온다 싶으면 무릎이 쑤시고 저려요

비가 온다 싶을 때 무릎이 저리고 아픈 건 무릎관절이 습도와 기압에 영향을 받기 때문입니다. 습도가 높아지면 무릎을 둘러싼 근육은 수축합니다. 그로 인해 관절 간격이 좁아져 관절 사이의 혈관을 누릅니다. 결국 그게 통증을 유발합니다. 이럴 때는 무릎 주변을 감싼 근육을 충분히 풀어 관절 간격을 정상으로 돌려놓아야 합니다.

시작하기 전에 CHECK!	대부분 왼쪽부터 운동을 시작하지만, 꼭 지킬 필요는 없습니다. 자신이 편한 방향부터 먼저 해도 됩니다.

준비물	큰 공(지름 12cm) 1개

① 서혜부 중간(골반의 가운데)
② 허벅지를 3등분했을 때 3분의 2 지점

EASY & COMFORTABLE PROGRAM FOR 4 WEEKS

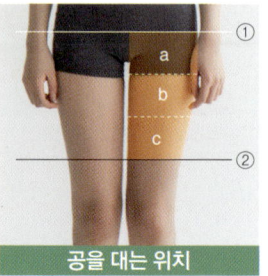

공을 대는 위치

 **1** # 허벅지 앞쪽 풀기

공을 댄 쪽 다리는 편하게 펴고, 반대쪽 다리는 약 45도로 구부립니다.

공을 댄 쪽 뺨은 손등 위에 가볍게 댑니다.

A

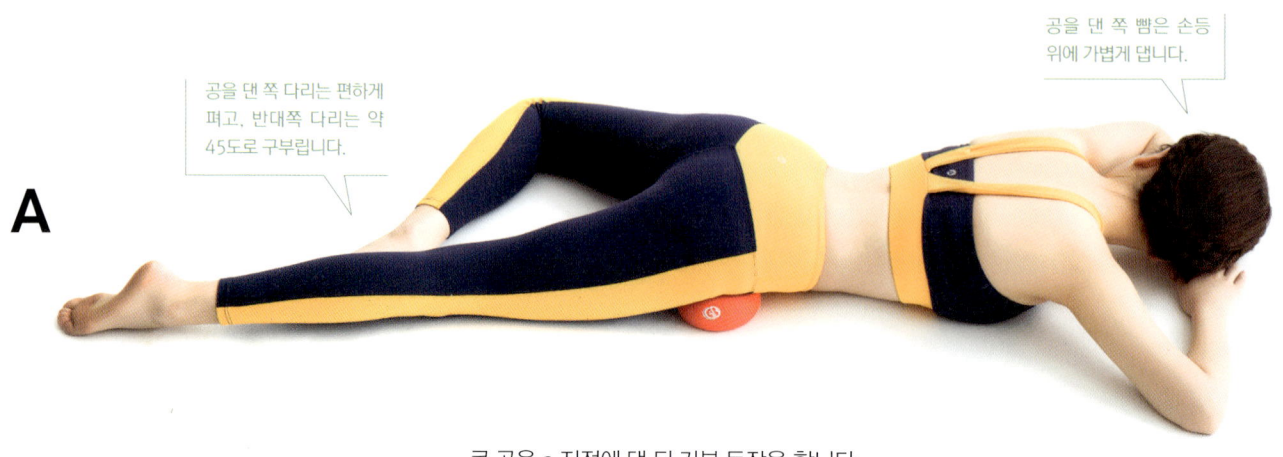

큰 공을 a 지점에 댄 뒤 기본 동작을 합니다.

B

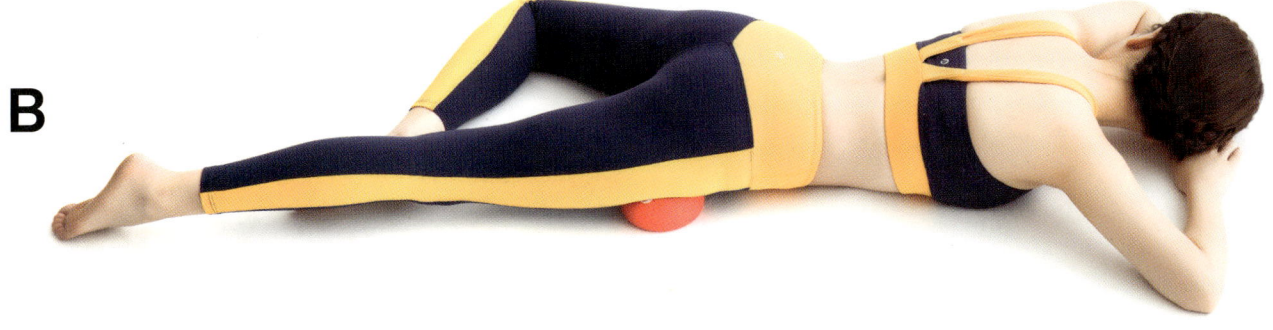

공을 b, c 지점으로 옮겨 기본 동작을 합니다. 여기까지가 1세트로
총 3세트 실시합니다. 반대쪽에도 3세트 실시합니다.

C

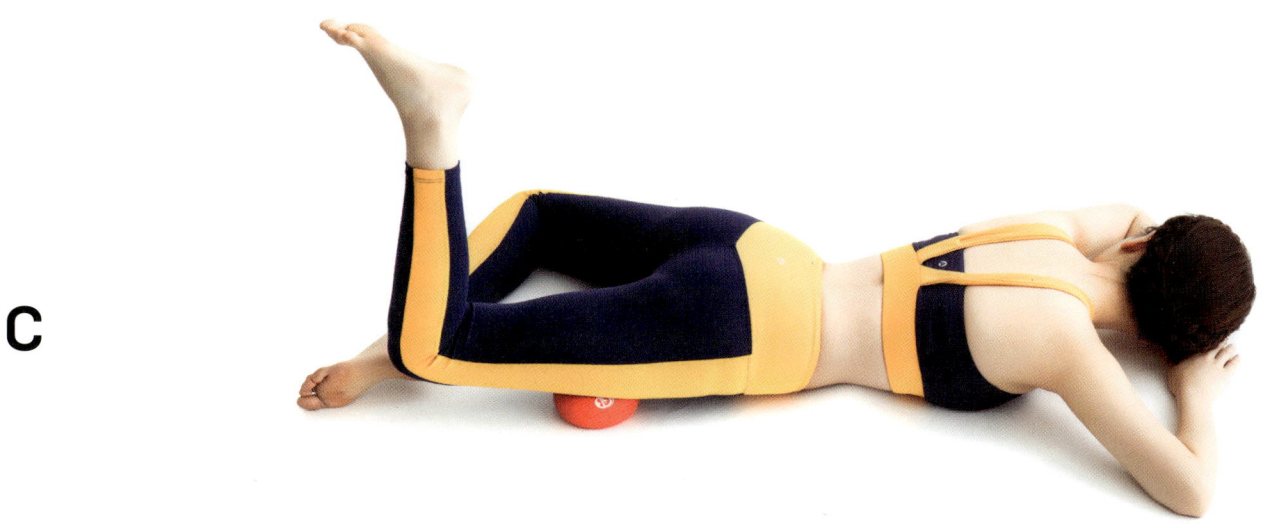

앞 과정에서 끝내도 상관없지만, c 지점까지 푼 뒤 사진처럼 다리를 90도로
구부려 좌우로 살살 흔들어 주면 더 큰 효과를 볼 수 있습니다.

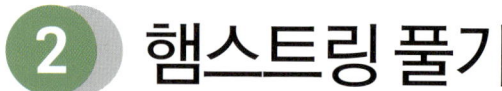

2 햄스트링 풀기

① 허벅지가 시작되는 지점
② 오금 바로 위

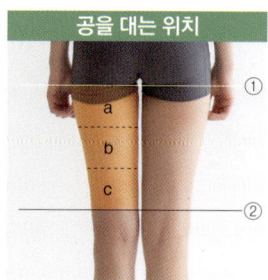

공을 대는 위치

A

큰 공을 a 지점에 끼운 뒤
기본 동작을 합니다.

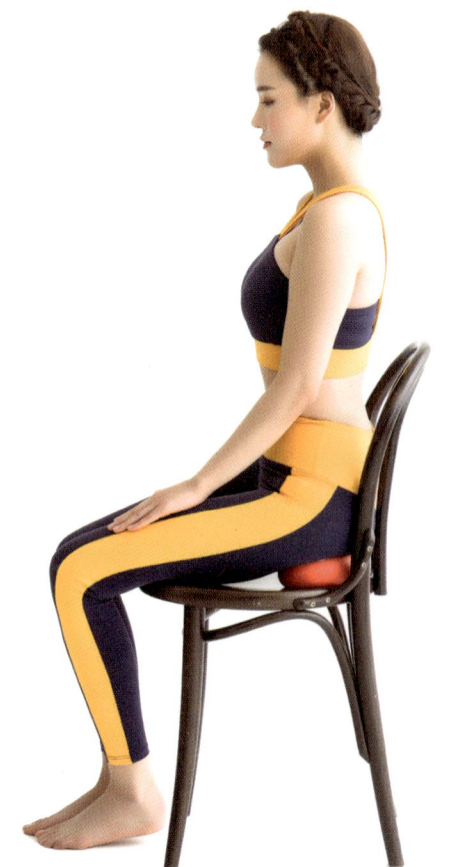

동작을 할 때 균형이 잘 안 잡히면 사진처럼
손으로 의자를 붙잡으세요.

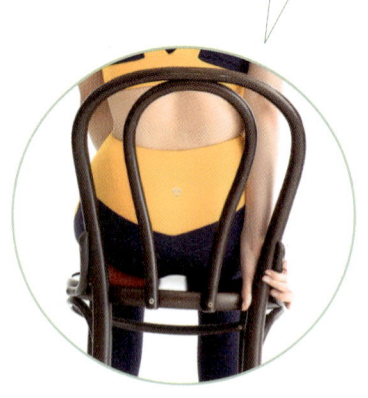

B

공을 b, c 지점으로 옮겨 기본 동작을
합니다.

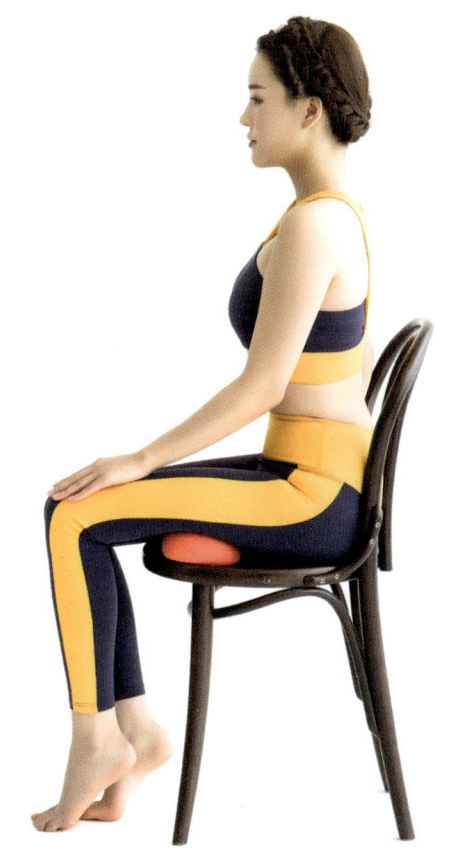

① 오금에서 약 2cm 위
② 다리를 반으로 나눈 지점

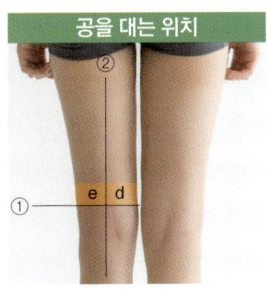

공을 대는 위치

C

공을 d 지점에 끼운 뒤 공에 체중을
실어 기본 동작을 합니다. 그런 뒤 공
을 굴리지 말고 손으로 직접 e 지점으
로 옮겨 기본 동작을 합니다. 여기까
지가 1세트로 총 3세트 실시합니다.
반대쪽에도 3세트 실시하세요.

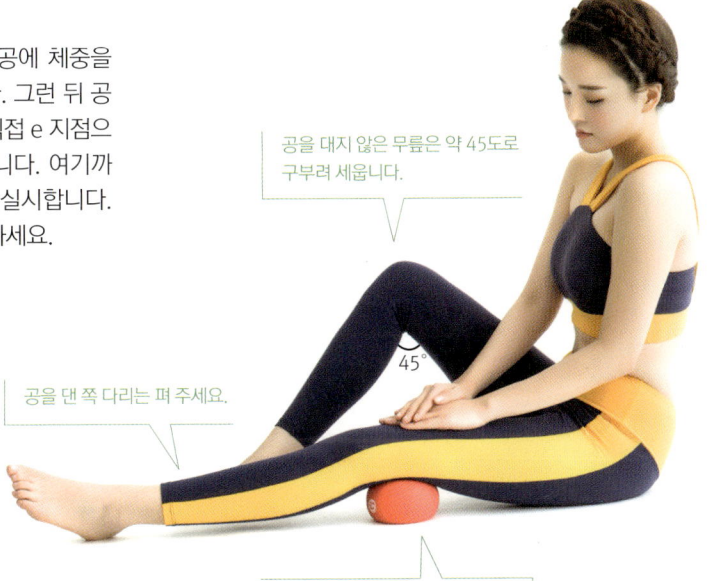

공을 대지 않은 무릎은 약 45도로
구부려 세웁니다.

공을 댄 쪽 다리는 펴 주세요.

두 손을 공을 끼운 윗부분에 대서
상체의 무게를 실어 주세요. 그래야
공에 효과적으로 힘이 실립니다.

③ 바깥쪽 햄스트링 풀기

① 허벅지가 시작되는 지점
② 오금 바로 위
③ 허벅지를 반으로 나눈 지점

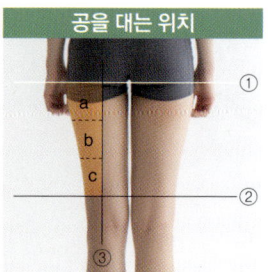

공을 대는 위치

A

큰 공을 a 지점에 댄 뒤, 두 팔을 사진처럼 몸 뒤로 빼서 중심을 잡으세요.

B

공을 대지 않은 쪽 엉덩이를 살짝 들고, 공을 대지 않은 쪽 팔은 공을 댄 쪽 허벅지 중간쯤에 가볍게 대 주세요. 그리고 발목도 바닥으로 기울입니다. 그러면 엉덩관절이 자연스럽게 안에서 밖으로 돌아갑니다. 자세가 안정되면 공에 체중을 실어 기본 동작을 합니다.

C

공을 굴리지 말고 직접 잡아 b 지점으로 옮긴 뒤 시선과 상체를 다시 정면을 향하게 돌려 A 과정과 같은 자세를 만들어 주세요.

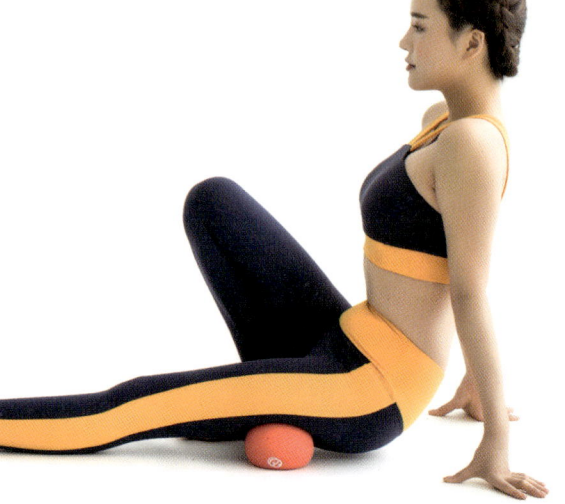

D

B 과정과 같은 방법으로 자세를 취한
뒤 기본 동작을 합니다.

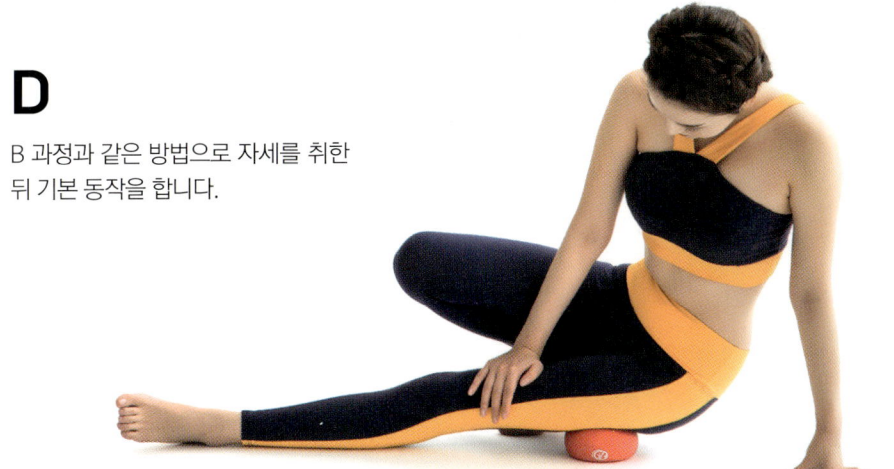

E

공을 굴리지 말고 직접 잡아 c 지점으
로 옮긴 뒤 시선과 상체를 다시 정면
을 향하게 돌려 A 과정과 같은 자세를
만들어 주세요.

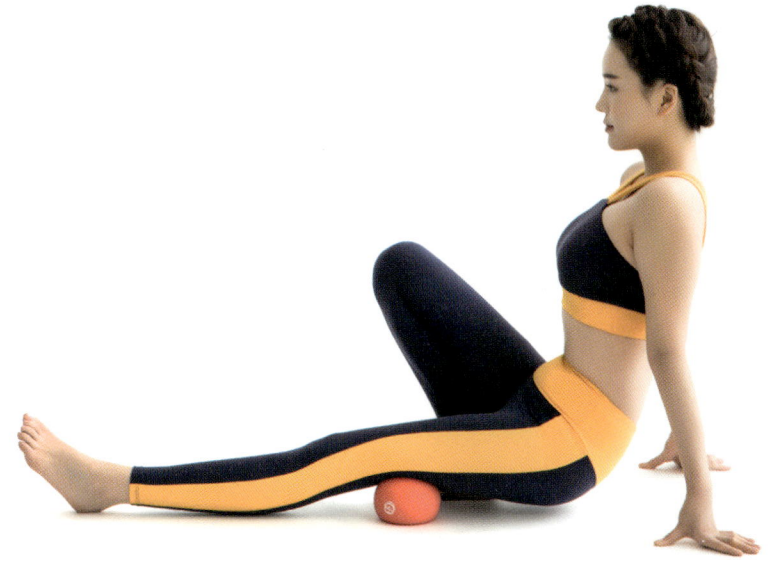

F

B 과정과 같은 방법으로 자세를 취한
뒤 기본 동작을 합니다. 여기까지가
1세트로 총 3세트 실시합니다. 반대
쪽에도 3세트 실시합니다.

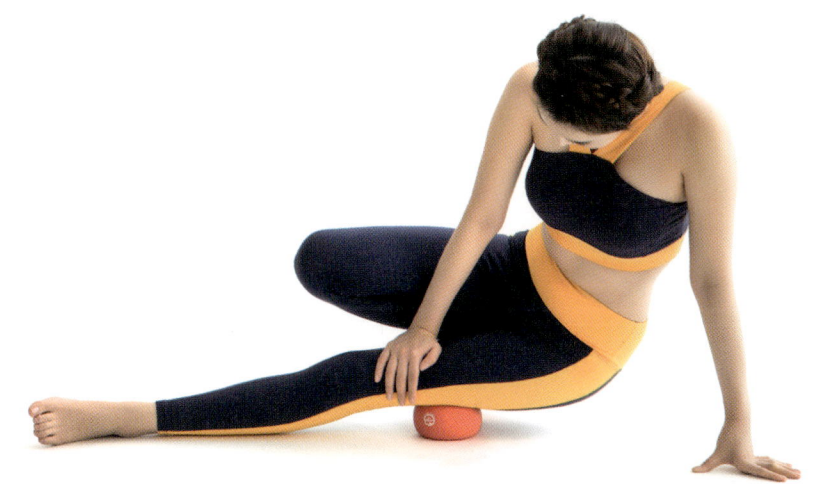

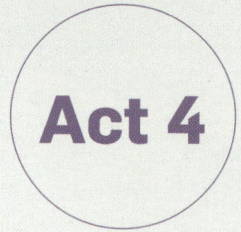

Act 4

Silver

치매나 관절염 등을 노인이 앓는 병이라 치부하지 마세요. 세상이 복잡해질수록 실버 질환에 해당되는 병증들의 발발 나이가 점점 낮아지고 있으니까요. 게다가 이번 장의 동작들은 실버 질환을 미리 예방하는 데에도 크게 도움이 되니 나이에 구애받지 말고 따라 해보세요. 현재 해당 증상을 앓고 계신다면 더욱 큰 도움이 되겠지요?

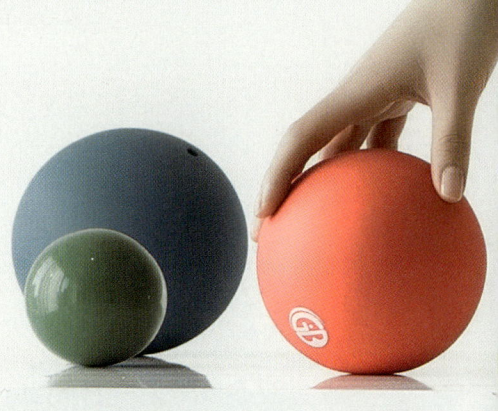

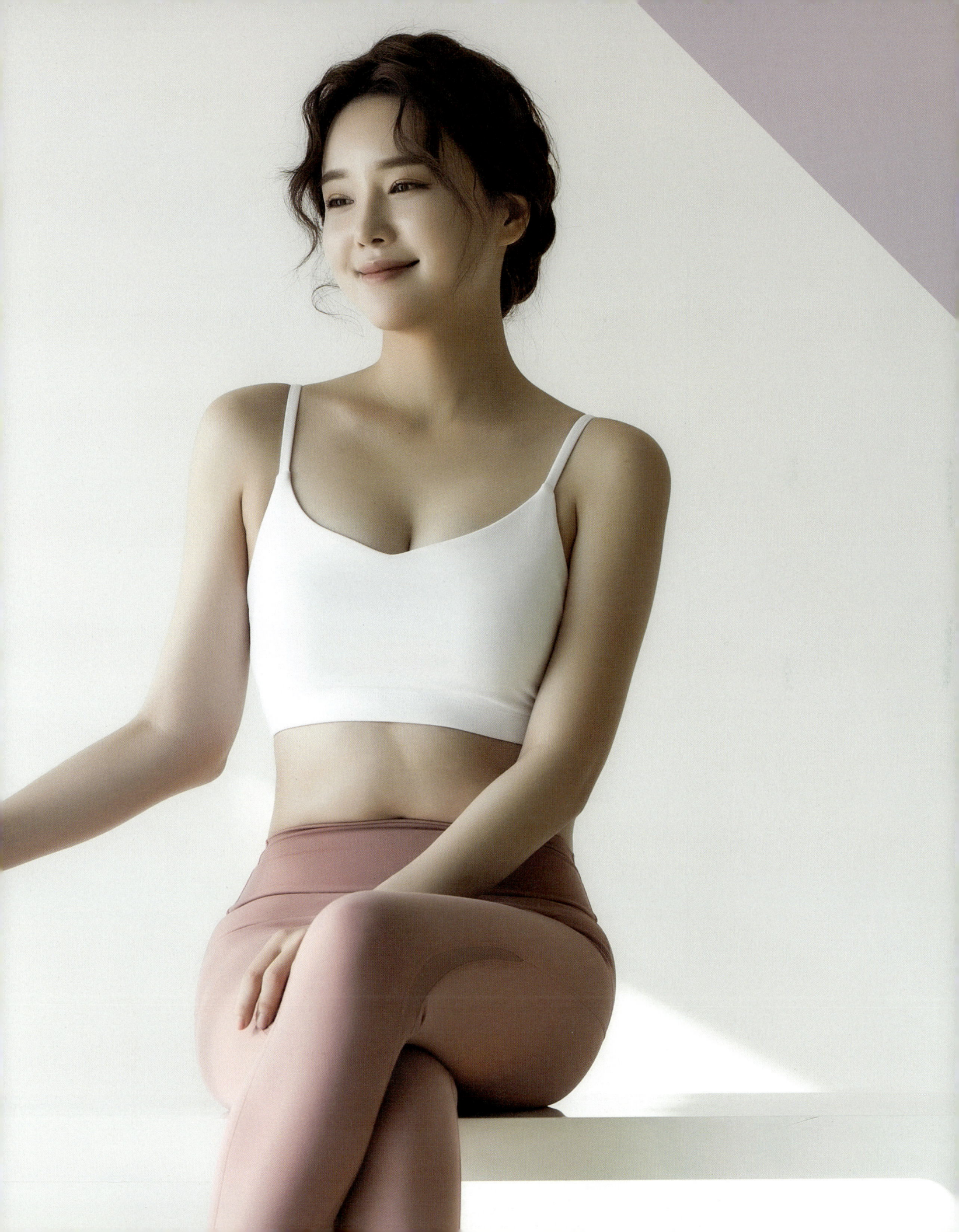

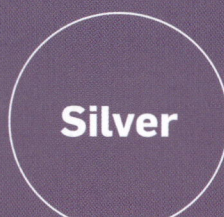
낙상 예방

사람은 나이가 들어갈수록 균형 감각이 떨어집니다. 그래서 자주 넘어지게 되지요. 젊고 튼튼할 때야 넘어지는 게 뭐 대수랴 싶지만, 뼈와 관절이 약해지는 나이에 들어서면 낙상이 큰 부상으로 이어질 수 있습니다. 평소에 근육을 부드럽게 풀어 두고, 균형 감각을 부지런히 키워 놓으세요.

시작하기 전에 CHECK!	중심을 잃기 쉬우니, 처음 3, 4번 동작들을 할 때는 벽이나 책상에 손바닥을 대고 몸을 지탱하여 넘어지지 않게 주의하세요. 익숙해져 중심이 잘 잡히면 그때부터는 붙잡지 않고 해도 됩니다.

준비물	큰 공(지름 12cm) 1개, 작은 공(지름 7cm) 2개

① 서혜부 중간(골반 가운데)
② 허벅지를 3등분했을 때 3분의 2 지점

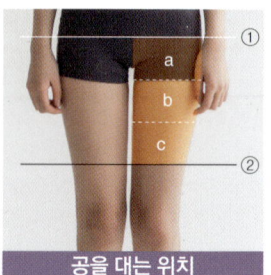

공을 대는 위치

EASY &
COMFORTABLE
PROGRAM
FOR 4 WEEKS

① 허벅지 앞쪽 풀기

공을 댄 쪽 다리는 편하게 펴고, 반대쪽 다리는 약 45도로 구부립니다.

공을 댄 쪽 뺨은 손등 위에 가볍게 댑니다.

A

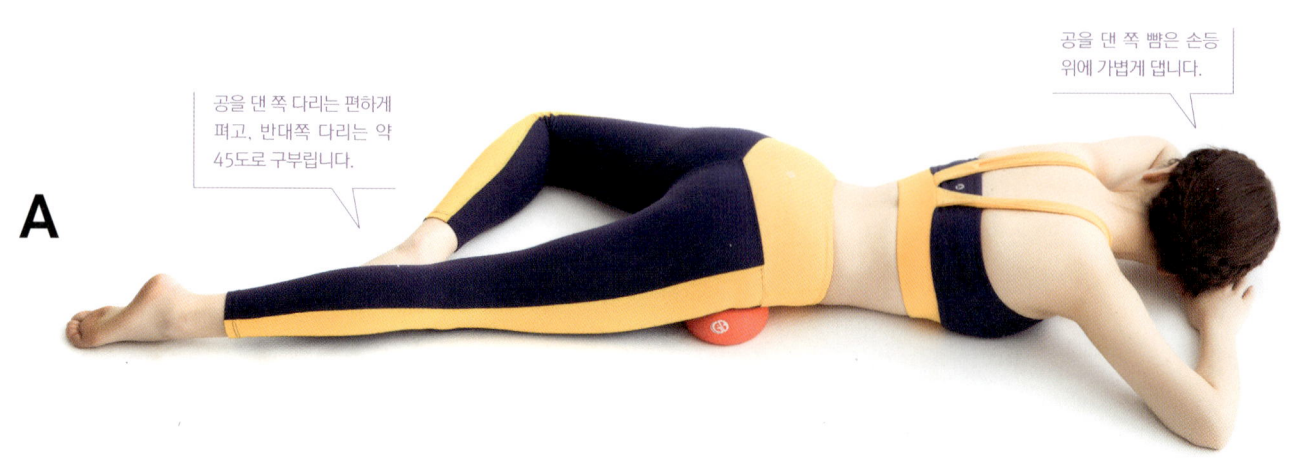

큰 공을 a 지점에 댄 뒤 기본 동작을 합니다.

B

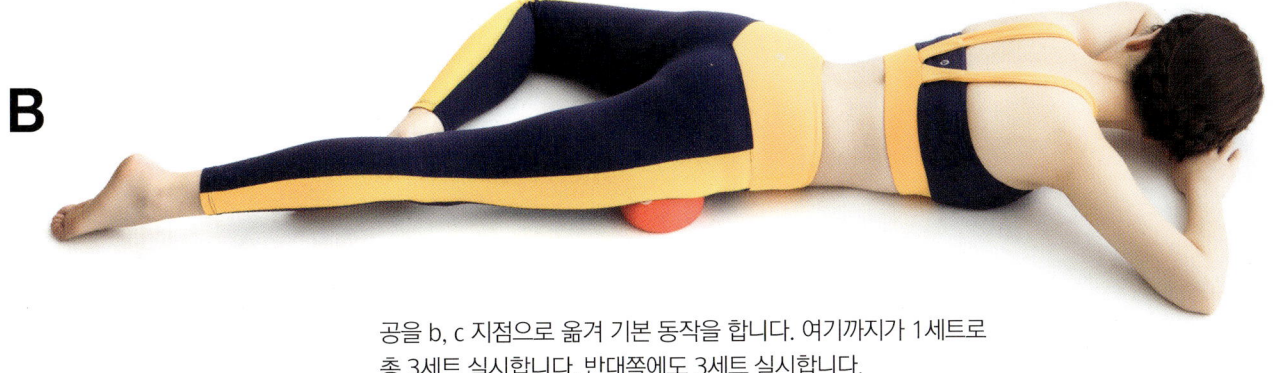

공을 b, c 지점으로 옮겨 기본 동작을 합니다. 여기까지가 1세트로
총 3세트 실시합니다. 반대쪽에도 3세트 실시합니다.

C

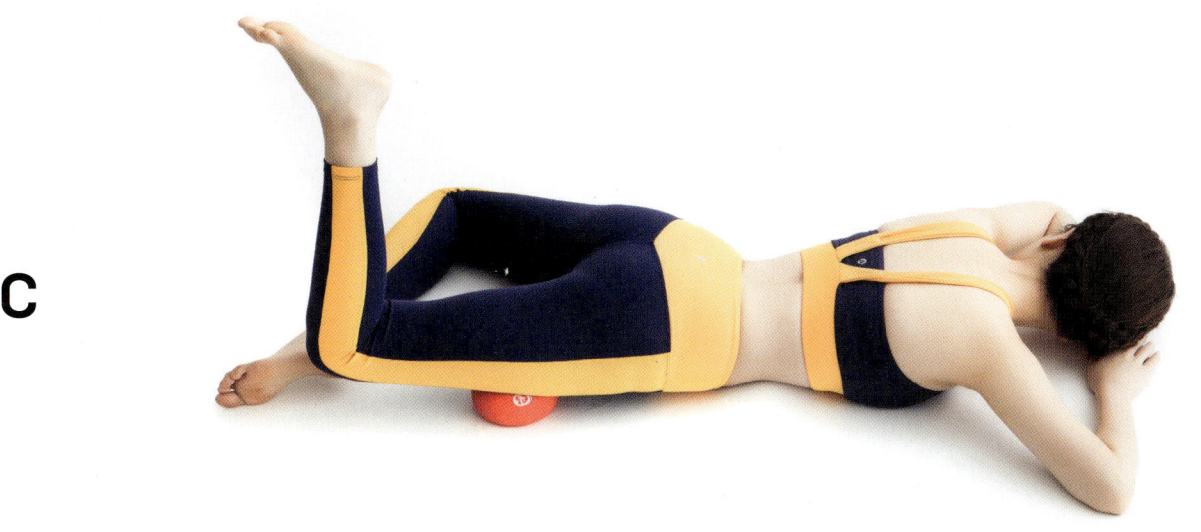

앞 과정에서 끝내도 상관없지만, c 지점까지 푼 뒤 사진처럼 다리를 90도로
구부려 좌우로 살살 흔들어 주면 더 큰 효과를 볼 수 있습니다.

② 아랫다리 풀기

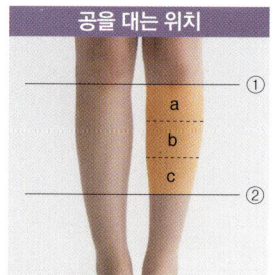

① 무릎 바로 아래
② 무릎 아래부터 발목까지
3등분했을 때 3분의 2 지점

공을 대는 위치

공으로 정강이뼈를 누르는 게 아닙니다. 정강이 앞쪽을
만져 보면 딱딱한 뼈가 가운데에 있고 바로 옆에 손가락
으로 힘을 주어 누르면 들어가는 부위가 있어요. 바로 거
기를 공으로 눌러 주는 겁니다.

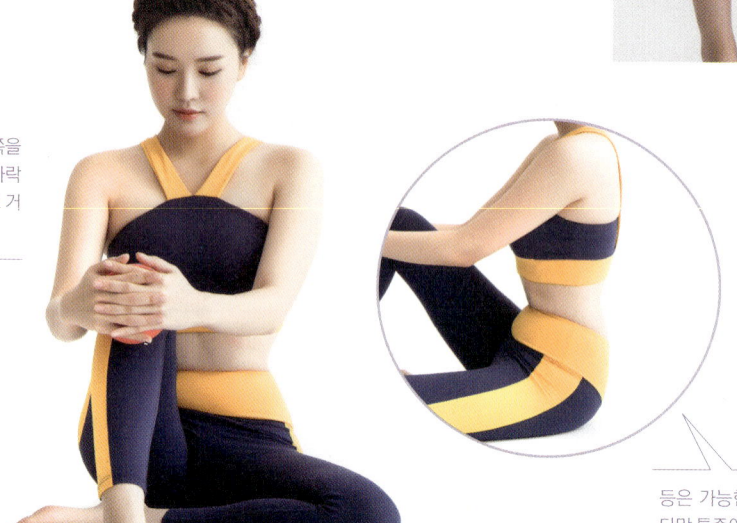

A

a 지점에 큰 공 1개를 대고 손으로 감싸
잡아당긴 뒤 기본 동작을 합니다.

등은 가능한 한 1자로 펴 주세요.
다만 통증이 있으면 살짝 굽힙니다.

공을 댄 쪽 다리는 세우고, 반대쪽
다리는 책상다리를 해 주세요.

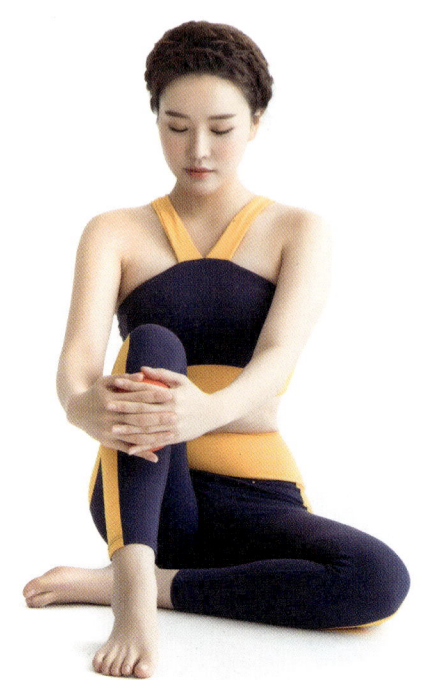

B

공을 b 지점으로 옮겨 기본 동작을
합니다.

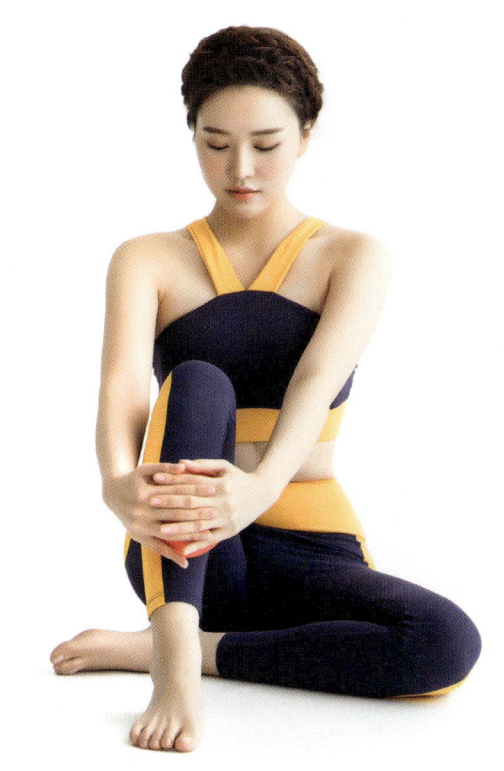

C

공을 c 지점으로 옮겨 기본 동작을
합니다.

D

A~C 과정을 반복하되, 이번에는 발목
까지 위아래로 까딱까딱해 줍니다.

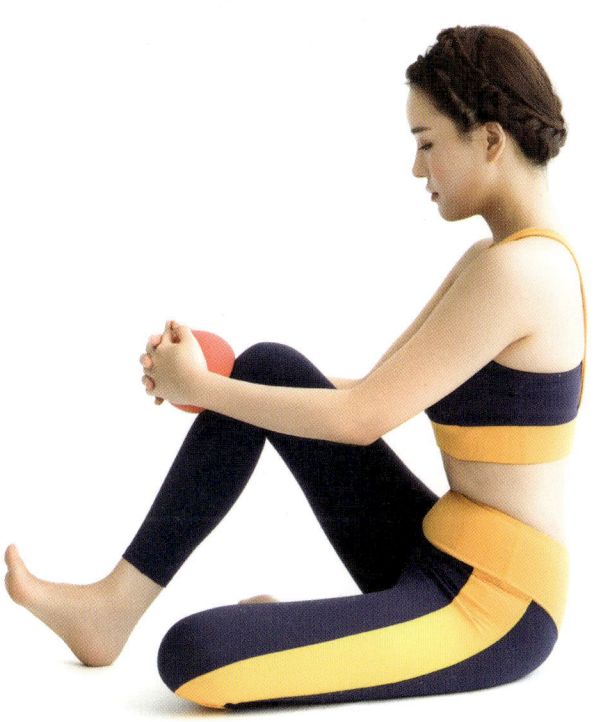

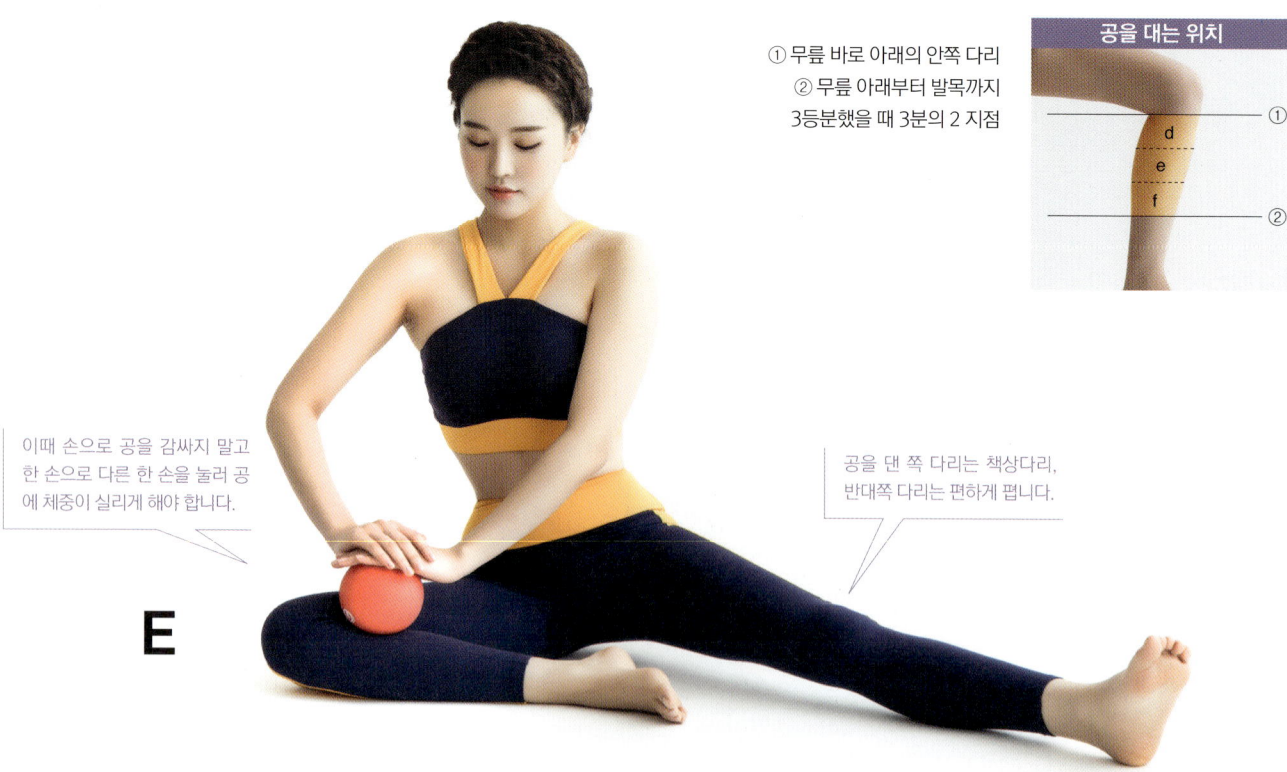

이때 손으로 공을 감싸지 말고 한 손으로 다른 한 손을 눌러 공에 체중이 실리게 해야 합니다.

공을 댄 쪽 다리는 책상다리, 반대쪽 다리는 편하게 폅니다.

E

d 지점에 큰 공을 대 주세요.

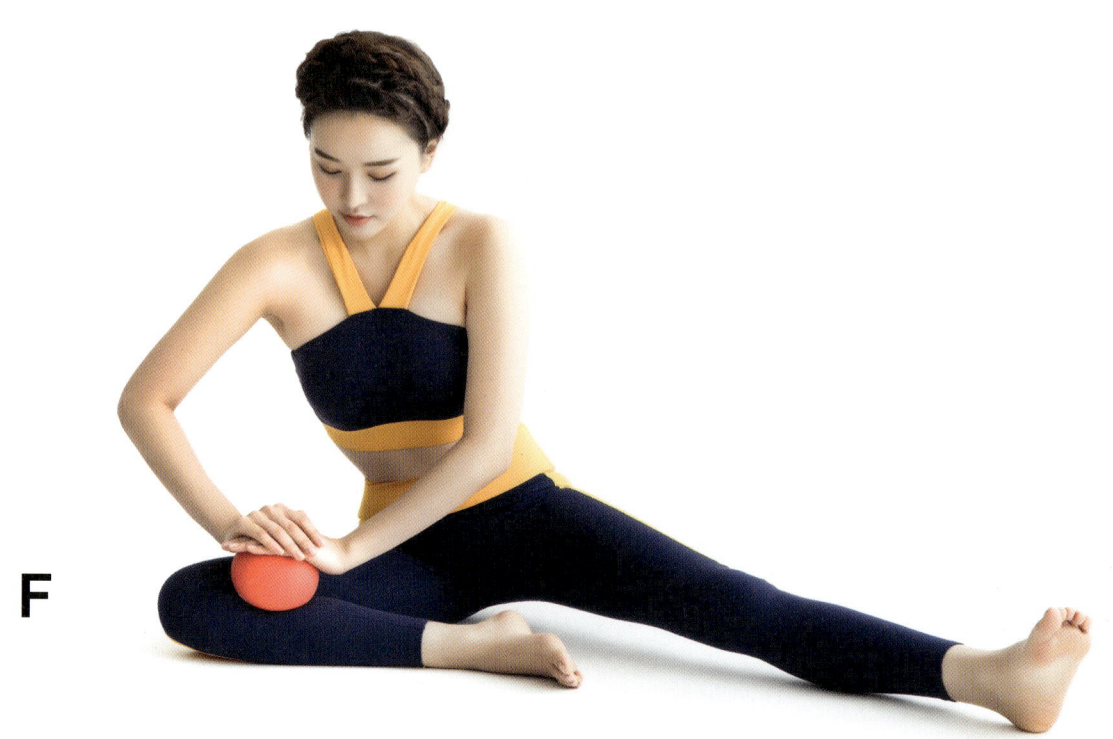

F

상체를 사진처럼 기울여 상체의 체중이 공에 실리게 한 뒤 기본 동작을
합니다. e, f 지점에도 같은 방법으로 기본 동작을 합니다.

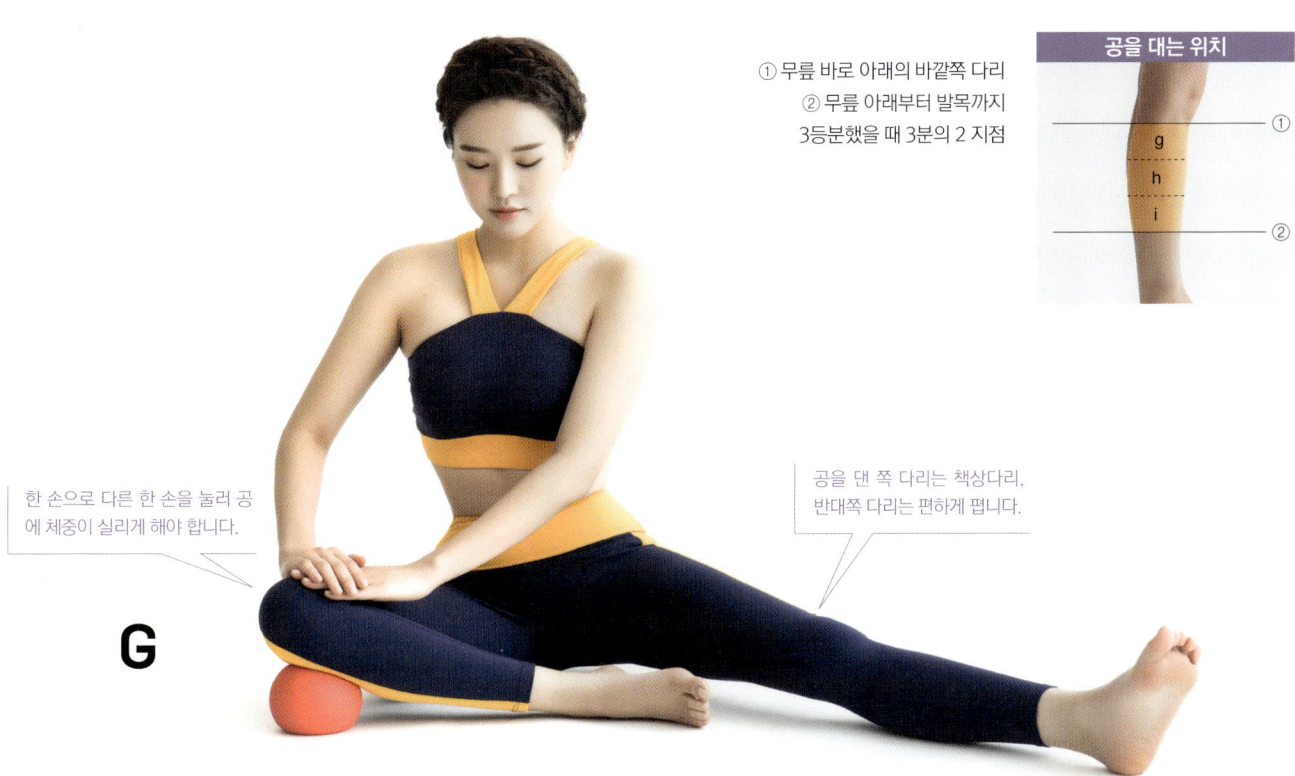

① 무릎 바로 아래의 바깥쪽 다리
② 무릎 아래부터 발목까지
3등분했을 때 3분의 2 지점

공을 대는 위치

g
h
i

①

②

한 손으로 다른 한 손을 눌러 공에 체중이 실리게 해야 합니다.

공을 댄 쪽 다리는 책상다리, 반대쪽 다리는 편하게 폅니다.

G

g 지점에 큰 공을 대 주세요.

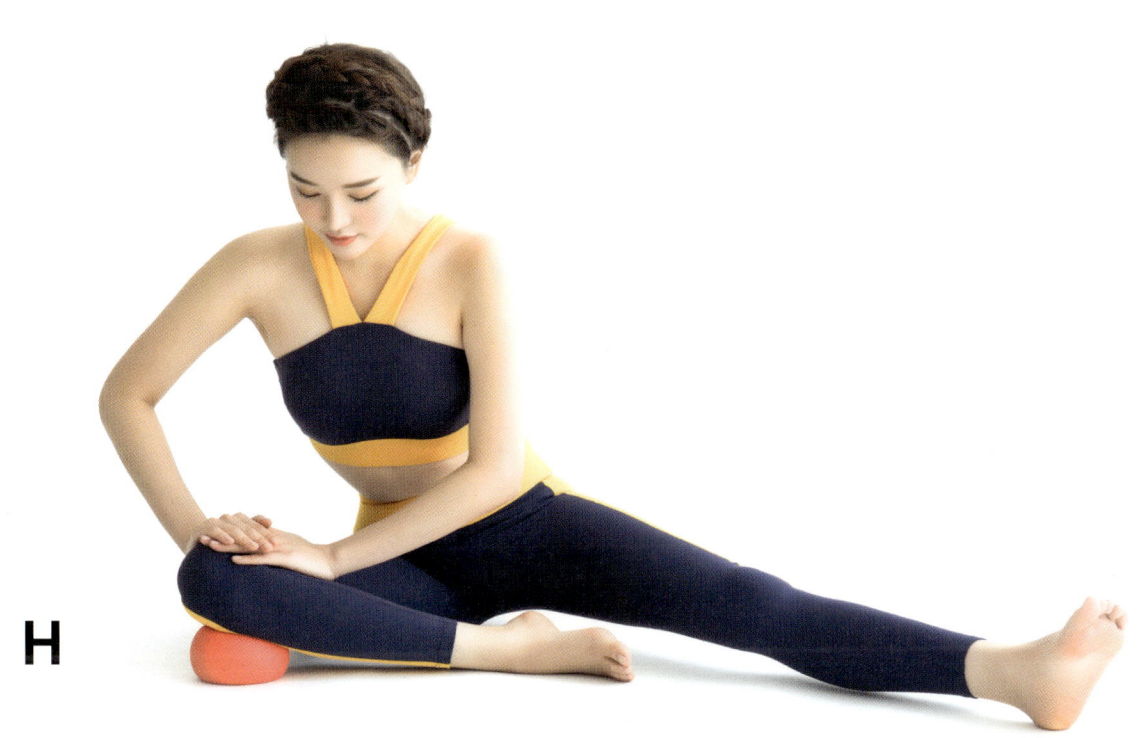

H

상체를 사진처럼 기울여 상체의 체중이 공에 실리게 한 뒤 기본 동작을
합니다. h, i 지점에도 같은 방법으로 기본 동작을 합니다.

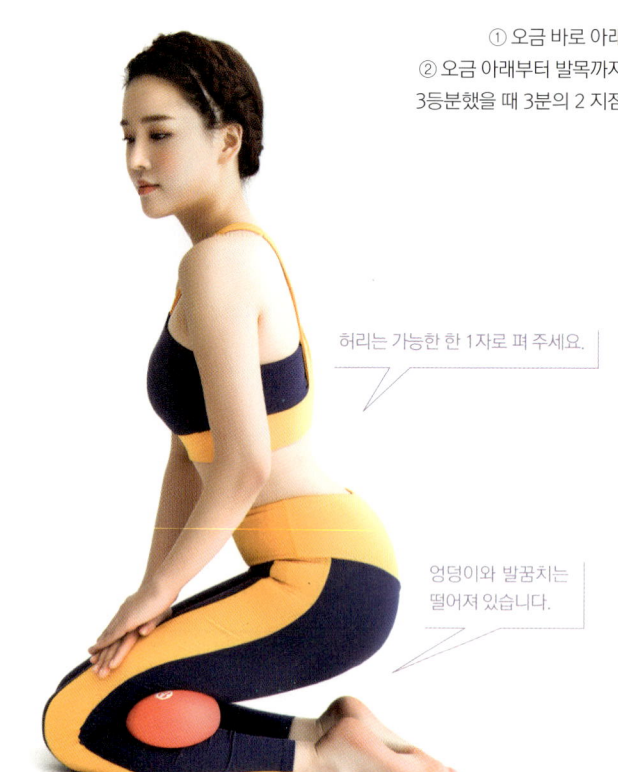

공을 대는 위치

j
k
l

①
②

허리는 가능한 한 1자로 펴 주세요.

I

오금(j 지점)에 큰 공을 끼운 뒤 공에 허벅지의 체중이 실리도록 사진처럼 지그시 눌러 주세요.

엉덩이와 발꿈치는 떨어져 있습니다.

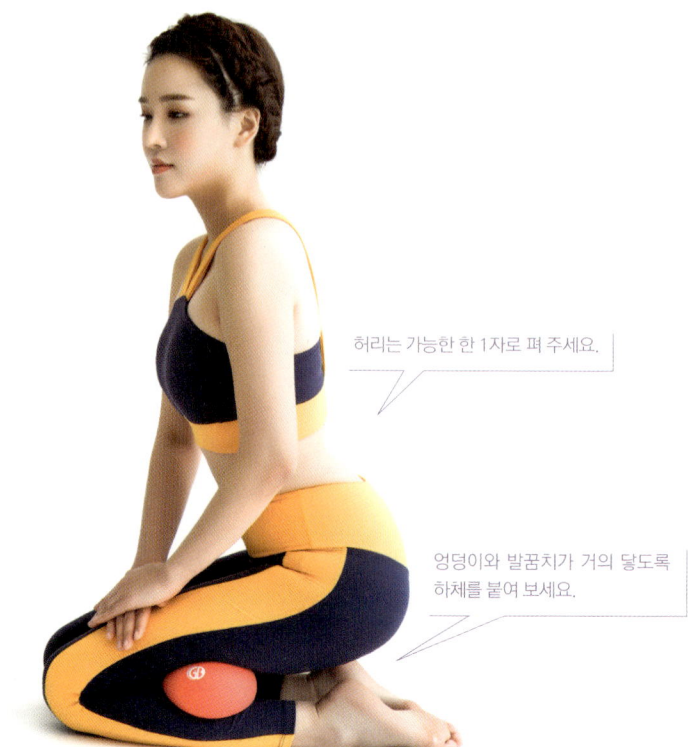

허리는 가능한 한 1자로 펴 주세요.

J

이 자세에서는 공을 굴리기 힘듭니다. k, l 지점으로 공을 손으로 직접 옮겨 기본 동작을 하세요. 여기까지가 1세트로 총 3세트 실시합니다. 반대쪽에도 3세트 실시합니다.

엉덩이와 발꿈치가 거의 닿도록 하체를 붙여 보세요.

③ 종아리 스트레칭하기

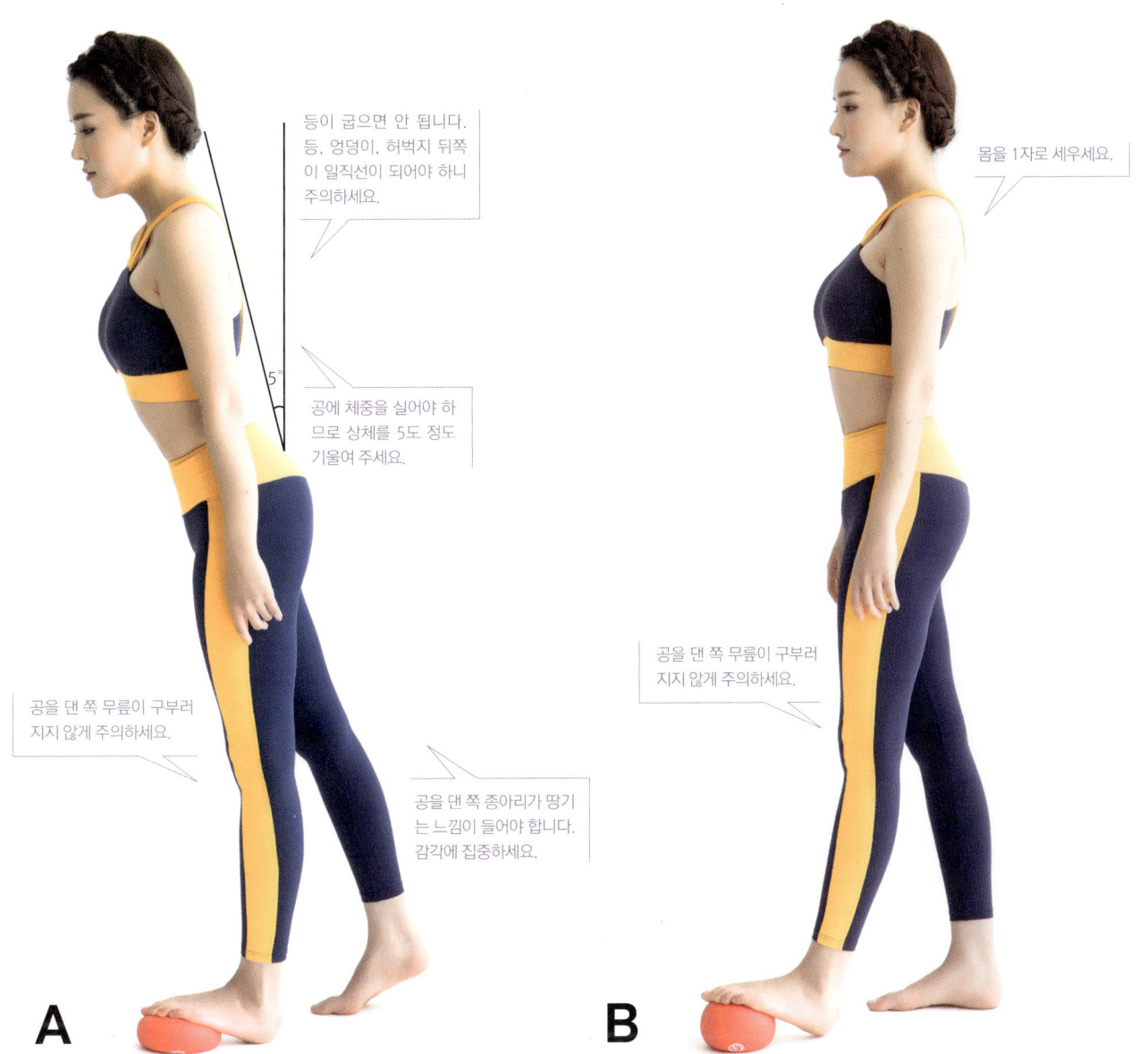

등이 굽으면 안 됩니다.
등, 엉덩이, 허벅지 뒤쪽
이 일직선이 되어야 하니
주의하세요.

5°

공에 체중을 실어야 하
므로 상체를 5도 정도
기울여 주세요.

공을 댄 쪽 무릎이 구부러
지지 않게 주의하세요.

공을 댄 쪽 종아리가 땅기
는 느낌이 들어야 합니다.
감각에 집중하세요.

몸을 1자로 세우세요.

공을 댄 쪽 무릎이 구부러
지지 않게 주의하세요.

A

뒤꿈치를 바닥에 댄 채 큰 공의 가장 튀어나온 부위를
발가락 전체로 10초 동안 누릅니다.

B

10초 후 발가락의 힘을 빼고 3초 동안 쉬어 주세요.
이 동작을 10회 반복합니다. 반대쪽에도 A~B 과정
을 10회 실시합니다.

4 균형 감각 기르기

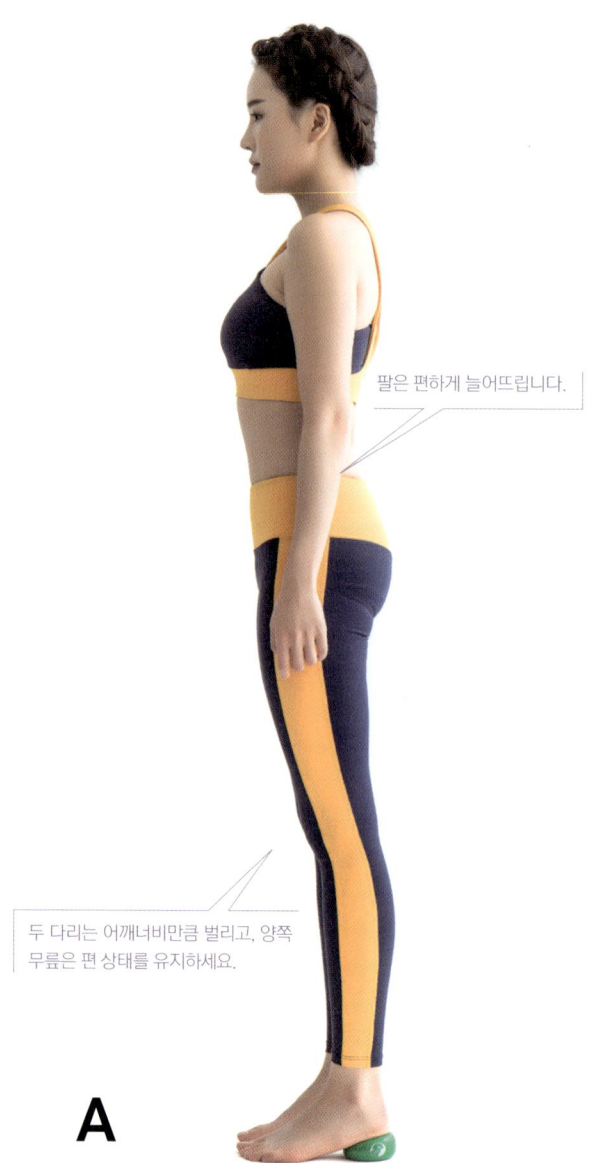

팔은 편하게 늘어뜨립니다.

두 다리는 어깨너비만큼 벌리고, 양쪽
무릎은 편 상태를 유지하세요.

A

양쪽 발꿈치에 작은 공 2개를 각각 대 주세요.

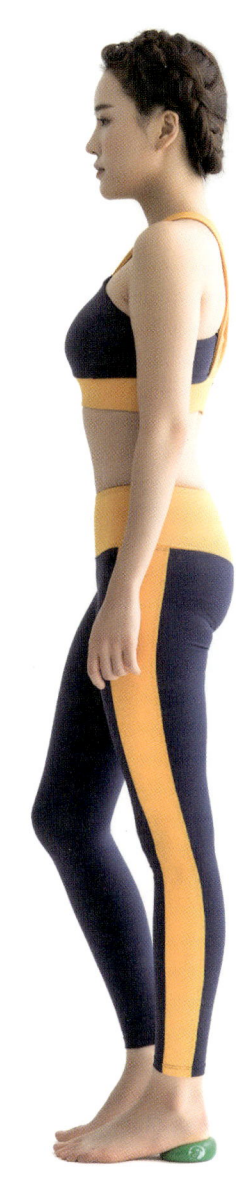

B

왼쪽 발꿈치에 힘을 주어 공을 짓누르고, 오른쪽 무릎은
사진처럼 살짝 구부려 힘을 빼 주세요. 자세가 안정되었
으면 5초 동안 편하게 호흡합니다.

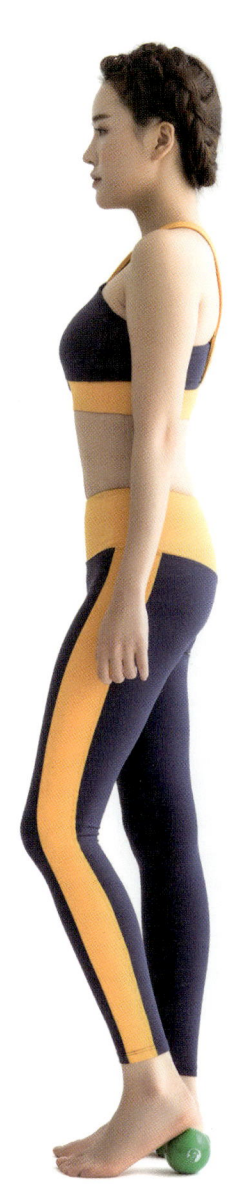

C

왼쪽 발꿈치를 공에 살짝 대고만 있다는 느낌이 들 때까지
왼쪽 무릎을 구부려 주세요. 이때 오른쪽 무릎은 앞 과정과
반대로 펴집니다. 자세가 안정되었으면 5초 동안 편하게 호
흡합니다. 여기까지가 1세트로 총 10세트 실시합니다.

요실금 예방 및 완화하기

골반 주변 근육에 문제가 생기면 여성에게는 요실금이, 남성에게는 전립선 비대증이 나타나기 쉽습니다. 따라서 이 두 가지 병증을 막으려면 골반 주변의 근육을 자극하여 탄력을 회복시켜야 합니다. 평소에도 쉽게 따라 할 수 있는 골반 강화 동작을 알려 드릴 테니 시간 날 때마다 자주 하시기 바랍니다.

시작하기 전에 CHECK! 회음부는 무척 예민한 부위입니다. 따라서 미성년자는 해당 동작을 삼가는 편이 좋습니다. 그리고 한 부위에 3분 이상 머물지 말고, 반드시 과정대로만 진행해 주세요. 도중에 통증이 느껴지면 당장 멈추고 공의 바람을 더 뺀 뒤 다시 진행합니다.

준비물 큰 공(지름 12cm) 2개

① 골반 아래쪽 풀기

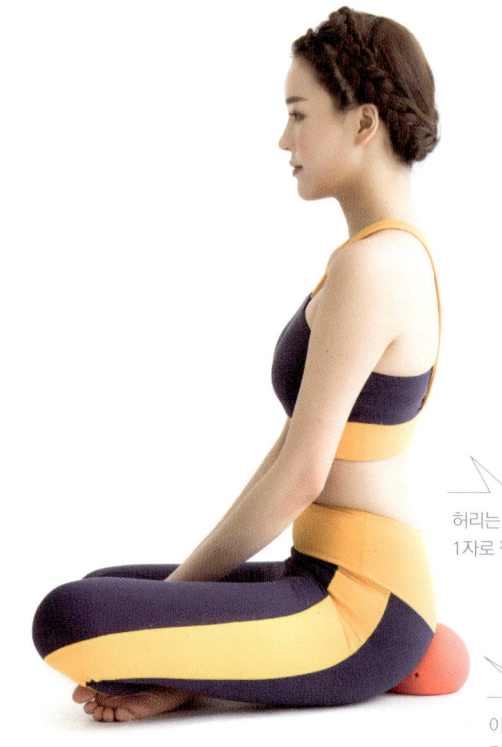

A

큰 공 2개를 항문을 사이에 두고 앞뒤로 끼운 채 앉아 주세요. 이때 두 공의 사이가 1cm 정도 떨어져 있으면 됩니다.

허리는 가능한 한 1자로 폅니다.

이때 공의 공기 함유량은 50퍼센트 정도가 좋습니다(16쪽 참조).

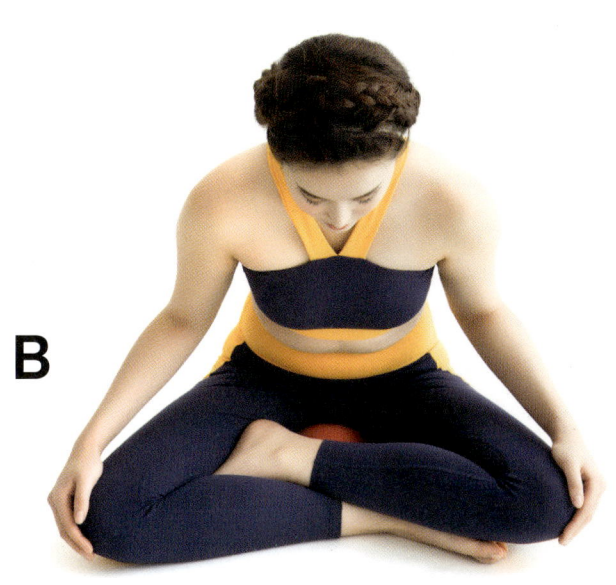

B

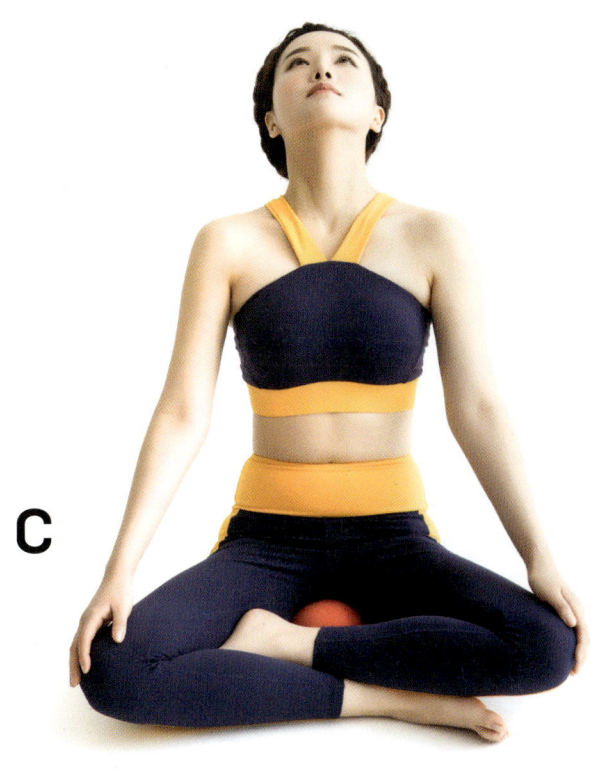

C

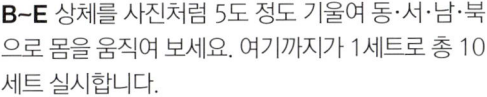

B~E 상체를 사진처럼 5도 정도 기울여 동·서·남·북으로 몸을 움직여 보세요. 여기까지가 1세트로 총 10세트 실시합니다.

> **Tip** 해당 동작을 마친 뒤 공을 빼고 바닥에 다시 앉아 보세요. 회음부가 바닥에 완전히 밀착되는 걸 느낄 수 있을 겁니다. 회음부를 부드럽게 풀어 주어 골반의 위치를 교정하고, 그 주변에 군살이 붙는 걸 막아 줍니다.

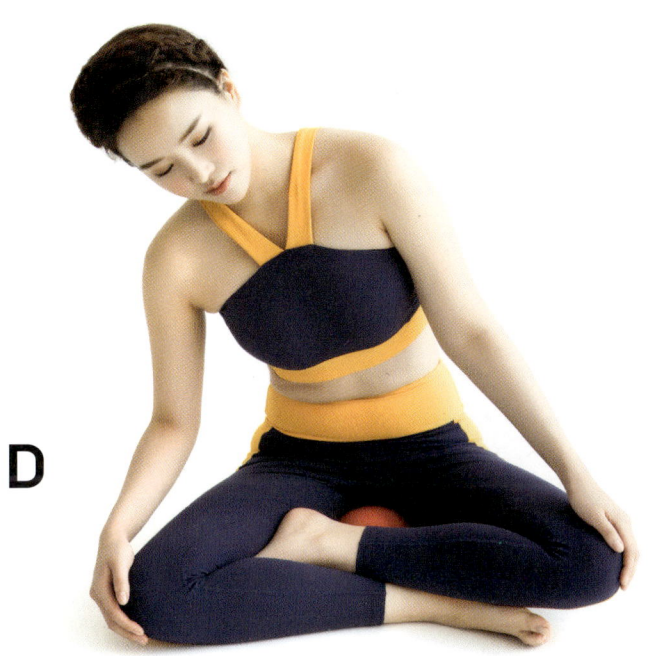

D

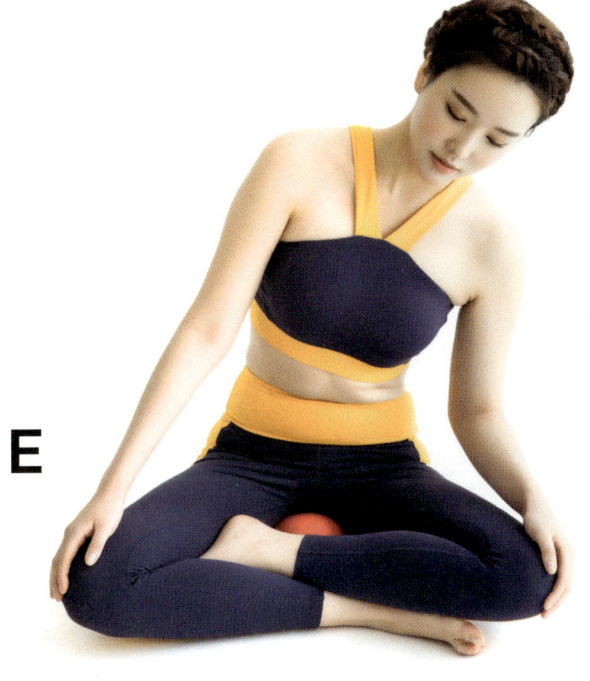

E

② 골반 앞쪽 풀기

① 배꼽에서 4~5cm 내려온 지점
② 골반이 끝나는 지점
③ 골반을 반으로 나눈 지점

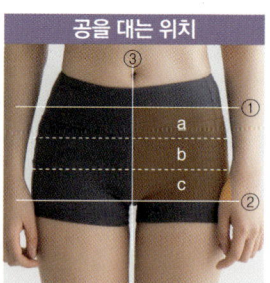

공을 대는 위치

A

이마를 손등 위에 가볍게
대 주세요.

공을 댄 쪽 다리는 펴고, 반대쪽
다리는 약 45도로 구부리세요.

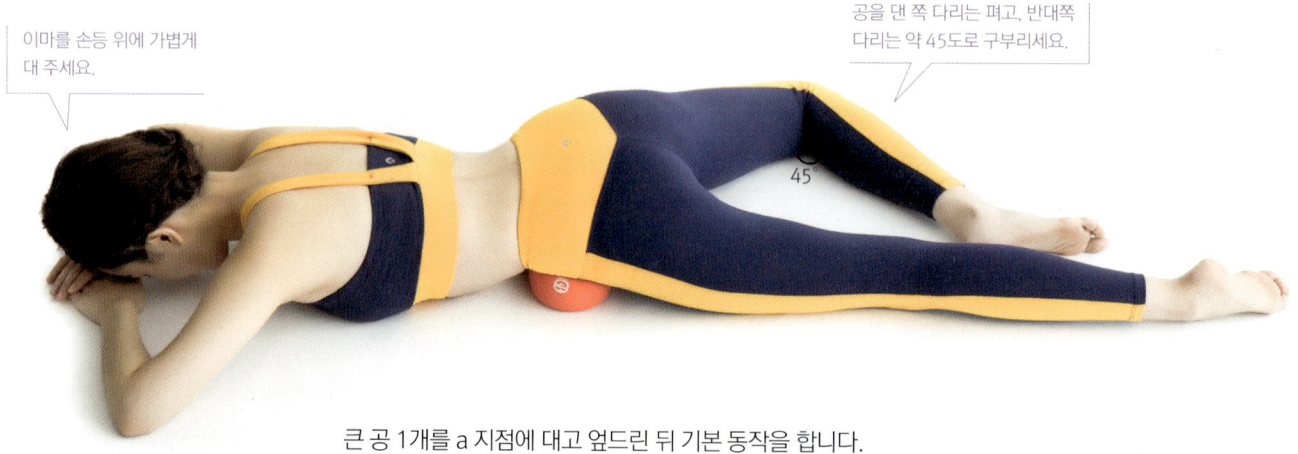

큰 공 1개를 a 지점에 대고 엎드린 뒤 기본 동작을 합니다.

B

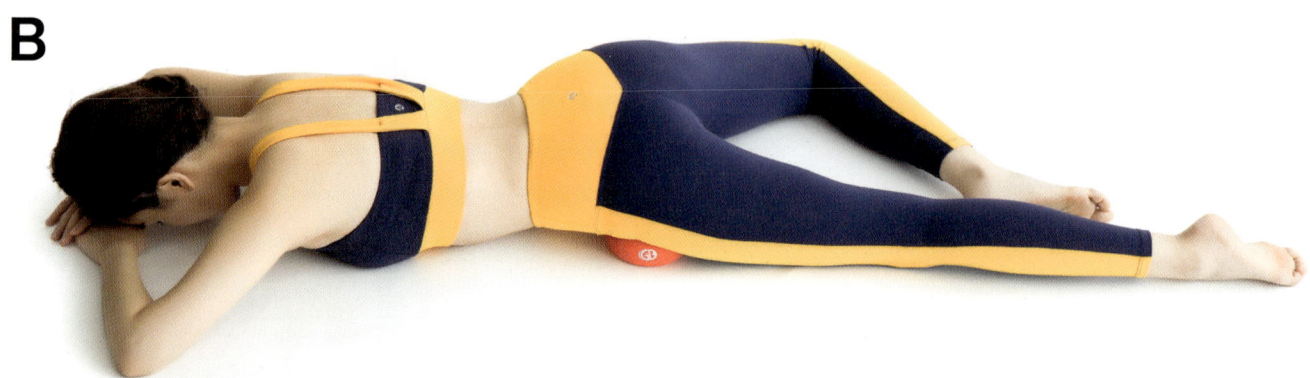

그다음에는 공을 b, c 지점으로 옮겨 기본 동작을
합니다. 여기까지가 1세트로 총 3세트 실시합니
다. 반대쪽에도 3세트 실시합니다.

Tip 모든 동작을 끝냈으면 일어서서 양쪽 골반에 손을 얹고 풀
어 준 오른쪽 골반이 있는 방향으로 허리를 돌린 뒤 그 상
태에서 10초 정도 멈춰 주세요. 그다음에는 다시 원위치로 돌아옵
니다. 해당 동작을 5회 반복하면 효과가 더욱 빠르게 나타납니다.

③ 골반 아랫부분의 근력 기르기

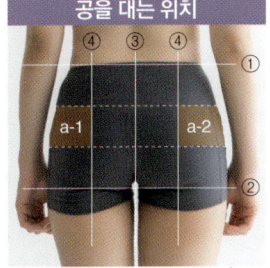

공을 대는 위치

① 엉덩이가 시작되는 지점
② 엉덩이가 끝나는 지점
③ 엉덩이를 반으로 나눕니다.
④ 다시 반으로 나눕니다.

등은 가능한 한
1자로 세웁니다.

A

엉덩이 바깥쪽(a-1, a-2 지점)에
각각 큰 공을 하나씩 끼운 뒤 손깍
지로 무릎을 감싸 주세요.

허벅지와 무릎은 살짝 붙입니다.
손깍지로 무릎을 가볍게 감싸 주세요.

사진과 같이 공의 3분의 1에서 절반
정도가 밖으로 삐져 나와 보이면 공
을 제 위치에 끼운 겁니다.

두 발도 가볍게 붙여 주세요.

B

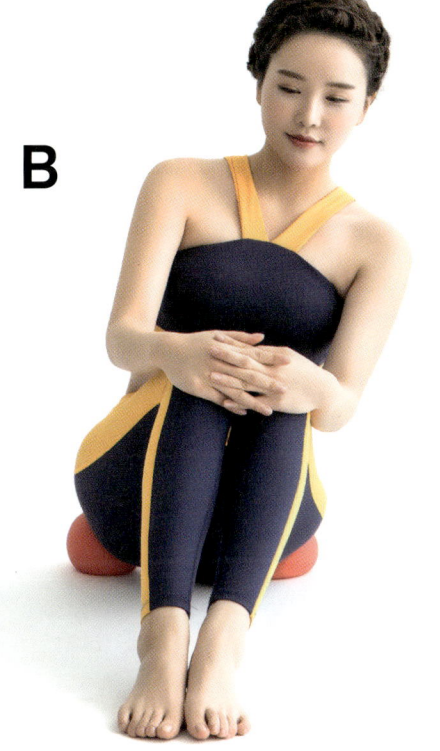

C

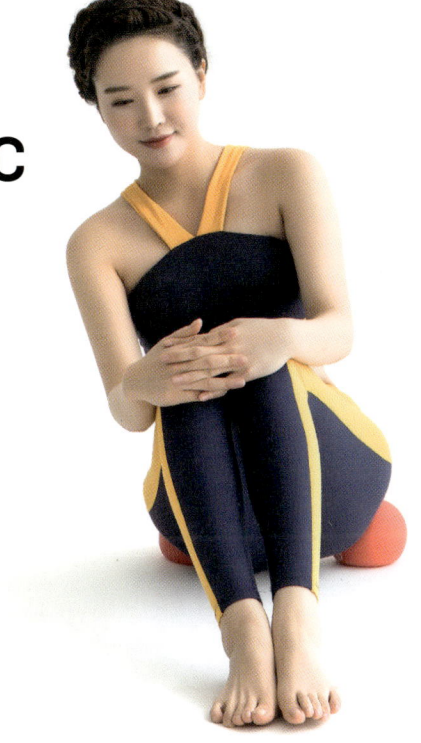

B & C 사진과 같이 몸을 좌우로 30회
흔들어 줍니다. 여기까지가 1세트로
총 3세트 실시합니다.

4 골반 아래쪽 풀기 2

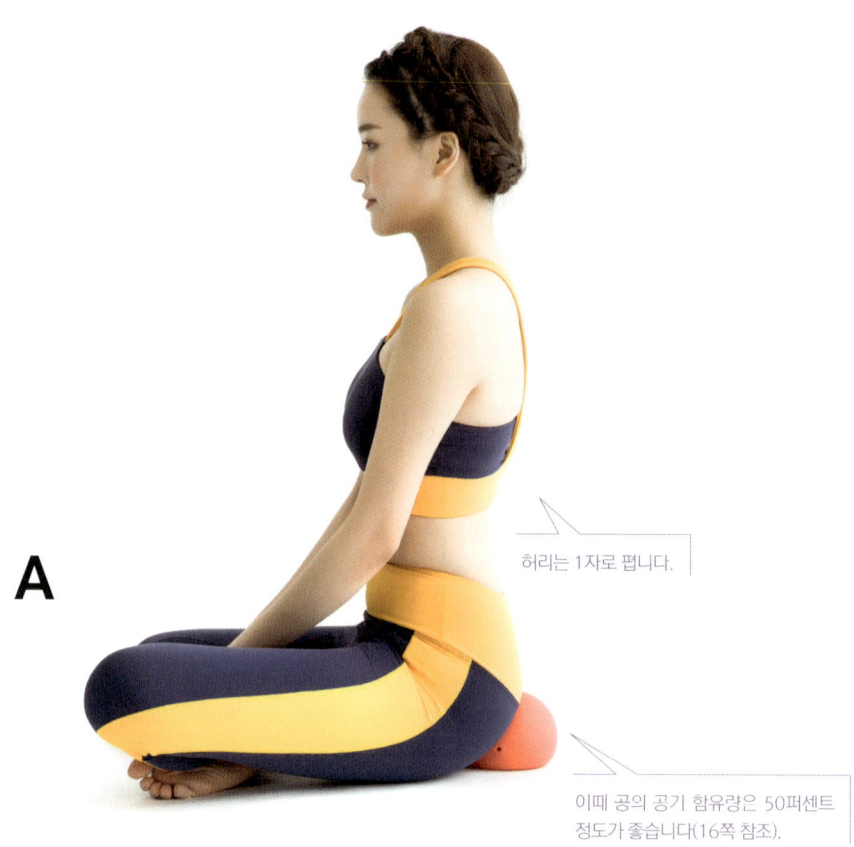

A

허리는 1자로 폅니다.

이때 공의 공기 함유량은 50퍼센트
정도가 좋습니다(16쪽 참조).

큰 공 2개를 항문을 사이에 두고 앞뒤로
끼운 채 앉아 주세요. 이때 두 공의 사이가
1cm 정도 떨어져 있으면 됩니다.

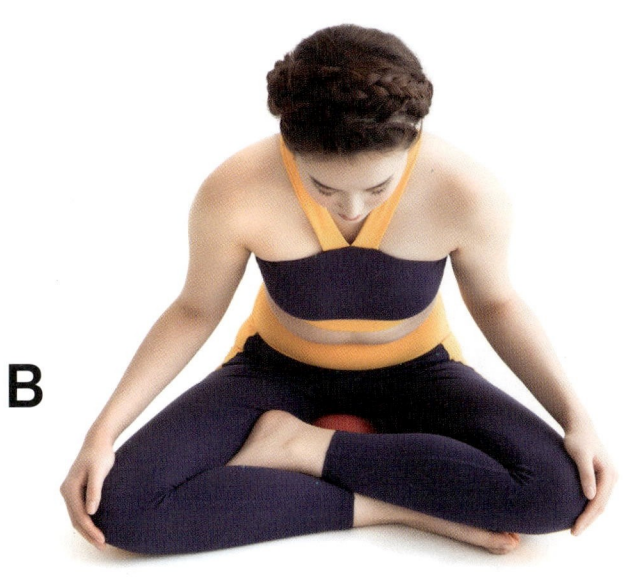

B

B & C 상체를 사진처럼 5도 정도 기울여 앞뒤로
몸을 움직여 보세요. 여기까지가 1세트로 총 10
세트 실시합니다.

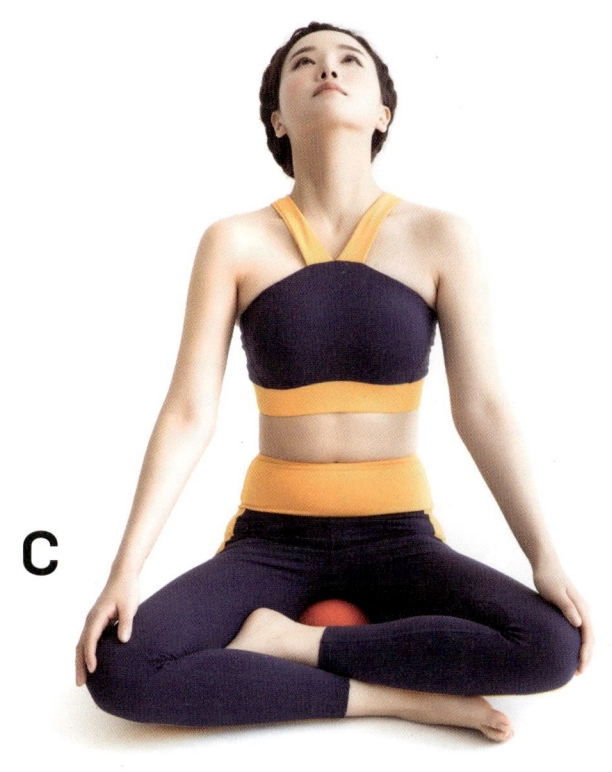

C

> **Tip** 해당 동작을 마친 뒤 공을 빼고 바닥에 다시 앉아
> 보세요. 회음부가 바닥에 완전히 밀착되는 걸 느낄
> 수 있을 겁니다. 회음부를 부드럽게 풀어 주어 골반의 위
> 치를 교정하고, 그 주변에 군살이 붙는 걸 막아 줍니다.

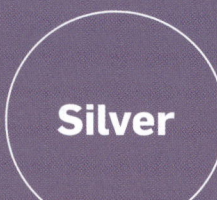

Silver

치매 예방

치매는 이제 노인들만의 문제가 아닙니다. 요즘은 디지털 치매라는 신조어도 생겼고, 치매의 발발 연령도 낮아지고 있지요. 생활 속 소소한 동작만으로 치매를 조기에 예방할 수 있으니 이번 동작들을 자주 해 주세요.

시작하기 전에 CHECK!	이번 동작들은 시간이 날 때마다 틈틈히 하는 게 더 효과적입니다.

준비물	큰 공(지름 12cm) 1개, 작은 공(지름 7cm) 1개

 **손목 관절 풀기**

EASY &
COMFORTABLE
PROGRAM
FOR 4 WEEKS

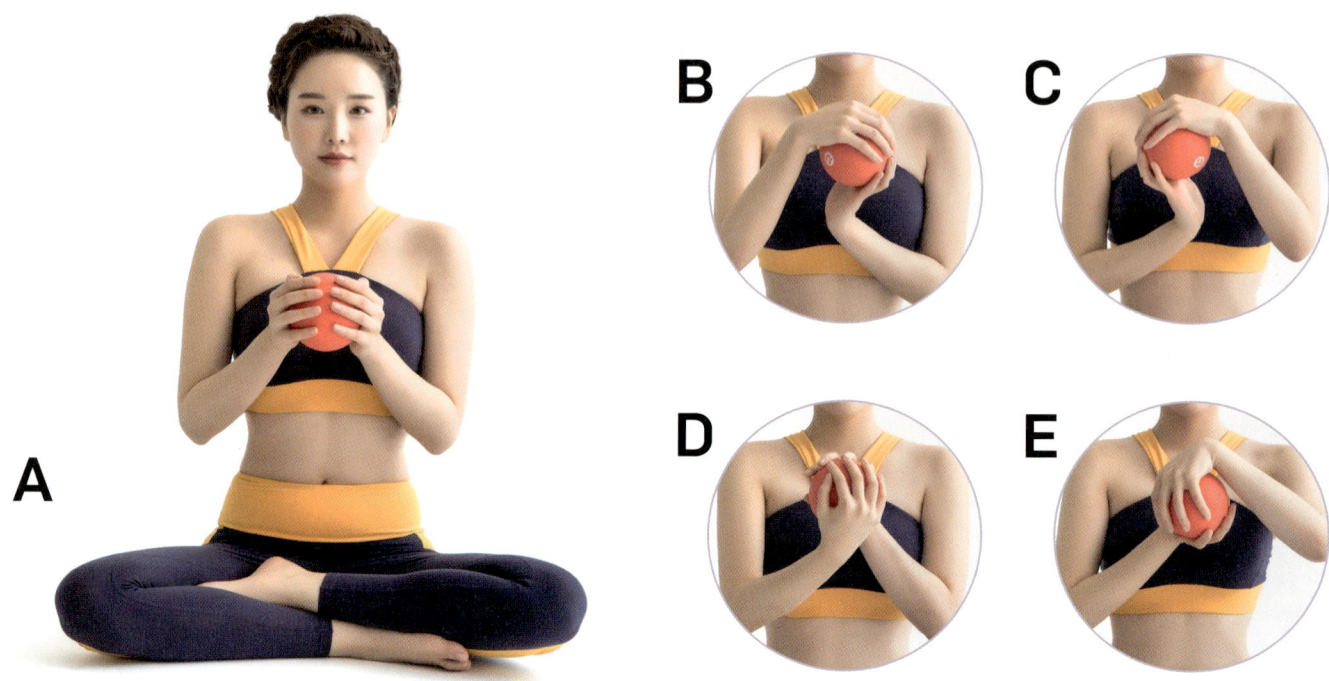

A~E 가슴 앞에서 10cm 정도 떨어진 위치에서 큰 공을 두 손으로 감싸듯 쥐고 팔꿈치는 옆구리에 붙여 주세요. 그리고 팔이 상체에서 떨어지지 않게 유의하면서 오른쪽으로 10회, 왼쪽으로 10회, 8자를 그리듯 손목을 돌립니다.

2 뇌 자극하기

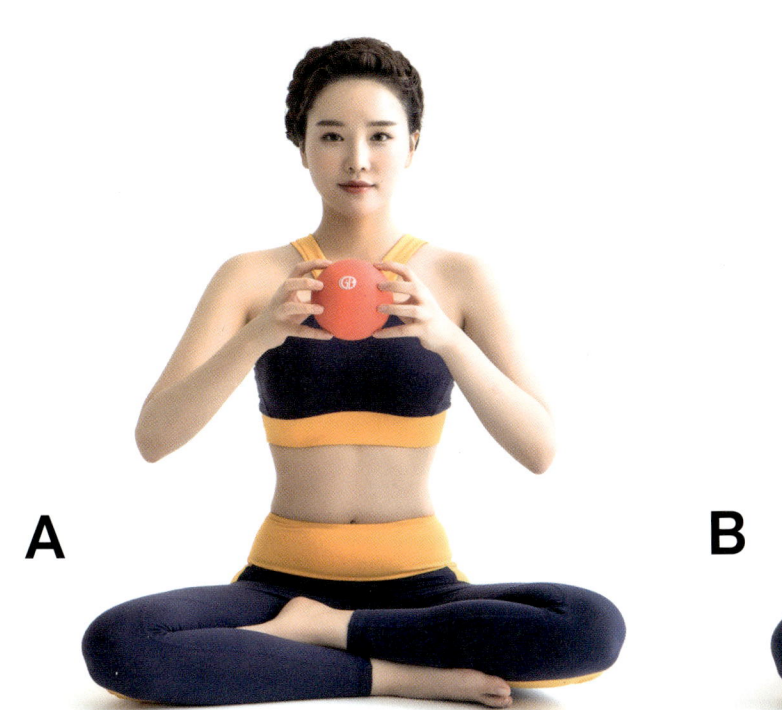

A

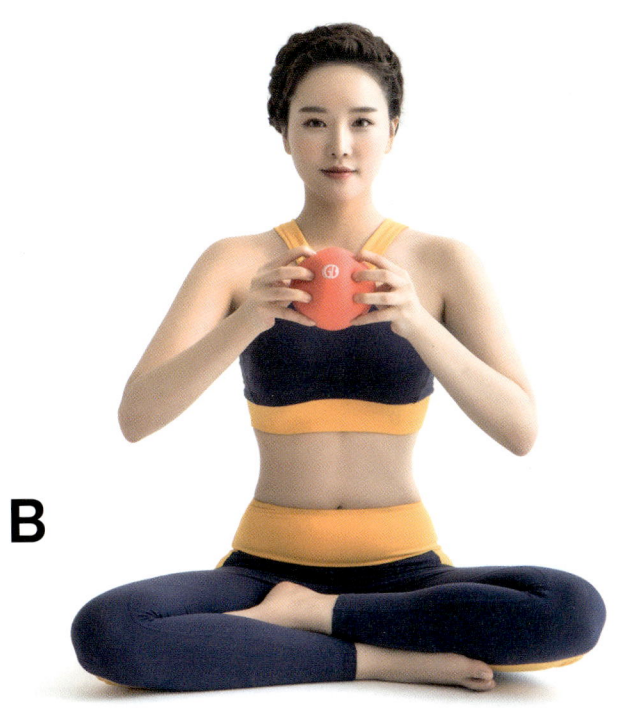

B

A&B 사진과 같이 열 손가락을 모두 큰 공에 댄 뒤 손톱 끝이 공에 움
푹 묻혀 들어갈 정도로 손가락에 힘을 주세요. 방향만 조금씩 바꿔 가
면서 총 10회 반복합니다. 습관적으로 자주 하면 더욱 큰 효과를 거둘
수 있습니다.

③ 집중력 강화하기

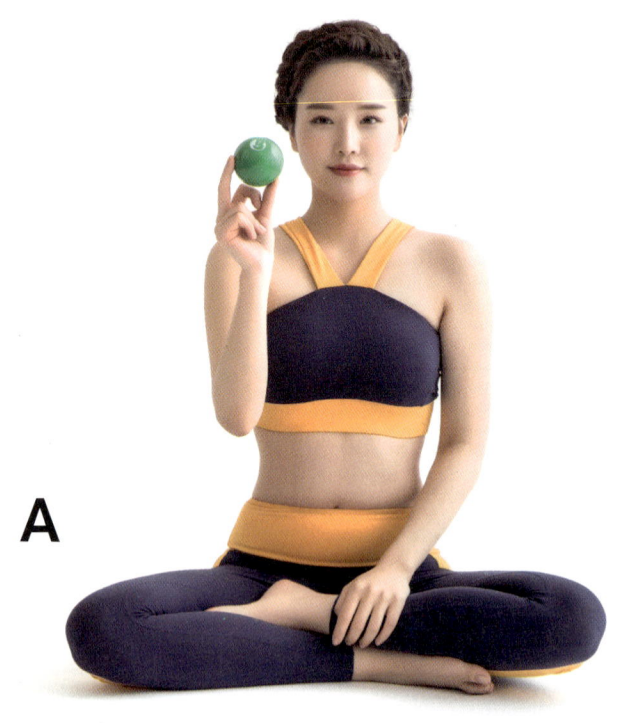

A

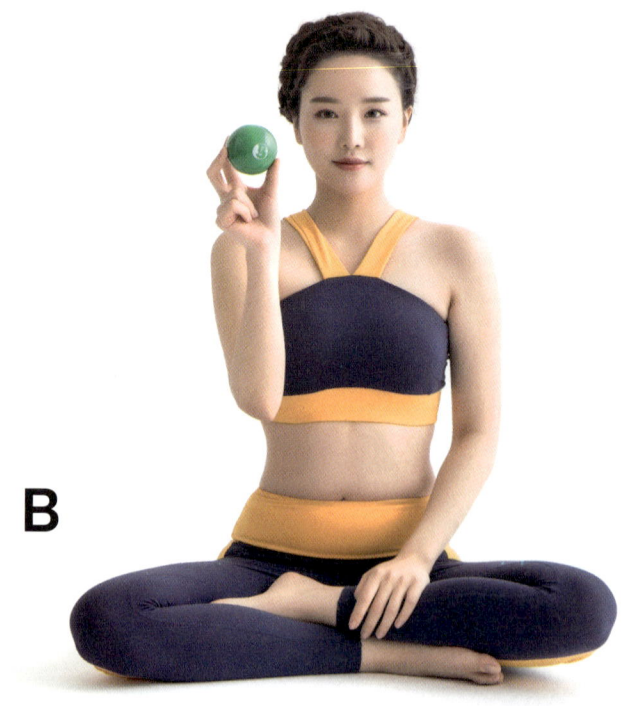

B

손가락 두 개로 작은 공을 쥐세요. 이때 손가락을 계속 바꿔 가면서 공을 쥐면 됩니다. 그런 다음 반대쪽에도 같은 방법으로 반복합니다. 익숙해지면 양쪽을 동시에 해 보세요.

앞 과정과 달리 이번에는 손가락 세 개로 공을 쥐어 보세요. 이번 역시 손가락을 계속 바꿔 가면서 공을 쥐면 됩니다. 그런 다음 반대쪽에도 같은 방법으로 반복합니다. 익숙해지면 양쪽을 동시에 해 보세요.

 Tip 작은 공이 쉬우면 큰 공으로 바꾸어 동작해 보세요!

4 뇌세포 자극하기

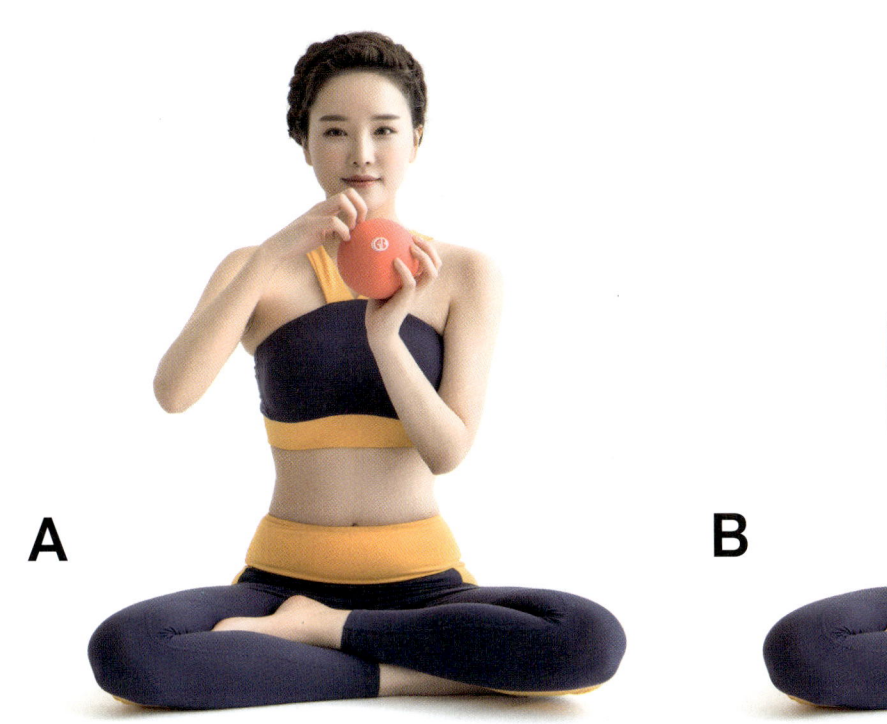

A

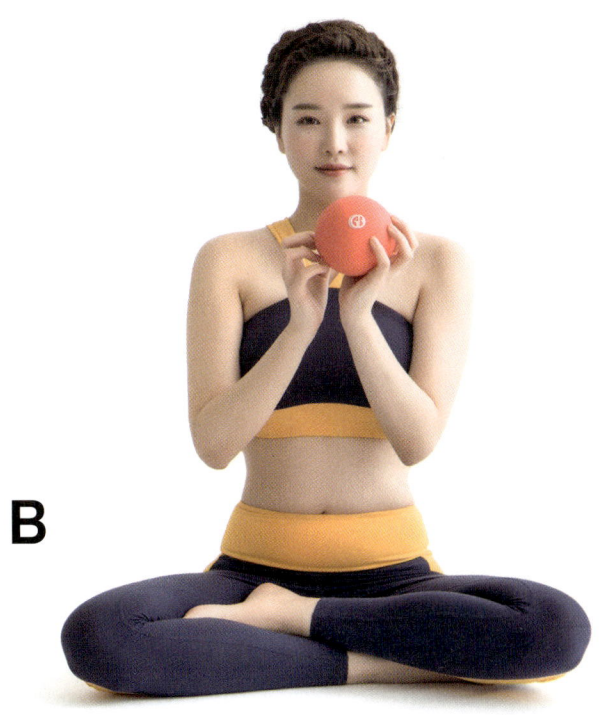

B

A&B 다섯 손가락의 손톱 끝을 모두 세워 으드득 소리가 날 정도로 큰 공을
긁어 주세요. 총 10회 반복이나 시간 날 때마다 해 주면 좋습니다.

굽은 등 예방 및 완화하기

현대인은 신체 활동이 비교적 단순해 몸의 근육을 골고루 사용하지 못합니다. 특히 몸 앞쪽 근육 위주로 사용하다 보니 해당 부위의 근막이 유착되어 몸 전체가 앞으로 굽게 되지요. 때문에 몸속 장기들이 압박되어 호흡 및 소화 기능이 떨어져 건강에도 문제가 생깁니다. 건강에도 안 좋고 미관상으로 흉한 굽은 등, 이대로 내버려 둘 이유가 하나도 없겠지요?

시작하기 전에 CHECK!	통증에는 기분 좋게 시원한 통증과 고통스러운 통증이 있습니다. 만약 고통스러운 통증이 온다면 즉시 동작을 중단하세요. 무리는 오히려 독이 됩니다.

준비물	큰 공(지름 12cm) 2개

① 가슴 바로 아래
② 배꼽
③ BP.(버스트포인트)에서 수직으로 내려온 지점

EASY &
COMFORTABLE
PROGRAM
FOR 4 WEEKS

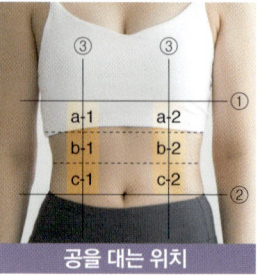

공을 대는 위치

① 가슴 아래와 복부 풀기

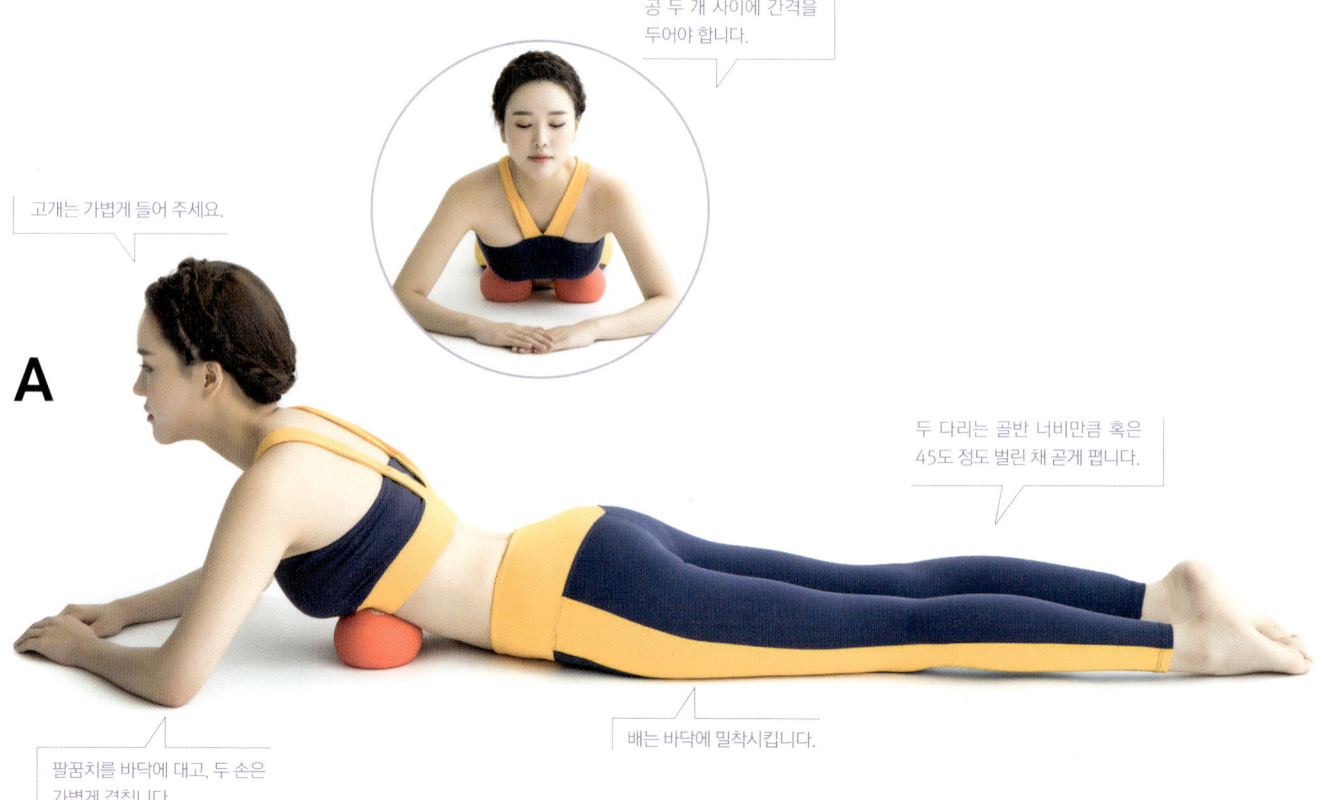

공 두 개 사이에 간격을 두어야 합니다.

고개는 가볍게 들어 주세요.

A

두 다리는 골반 너비만큼 혹은 45도 정도 벌린 채 곧게 펍니다.

팔꿈치를 바닥에 대고, 두 손은 가볍게 겹칩니다.

배는 바닥에 밀착시킵니다.

큰 공 2개를 가슴 바로 아래(a-1, a-2 지점)에 대 주세요.
공이 가슴 아랫부분과 맞닿게 끼우는 겁니다.

B

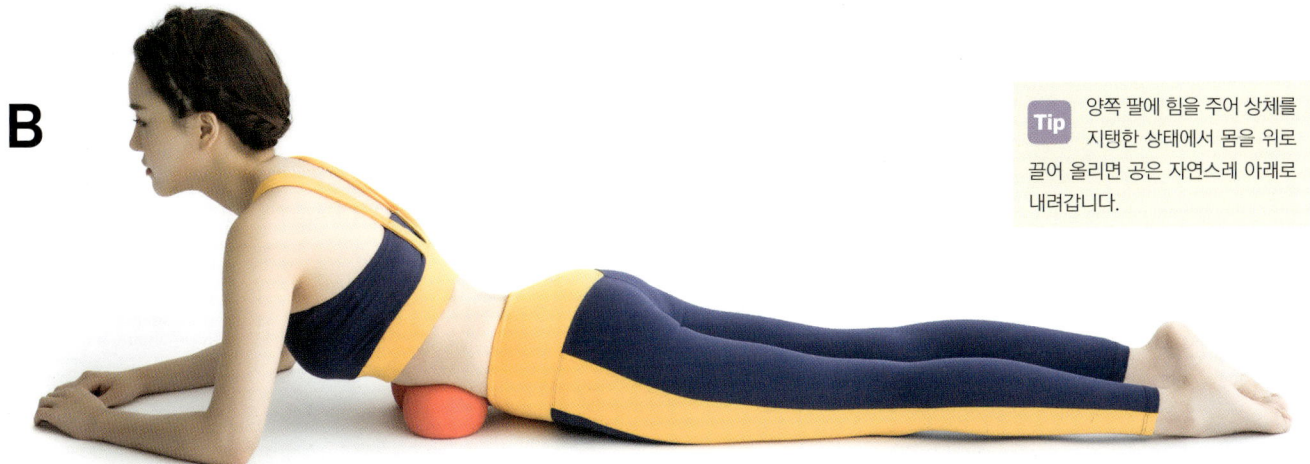

Tip 양쪽 팔에 힘을 주어 상체를 지탱한 상태에서 몸을 위로 끌어 올리면 공은 자연스레 아래로 내려갑니다.

공을 b-1, b-2 지점으로 옮겨 기본 동작을 합니다.

C

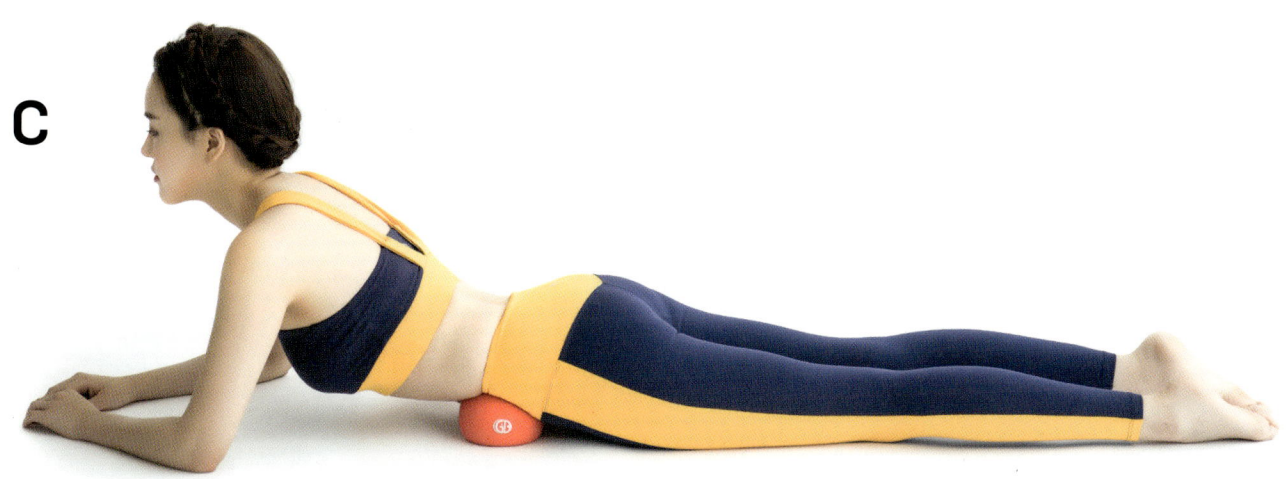

c-1, c-2 지점으로 공을 옮겨 기본 동작을 합니다.
여기까지가 1세트로 총 3세트 실시합니다.

② 큰 공으로 빗장뼈 아랫부분 풀기

① 빗장뼈

공을 대는 위치

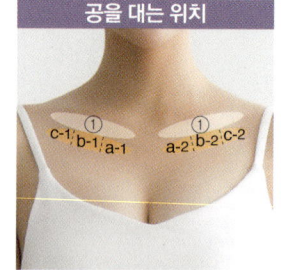

c-1 b-1 a-1 a-2 b-2 c-2

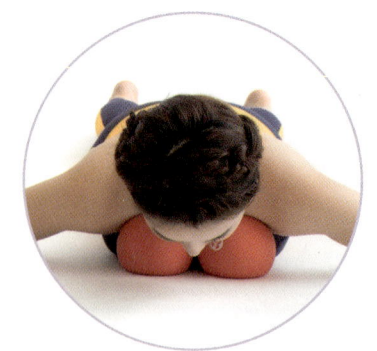

이번에는 큰 공으로 동작을 하므로 시작할 때는 공 2개가 거의 맞닿아 있어야 합니다.

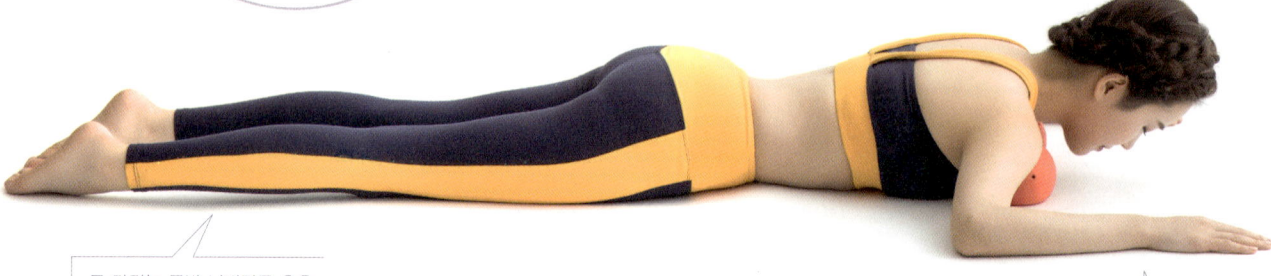

두 다리는 골반 너비만큼 혹은 45도 정도 벌린 채 곧게 폅니다.

a-1, a-2 지점에 큰 공 2개를 끼운 뒤, 기본 동작을 합니다. 그다음에는 공을 b-1, b-2와 c-1, c-2 지점으로 옮겨 기본 동작을 합니다. 여기까지가 1세트로 총 3세트 실시합니다.

두 팔은 11자 형태로, 팔꿈치와 손바닥은 바닥에 붙입니다.

③ 굽은 척추 펴기

두 다리는 골반 너비만큼 혹은 45도 정도 벌린 채 곧게 폅니다.

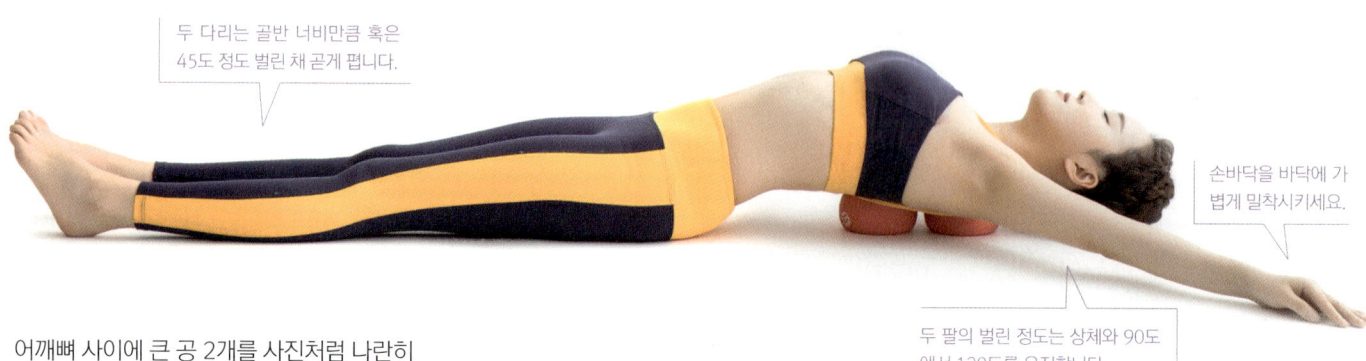

손바닥을 바닥에 가볍게 밀착시키세요.

어깨뼈 사이에 큰 공 2개를 사진처럼 나란히 끼운 채, 기본 동작을 5회 실시합니다.

두 팔의 벌린 정도는 상체와 90도에서 120도를 유지합니다.

④ 허릿심 기르기

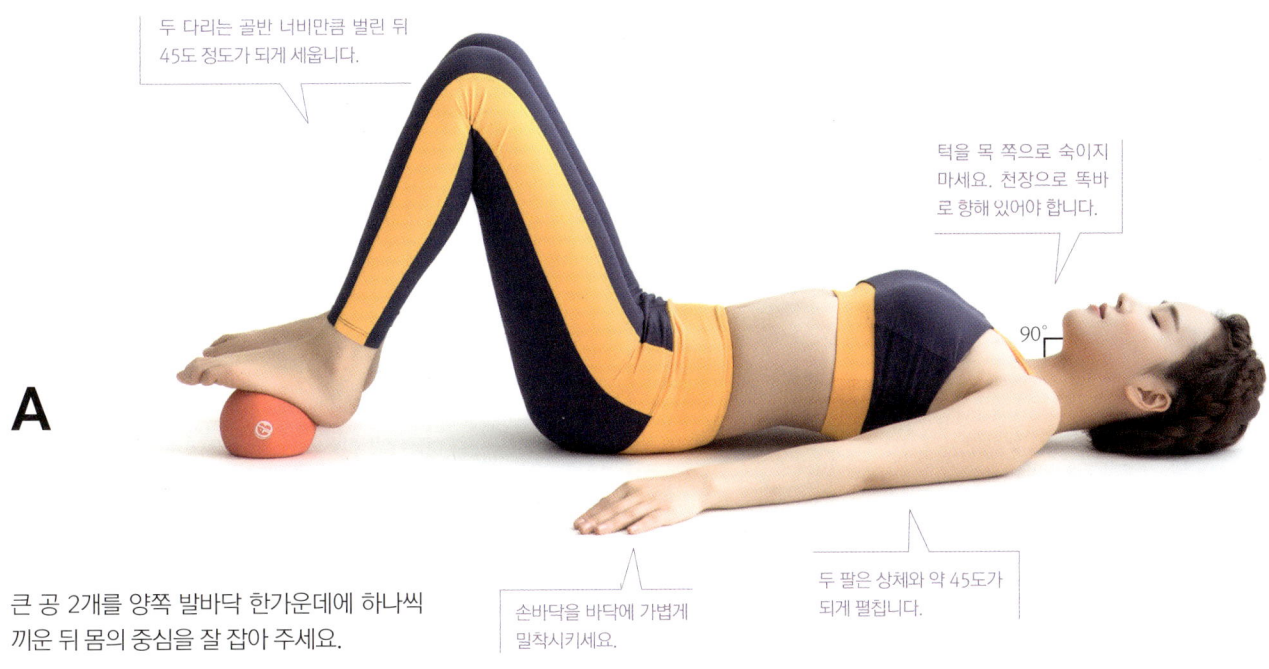

두 다리는 골반 너비만큼 벌린 뒤 45도 정도가 되게 세웁니다.

턱을 목 쪽으로 숙이지 마세요. 천장으로 똑바로 향해 있어야 합니다.

90°

A

큰 공 2개를 양쪽 발바닥 한가운데에 하나씩 끼운 뒤 몸의 중심을 잘 잡아 주세요.

손바닥을 바닥에 가볍게 밀착시키세요.

두 팔은 상체와 약 45도가 되게 펼칩니다.

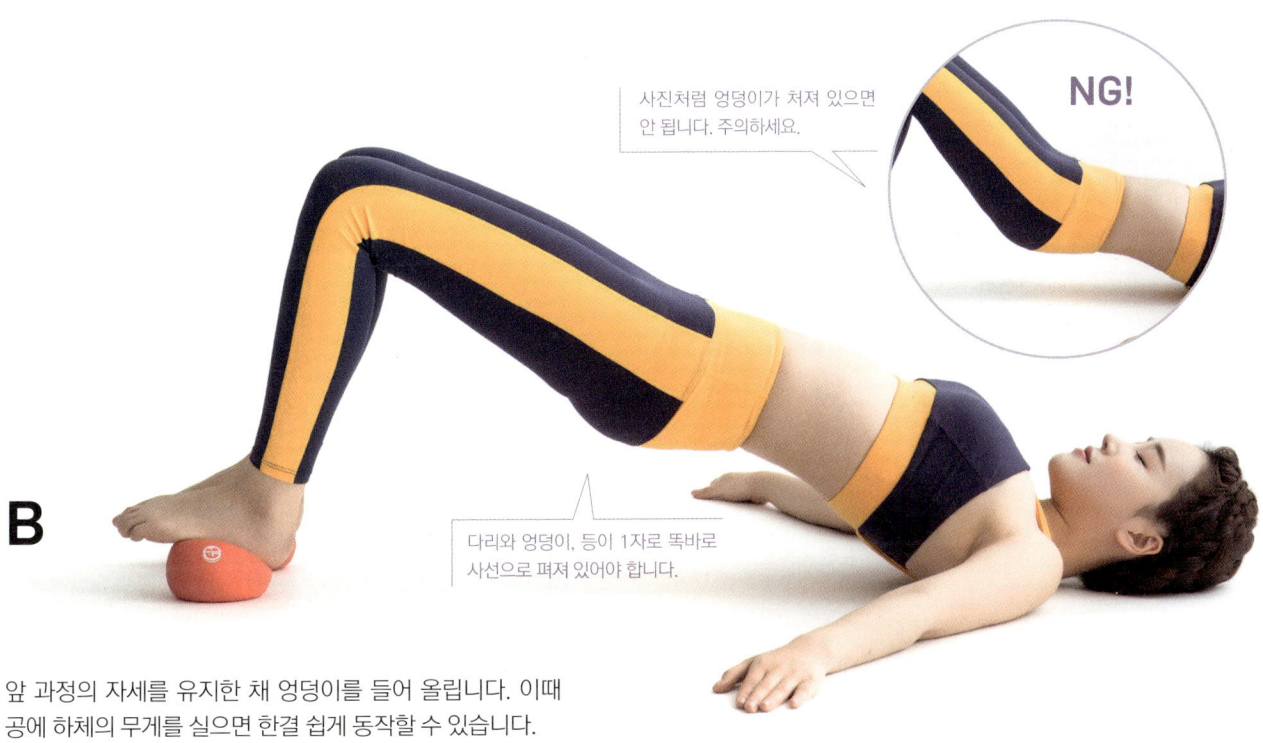

사진처럼 엉덩이가 처져 있으면 안 됩니다. 주의하세요.

NG!

B

다리와 엉덩이, 등이 1자로 똑바로 사선으로 펴져 있어야 합니다.

앞 과정의 자세를 유지한 채 엉덩이를 들어 올립니다. 이때 공에 하체의 무게를 실으면 한결 쉽게 동작할 수 있습니다.

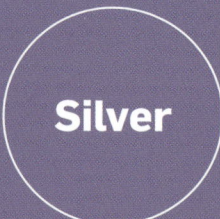

Silver

전립선 비대증 예방
및 완화하기

골반 주변 근육에 문제가 생기면 여성에게는 요실금이, 남성에게는 전립선 비대증이 나타나기 쉽습니다. 따라서 이 두 가지 병증을 막으려면 골반 주변의 근육을 자극하여 탄력을 회복시켜야 합니다. 평소에도 쉽게 따라 할 수 있는 골반 강화 동작을 알려 드릴 테니 시간 날 때마다 자주 하시기 바랍니다.

**시작하기 전에
CHECK!**

회음부는 무척 예민한 부위입니다. 따라서 미성년자는 해당 동작을 삼가는 편이 좋습니다. 그리고 한 부위에 3분 이상 머물지 말고, 반드시 과정대로만 진행해 주세요. 도중에 통증이 느껴지면 당장 멈추고 공의 바람을 더 뺀 뒤 다시 진행합니다.

준비물 | 큰 공(지름 12cm) 2개

 **골반 아래쪽 풀기**

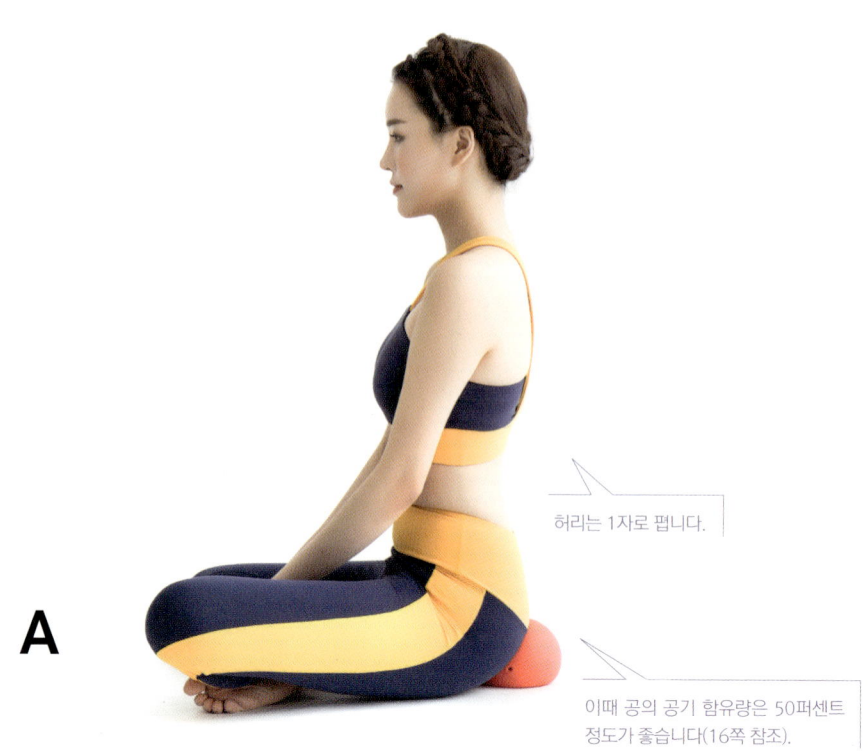

A

허리는 1자로 폅니다.

이때 공의 공기 함유량은 50퍼센트 정도가 좋습니다(16쪽 참조).

큰 공 2개를 항문을 사이에 두고 앞뒤로 끼운 채 앉아 주세요.
이때 두 공의 사이가 3cm 정도 떨어져 있으면 됩니다.

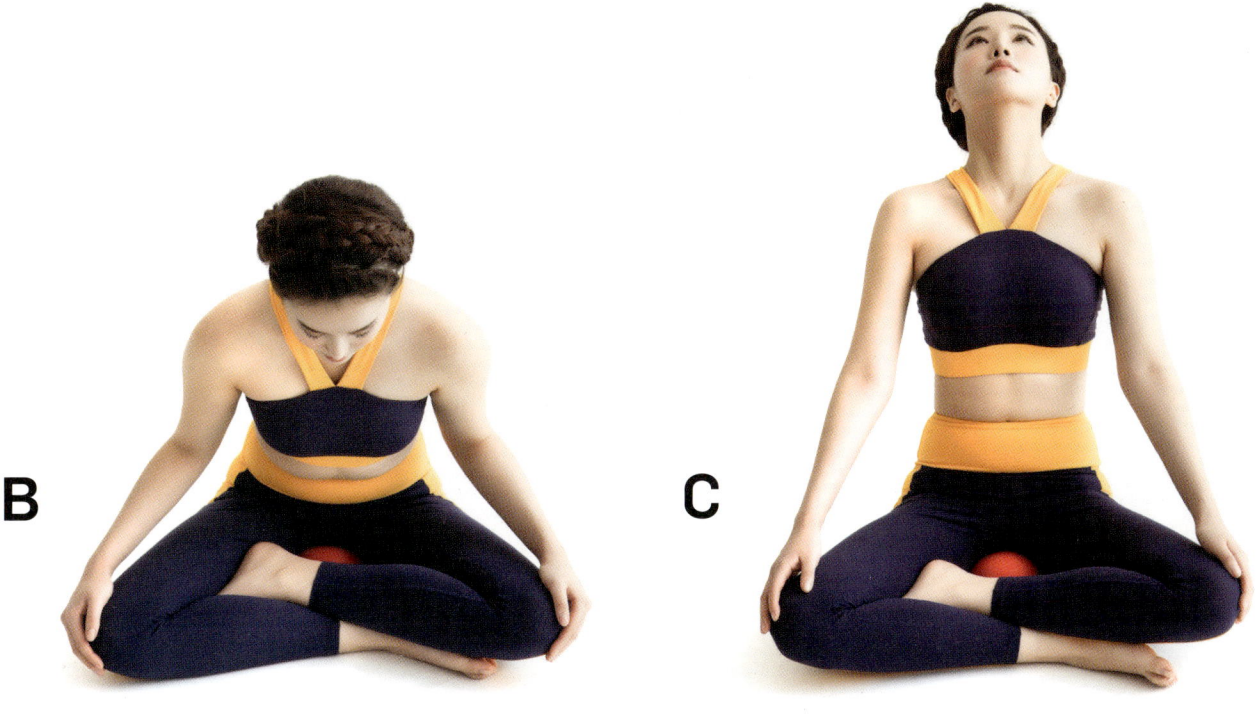

B ~ E 상체를 사진처럼 5도 정도 기울여 동·서·남·북
으로 몸을 움직여 보세요. 여기까지가 1세트로 총 10
세트 실시합니다.

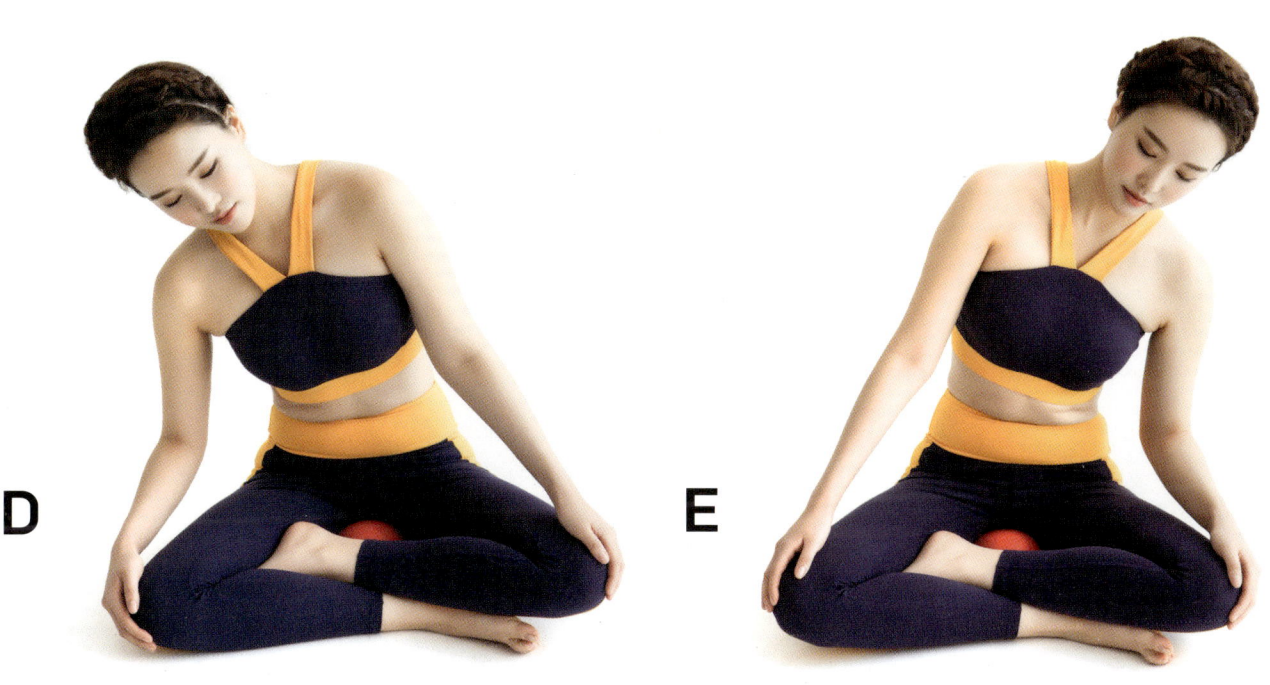

2 전립선 풀기

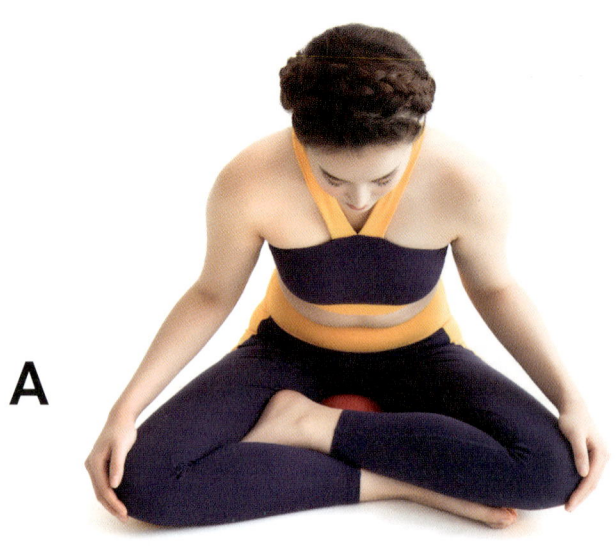

A

공의 공기 함유량은 50퍼센트
정도가 좋습니다.

앞 과정과 같은 자세(큰 공 2개를 여전히 끼운 상태를
유지합니다)로 상체만 5도 정도 앞으로 기울인 뒤 기
본 동작을 합니다.

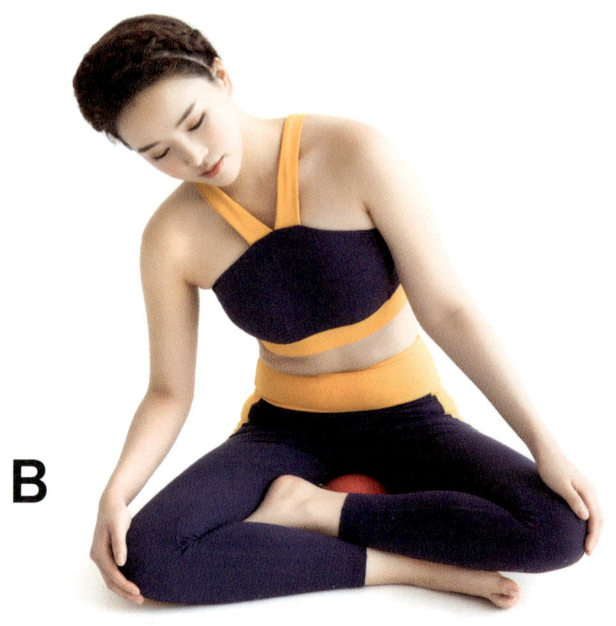

B

상체를 5도 정도 기울인 상태에서 왼쪽으로 천천히
5도 정도 기울인 뒤 기본 동작을 합니다.

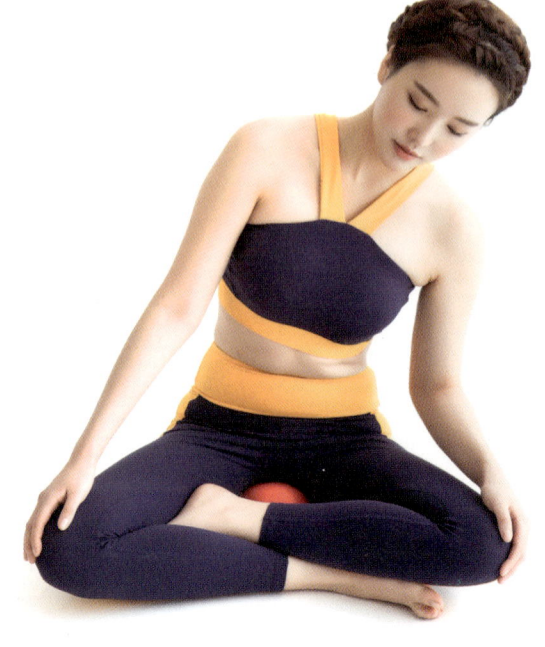

C

상체를 5도 정도 기울인 상태에서 오른쪽으로 천천히
5도 정도 기울인 뒤 기본 동작을 합니다. 여기까지가
1세트로 총 3세트 실시합니다.

③ 승마 운동 하기

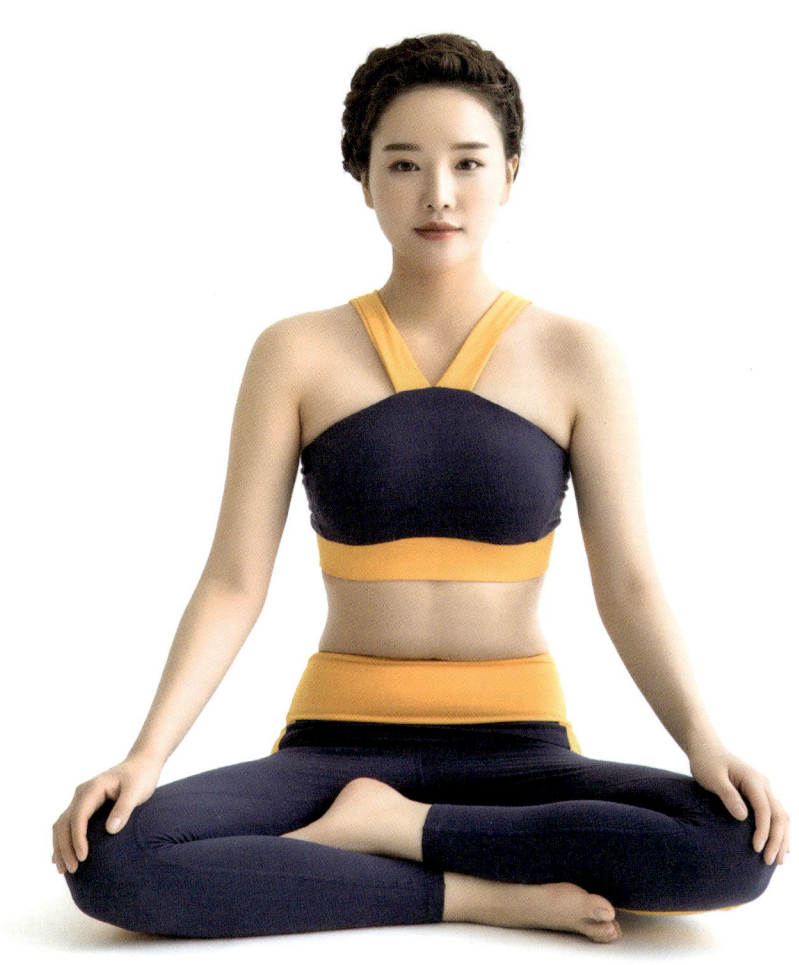

공의 공기 함유량은 50퍼센트
정도가 좋습니다.

큰 공 2개를 항문을 사이에 두고 앞뒤로 끼운 채 책상다리로 앉아 주세요.
이때 두 공의 사이가 3cm 정도 떨어져 있으면 됩니다. 그런 뒤 말을 타듯
몸을 앞뒤로 30회 흔들어 줍니다.

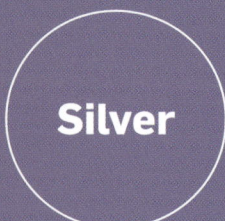

Silver

무릎 퇴행성 관절염

퇴행성 관절염은 관절을 보호하고 있는 연골의 점진적인 손상이나 퇴행으로 관절을 이루는 뼈와 인대 등에 손상이 일어나 염증과 통증이 생기는 질환으로, 관절의 염증성 질환 중 가장 많이 나타나는 병증입니다. 이번 장에서는 무릎 퇴행성 관절염 증상을 완화하는 방법을 알려 드리겠습니다.

시작하기 전에 CHECK!	대부분 왼쪽부터 운동을 시작하지만, 꼭 지킬 필요는 없습니다. 자신이 편한 방향부터 먼저 해도 됩니다.	준비물	큰 공(지름 12cm) 2개, 수건이나 블록

① 서혜부 중간(골반 가운데)
② 허벅지를 3등분했을 때 3분의 2 지점
③ 허벅지를 반으로 나눈 지점

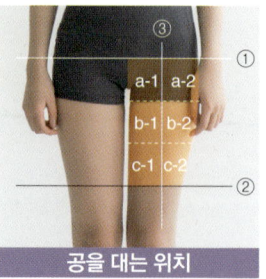

공을 대는 위치

1 굳은 허벅지의 유착 풀기

EASY & COMFORTABLE PROGRAM FOR 4 WEEKS

A

공을 댄 쪽 다리는 펴고, 반대쪽은 약 90도로 구부립니다.

공을 댄 쪽 뺨은 손등 위에 가볍게 댑니다.

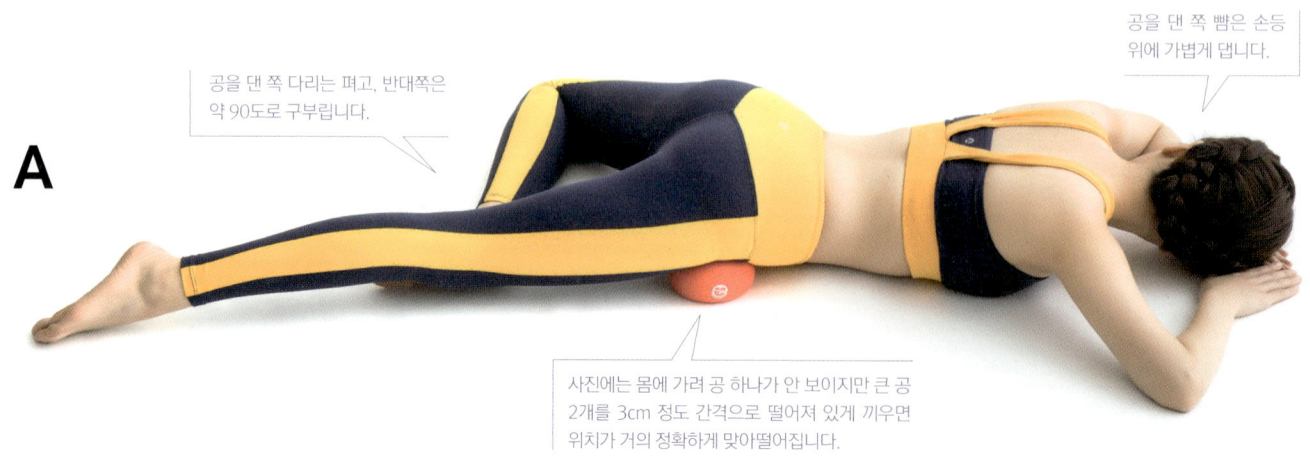

사진에는 몸에 가려 공 하나가 안 보이지만 큰 공 2개를 3cm 정도 간격으로 떨어져 있게 끼우면 위치가 거의 정확하게 맞아떨어집니다.

큰 공 2개를 a-1, a-2 지점에 댄 뒤 기본 동작을 합니다. 그다음에는 공을 b-1, b-2와 c-1, c-2 지점으로 옮겨 기본 동작을 합니다.

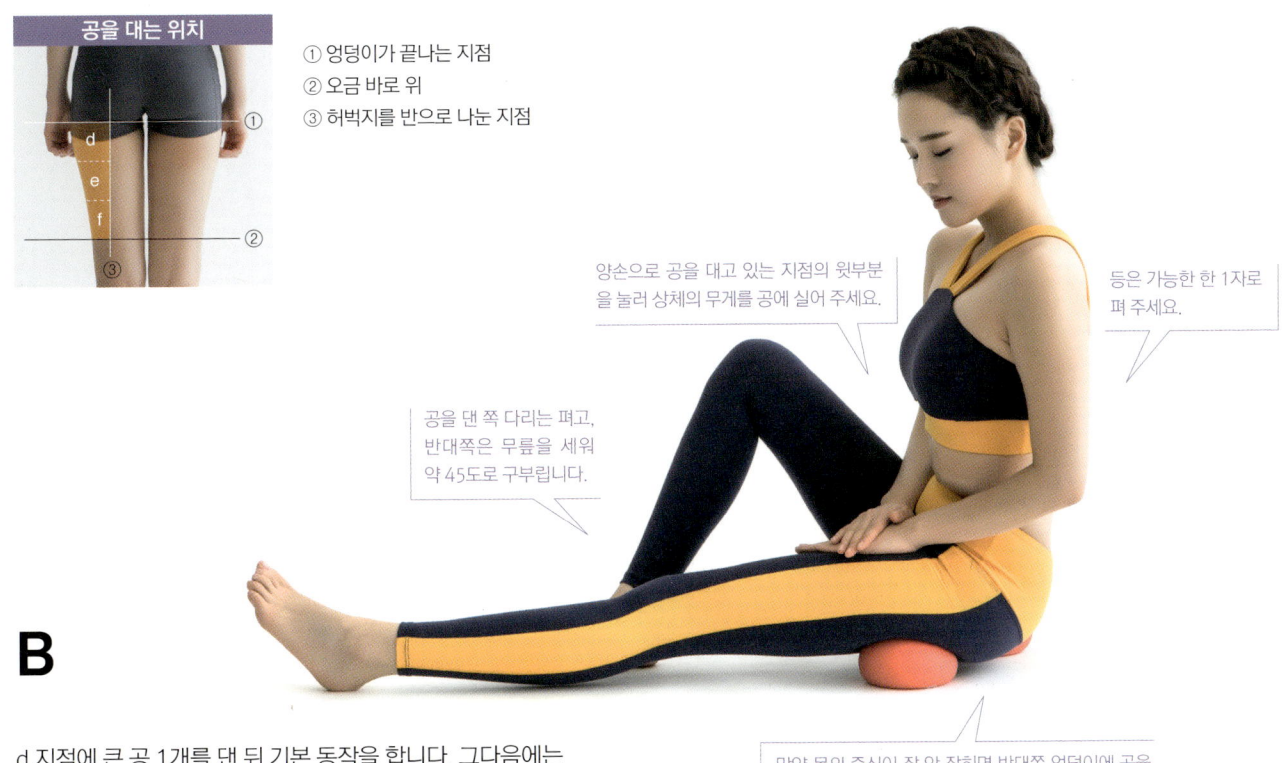

공을 대는 위치

① 엉덩이가 끝나는 지점
② 오금 바로 위
③ 허벅지를 반으로 나눈 지점

양손으로 공을 대고 있는 지점의 윗부분을 눌러 상체의 무게를 공에 실어 주세요.

등은 가능한 한 1자로 펴 주세요.

공을 댄 쪽 다리는 펴고, 반대쪽은 무릎을 세워 약 45도로 구부립니다.

B

d 지점에 큰 공 1개를 댄 뒤 기본 동작을 합니다. 그다음에는 공을 e, f 지점으로 옮겨 기본 동작을 합니다.

만약 몸의 중심이 잘 안 잡히면 반대쪽 엉덩이에 공을 하나 더 끼워 보세요. 중심이 한결 쉽게 잡힐 겁니다.

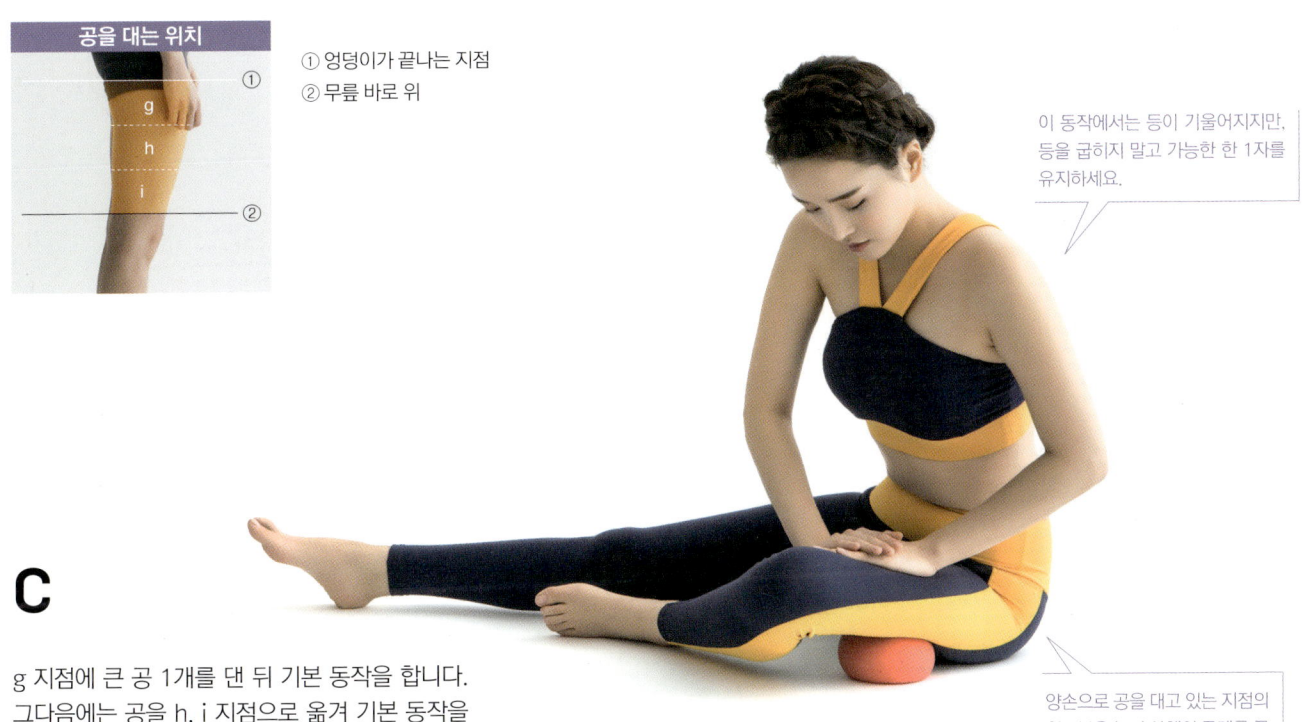

공을 대는 위치

① 엉덩이가 끝나는 지점
② 무릎 바로 위

이 동작에서는 등이 기울어지지만, 등을 굽히지 말고 가능한 한 1자를 유지하세요.

C

g 지점에 큰 공 1개를 댄 뒤 기본 동작을 합니다. 그다음에는 공을 h, i 지점으로 옮겨 기본 동작을 합니다. 여기까지가 1세트로 총 3세트 실시합니다. 반대쪽에도 3세트 실시합니다.

양손으로 공을 대고 있는 지점의 윗부분을 눌러 상체의 무게를 공에 실어 주세요.

② 허벅지 안쪽 풀기

① 서혜부 중간(골반 가운데)
② 무릎 바로 위

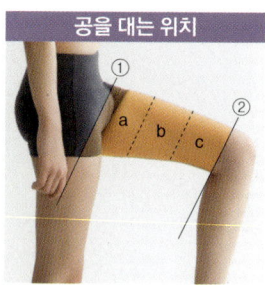

공을 대는 위치

Tip 허벅지 안쪽을 풀 때 공을 댄 부위가 화끈
거리거나 그 부근의 맥박이 급하게 뛰면
공의 위치를 조금 옮겨 보세요. 허벅지 안쪽으로
는 동맥이 지나가고, 그 부위를 공이 눌러 생긴 증
상이니 너무 놀라지 않아도 됩니다.

A

공을 댄 쪽 다리는 약 90도로
구부리고, 반대쪽 다리는 편
하게 펴세요.

이마는 겹친 손등 위에 가볍게 댑니다.

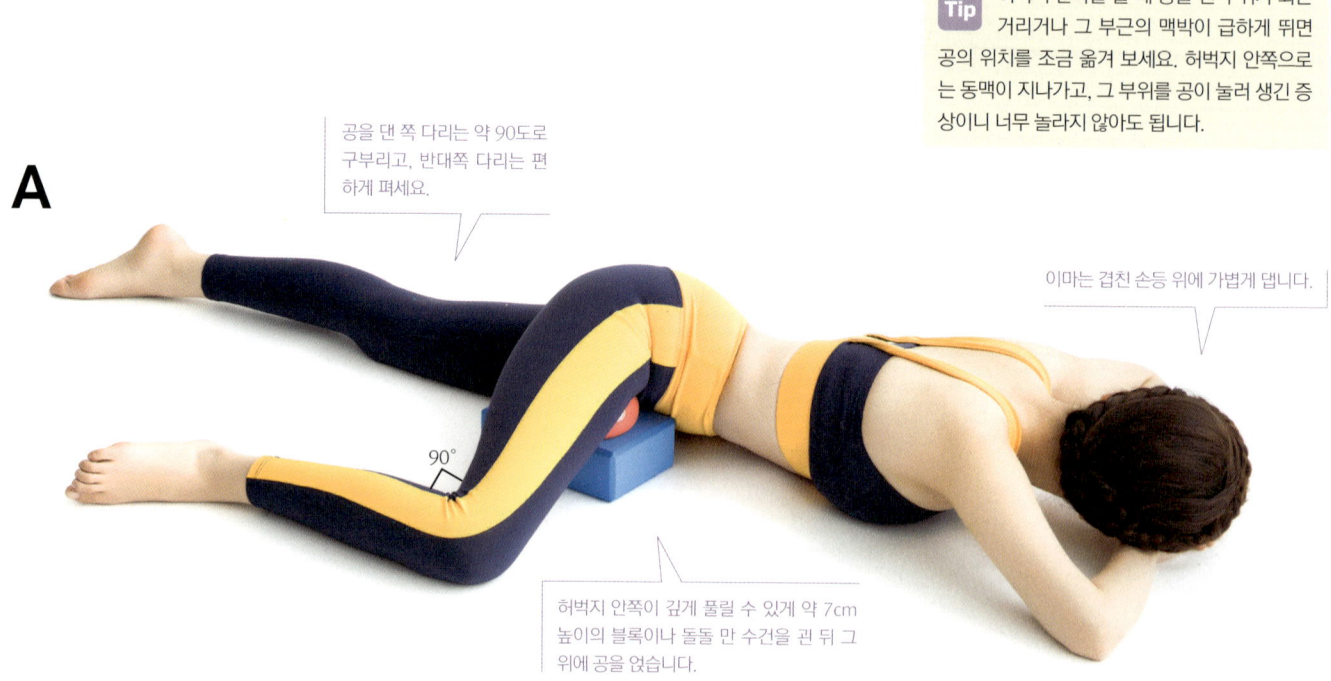

90°

허벅지 안쪽이 깊게 풀릴 수 있게 약 7cm
높이의 블록이나 돌돌 만 수건을 괸 뒤 그
위에 공을 얹습니다.

큰 공 1개를 a 지점에 댄 뒤 기본 동작을 합니다.

B

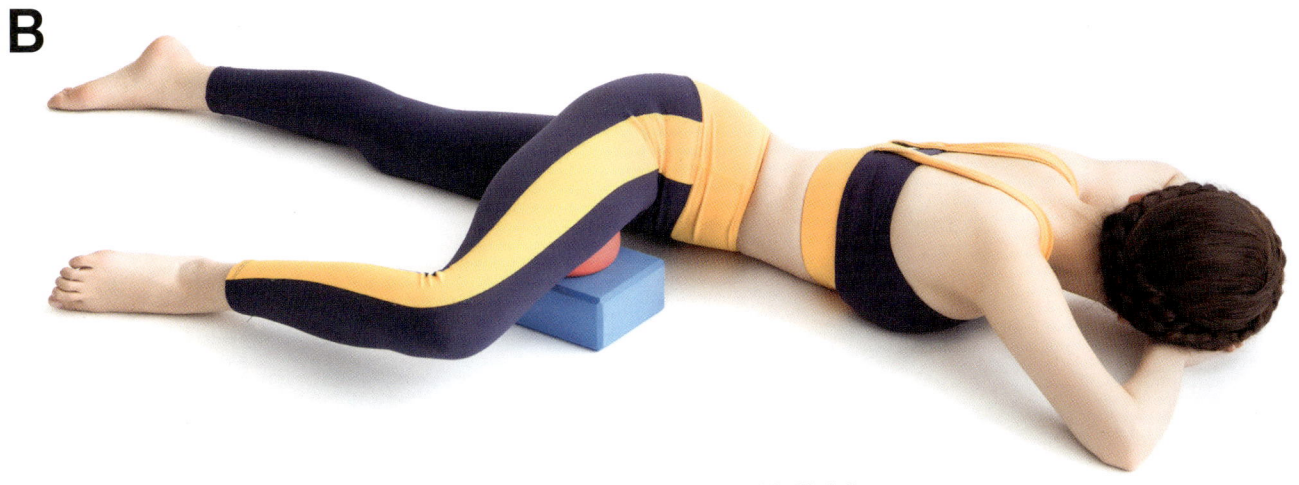

공을 b 지점으로 옮겨 기본 동작을 합니다.

C

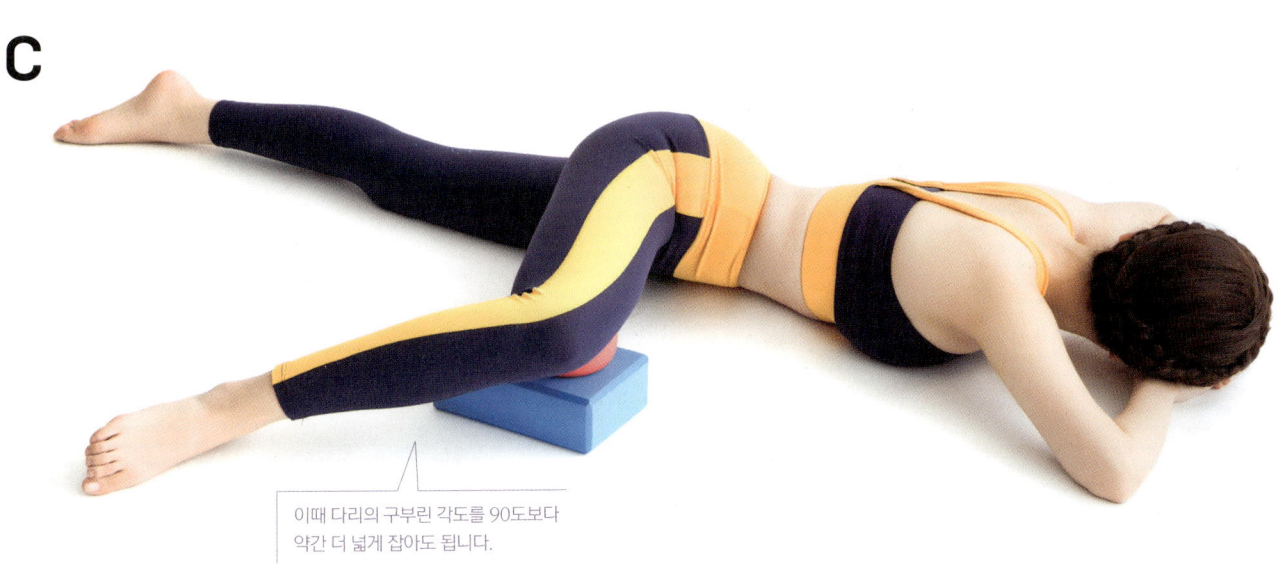

이때 다리의 구부린 각도를 90도보다
약간 더 넓게 잡아도 됩니다.

공을 c 지점으로 옮겨 기본 동작을 합니다. 여기까지가 1세트로
총 3세트 실시합니다. 반대쪽에도 3세트 실시합니다.

③ 무릎 근력 강화하기

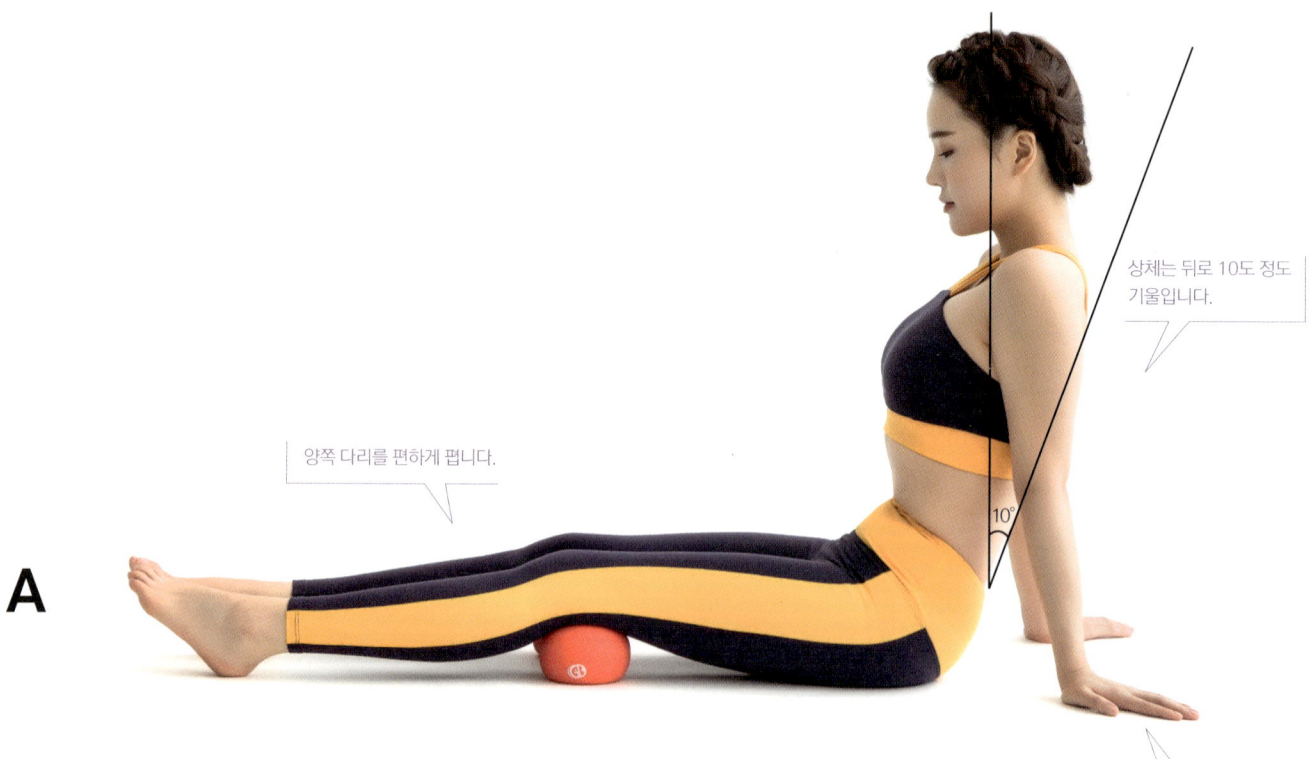

상체는 뒤로 10도 정도
기울입니다.

10°

양쪽 다리를 편하게 폅니다.

A

큰 공 2개를 오금에 하나씩 끼운 뒤 공에
다리의 무게를 실어 누릅니다.

두 손을 사진처럼 살짝 등 뒤로 옮겨 바닥에 대 주세요.
몸의 중심을 잡기 위함이나 팔에 너무 힘을 주어서는 안
됩니다. 그러면 무게가 팔로 쏠려 공에 힘이 실리지 않
아 교정 효과가 떨어집니다.

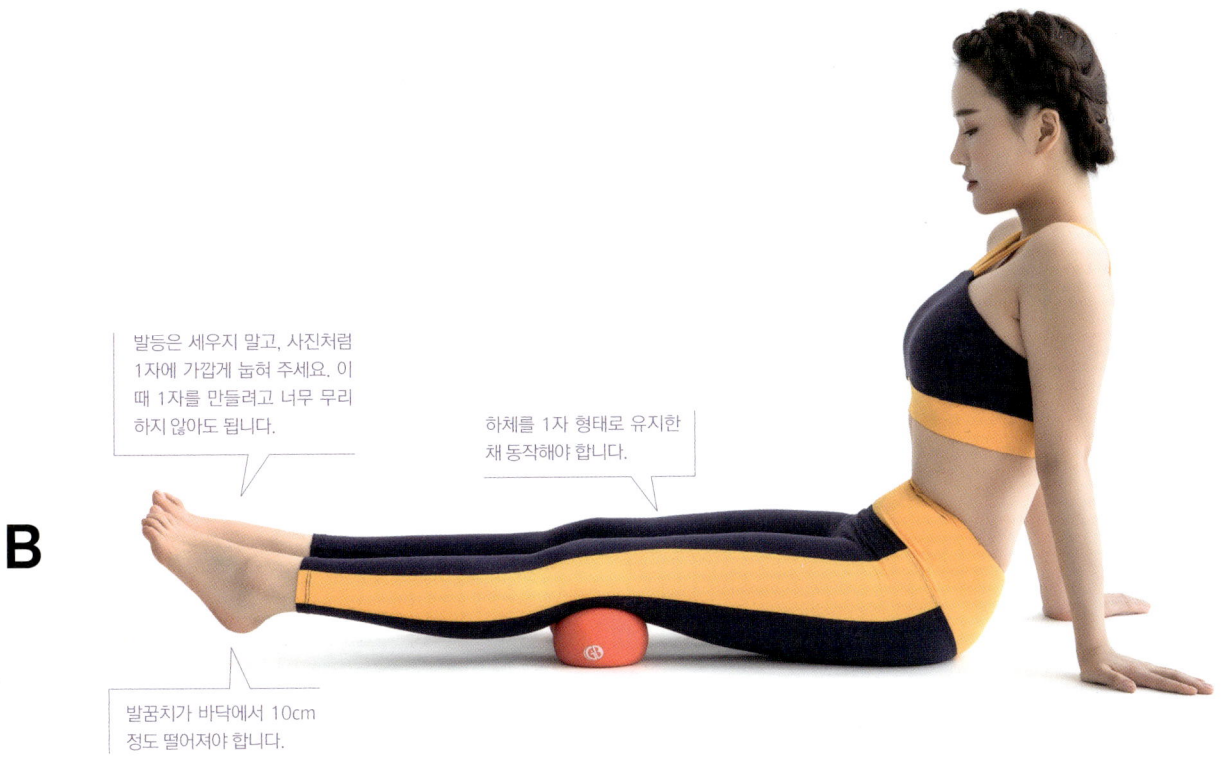

발등은 세우지 말고, 사진처럼 1자에 가깝게 눕혀 주세요. 이 때 1자를 만들려고 너무 무리하지 않아도 됩니다.

하체를 1자 형태로 유지한 채 동작해야 합니다.

B

발꿈치가 바닥에서 10cm 정도 떨어져야 합니다.

발꿈치를 바닥에서 천천히 떼 주세요. 이때 무릎과 다리는 1자로 펴져 있어야 합니다. 자세가 안정되면 10초 동안 버티며 편하게 호흡합니다.

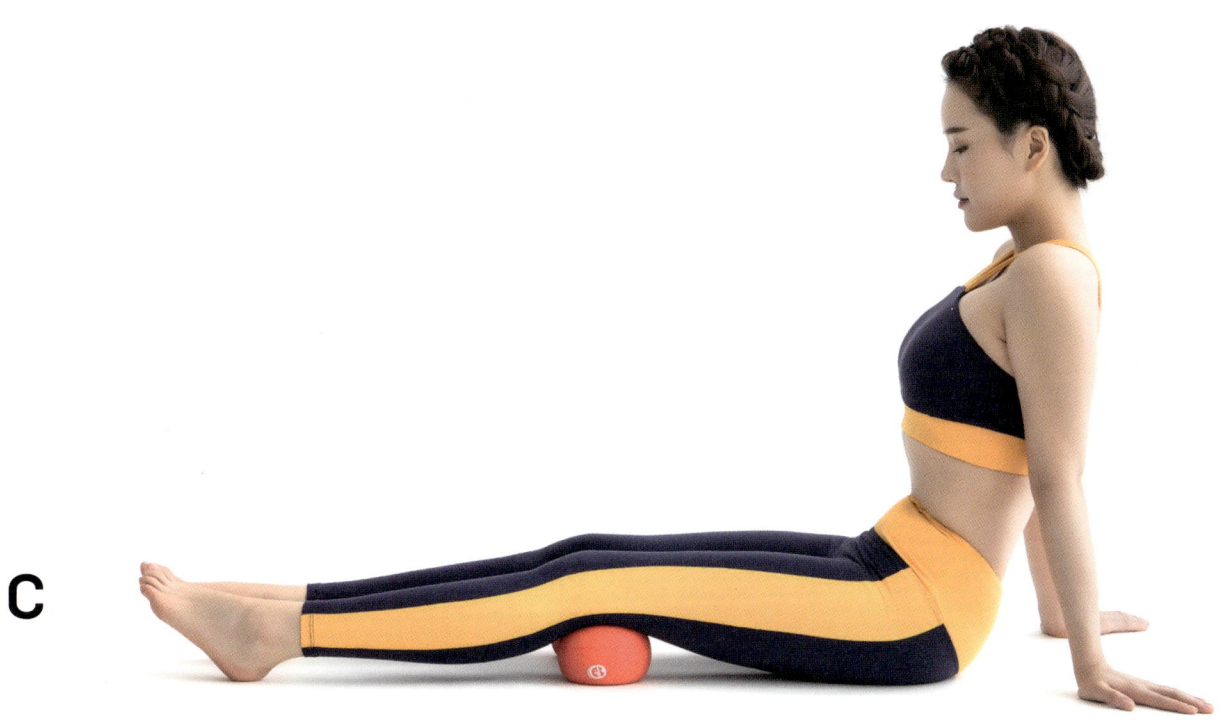

C

천천히 발뒤꿈치를 바닥으로 내린 뒤 3초 동안 쉬어 줍니다. 여기까지가 1세트로 총 10세트 실시합니다.

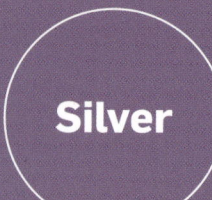
손발 냉증

추운 외부가 아닌 실내에만 있는데도 손발이 시리도록 차다면 냉증이 아닌지 의심해 봐야 합니다. 냉증의 증상에는 손발 시림, 저림, 떨림 등이 있고, 증상이 심해지면 위장 장애, 설사, 만성피로까지 유발합니다. 따라서 이번 동작을 자주자주 해서 손발 냉증을 개선해 보세요.

시작하기 전에 CHECK!	대부분 왼쪽부터 동작을 시작하지만, 꼭 지킬 필요는 없습니다. 자신이 편한 방향부터 먼저 해도 됩니다.

준비물	큰 공(지름 12cm) 2개, 작은 공(지름 7cm) 2개, 수건이나 블록

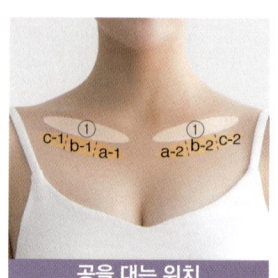

① 빗장뼈

공을 대는 위치

 **큰 공으로 빗장뼈 아랫부분 풀기**

EASY & COMFORTABLE PROGRAM FOR 4 WEEKS

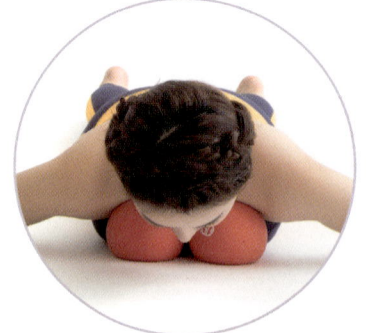

이번에는 큰 공으로 동작을 하므로 시작할 때는 공 2개가 거의 맞닿아 있어야 합니다.

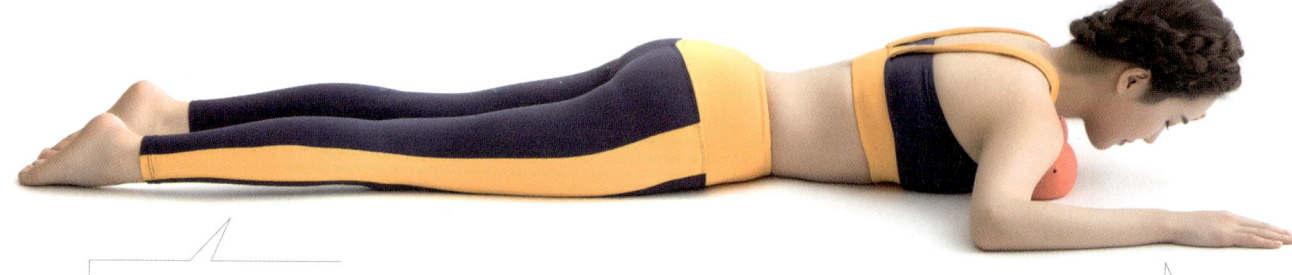

두 다리는 골반 너비만큼 혹은 45도 정도 벌린 채 곧게 폅니다.

두 팔은 11자 형태로, 팔꿈치와 손바닥은 바닥에 붙입니다.

a-1, a-2 지점에 큰 공 2개를 끼운 뒤, 기본 동작을 합니다. 그다음에는 공을 b-1, b-2와 c-1, c-2 지점으로 옮겨 기본 동작을 합니다. 여기까지가 1세트로 총 3세트 실시합니다.

② 어깨 풀기

공을 대는 위치

① 어깨 끝에서 BP.(버스트포인트)를 향해
사선으로 내려온 지점
② BP.(버스트포인트)

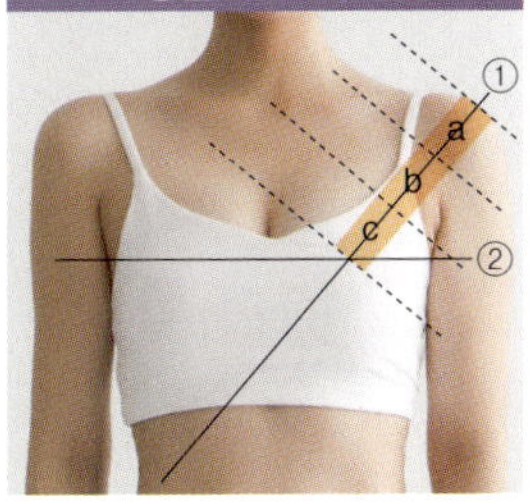

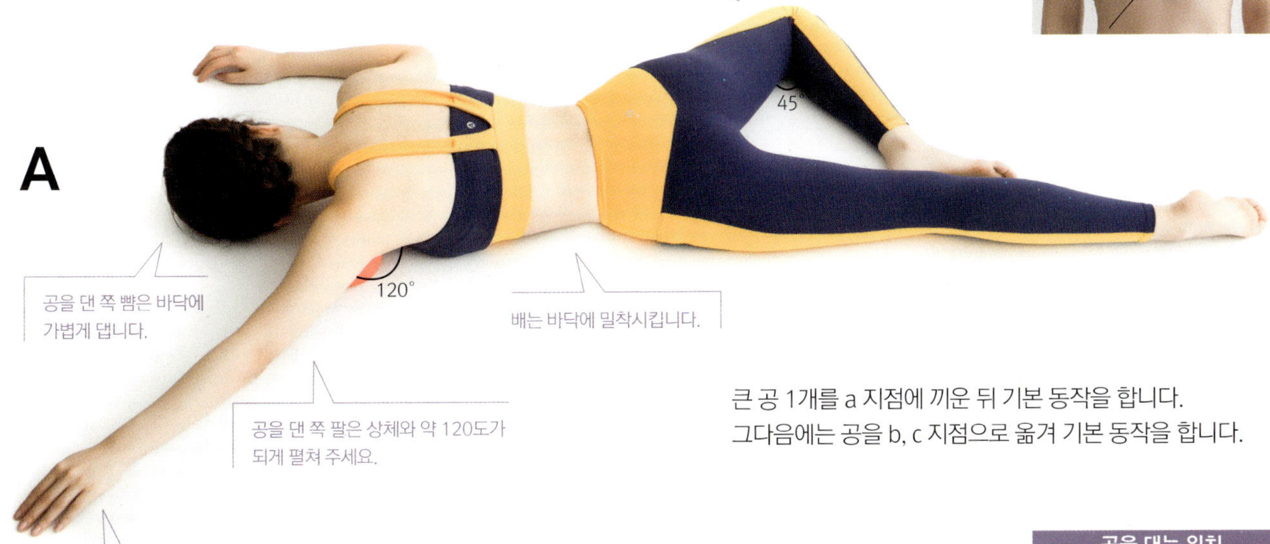

공을 댄 쪽 다리는 펴고, 반대쪽 다리는
약 45도로 구부립니다.

45

A

공을 댄 쪽 뺨은 바닥에
가볍게 댑니다.

120°

배는 바닥에 밀착시킵니다.

공을 댄 쪽 팔은 상체와 약 120도가
되게 펼쳐 주세요.

손바닥은 바닥에 밀착시킵니다.

큰 공 1개를 a 지점에 끼운 뒤 기본 동작을 합니다.
그다음에는 공을 b, c 지점으로 옮겨 기본 동작을 합니다.

공을 대는 위치

① BP.(버스트포인트)
② 빗장뼈가 끝나는 지점

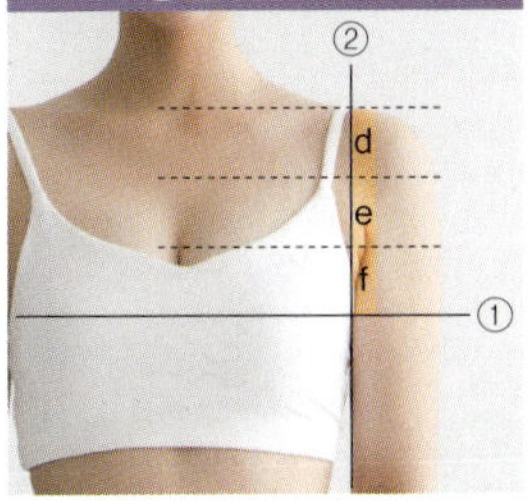

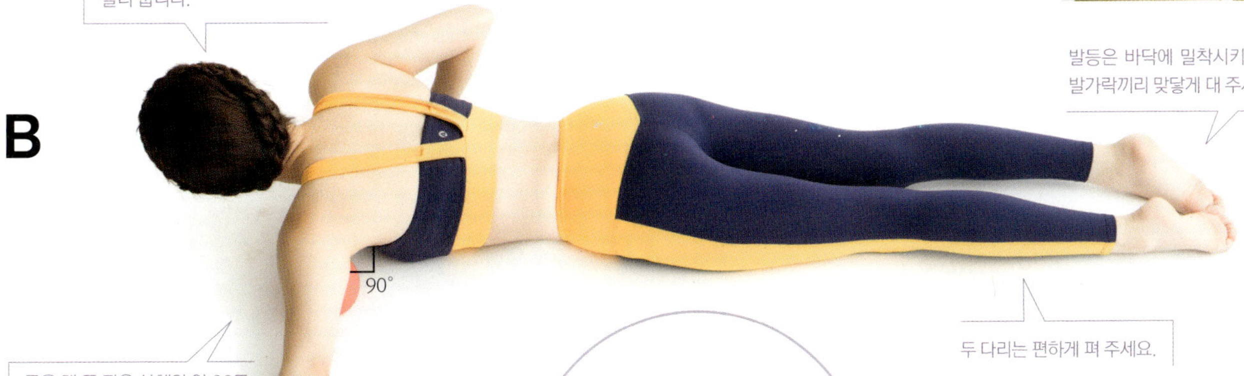

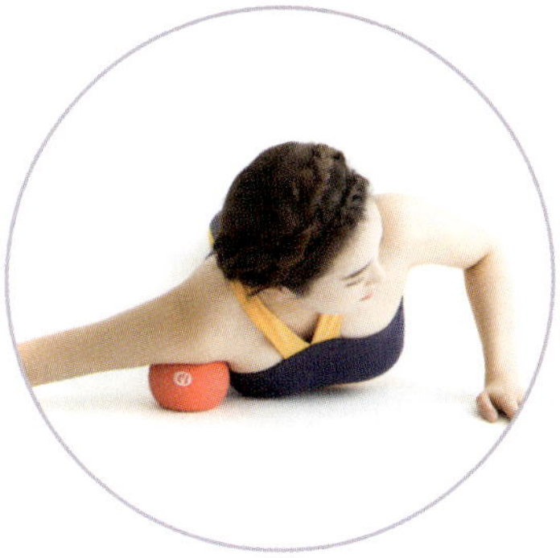

d
e
f

B

고개를 살짝 든 채 공을 댄 쪽과
반대 방향으로 머리를 가볍게
돌려 줍니다.

발등은 바닥에 밀착시키고, 엄지
발가락끼리 맞닿게 대 주세요.

90°

공을 댄 쪽 팔은 상체와 약 90도
가 되게 펴고, 반대쪽 팔은 구부
려 몸의 중심을 잡아 주세요.

두 다리는 편하게 펴 주세요.

손바닥은 바닥에 밀착
시킵니다.

큰 공 1개를 d 지점에 댄 뒤
기본 동작을 합니다.

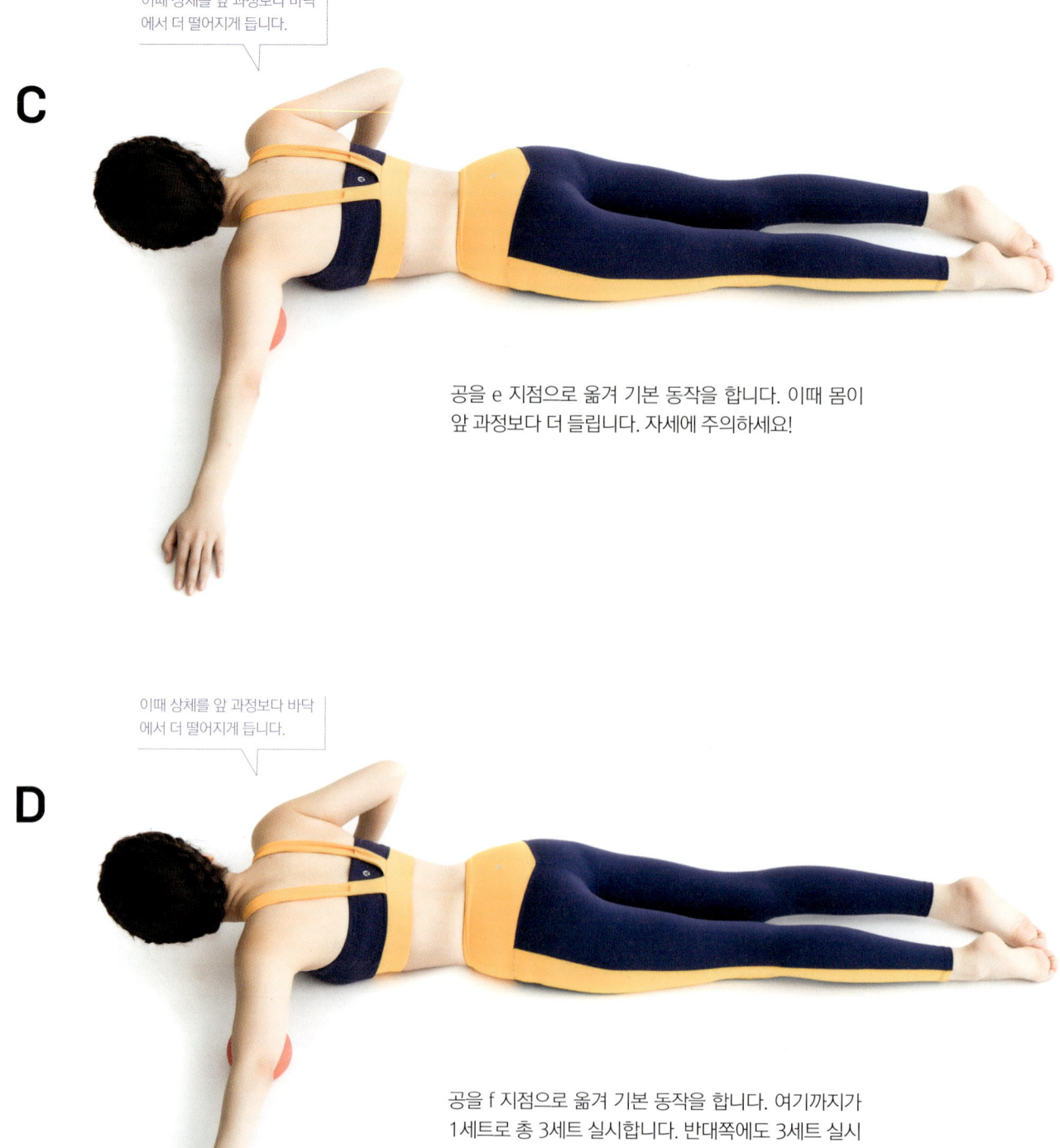

C

이때 상체를 앞 과정보다 바닥
에서 더 떨어지게 듭니다.

공을 e 지점으로 옮겨 기본 동작을 합니다. 이때 몸이
앞 과정보다 더 들립니다. 자세에 주의하세요!

D

이때 상체를 앞 과정보다 바닥
에서 더 떨어지게 듭니다.

공을 f 지점으로 옮겨 기본 동작을 합니다. 여기까지가
1세트로 총 3세트 실시합니다. 반대쪽에도 3세트 실시
합니다.

③ 골반 앞쪽 풀기

① 배꼽에서 4~5cm 내려온 지점
② 골반이 끝나는 지점
③ 골반을 반으로 나눈 지점

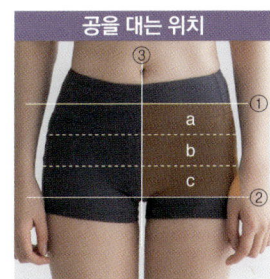

공을 대는 위치

A

이마를 손등 위에 가볍게
대 주세요.

공을 댄 쪽 다리는 펴고, 반대쪽
다리는 약 45도로 구부리세요.

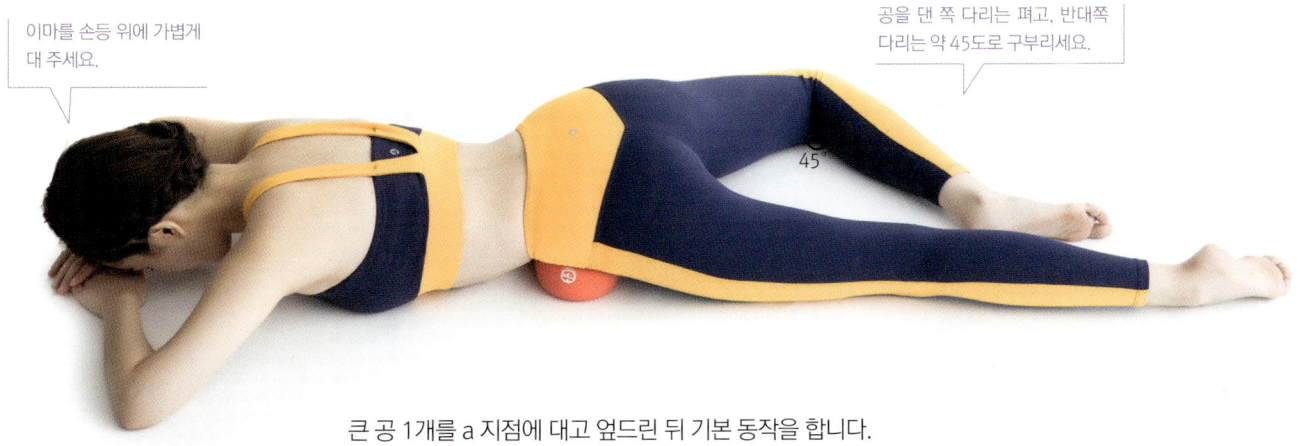

큰 공 1개를 a 지점에 대고 엎드린 뒤 기본 동작을 합니다.

B

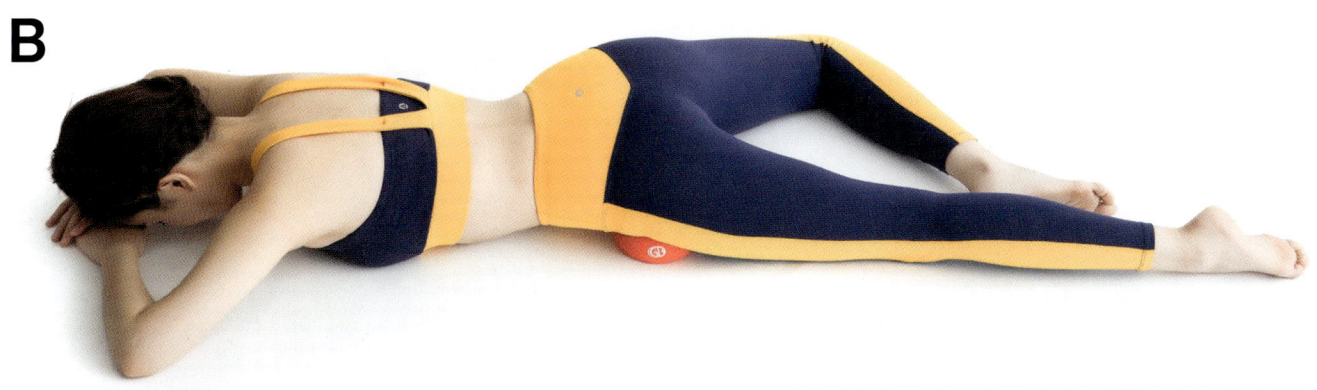

그다음에는 공을 b, c 지점으로 옮겨 기본 동작을
합니다. 여기까지가 1세트로 총 3세트 실시합니
다. 반대쪽에도 3세트 실시합니다.

Tip 모든 동작을 끝냈으면 일어서서 양쪽 골반에 손을 얹고 풀
어 준 오른쪽 골반이 있는 방향으로 허리를 돌린 뒤 그 상
태에서 10초 정도 멈춰 주세요. 그다음에는 다시 원위치로 돌아옵
니다. 해당 동작을 5회 반복하면 효과가 더욱 빠르게 나타납니다.

4 허벅지 안쪽 풀기

① 서혜부 중간(골반 가운데)
② 무릎 바로 위

공을 대는 위치

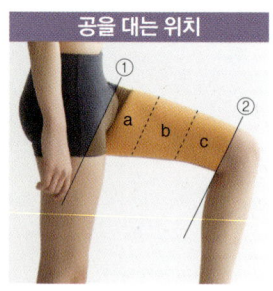

A

공을 댄 쪽 다리는 약 90도로 구부리고, 반대쪽 다리는 편하게 펴세요.

이마는 겹친 손등 위에 가볍게 댑니다.

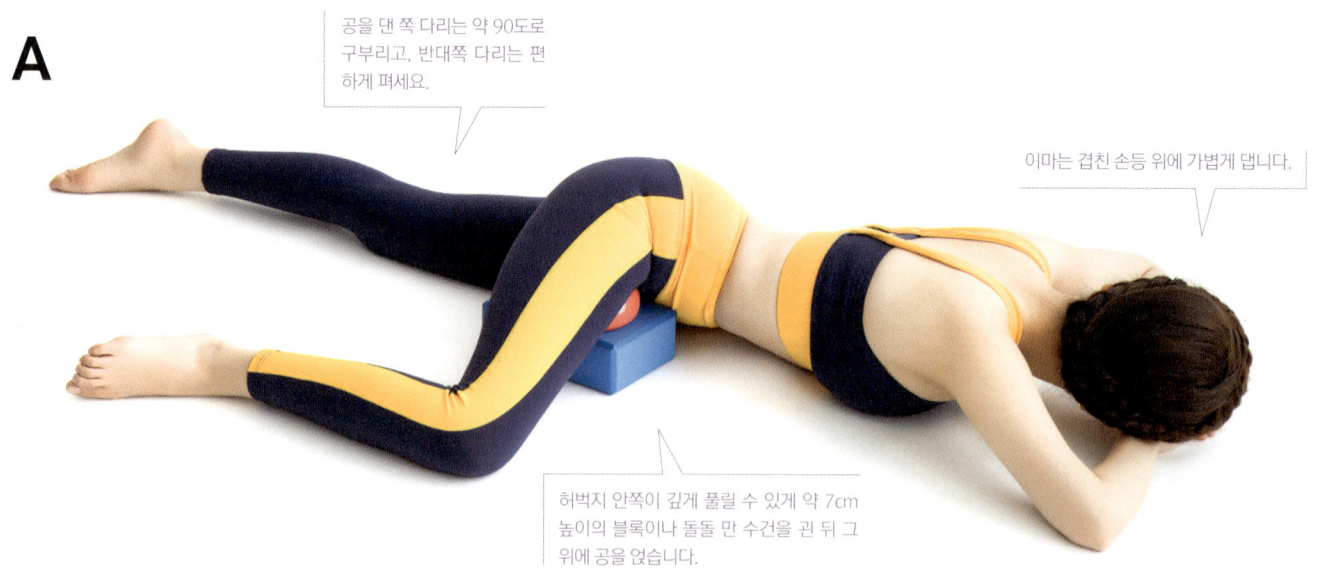

허벅지 안쪽이 깊게 풀릴 수 있게 약 7cm 높이의 블록이나 돌돌 만 수건을 괸 뒤 그 위에 공을 얹습니다.

큰 공 1개를 a 지점에 댄 뒤 기본 동작을 합니다.

Tip 허벅지 안쪽을 풀 때 공을 댄 부위가 화끈거리거나 그 부근의 맥박이 급하게 뛰면 공의 위치를 조금 옮겨 보세요. 허벅지 안쪽으로는 동맥이 지나가고, 그 부위를 공이 눌러 생긴 증상이니 너무 놀라지 않아도 됩니다.

B

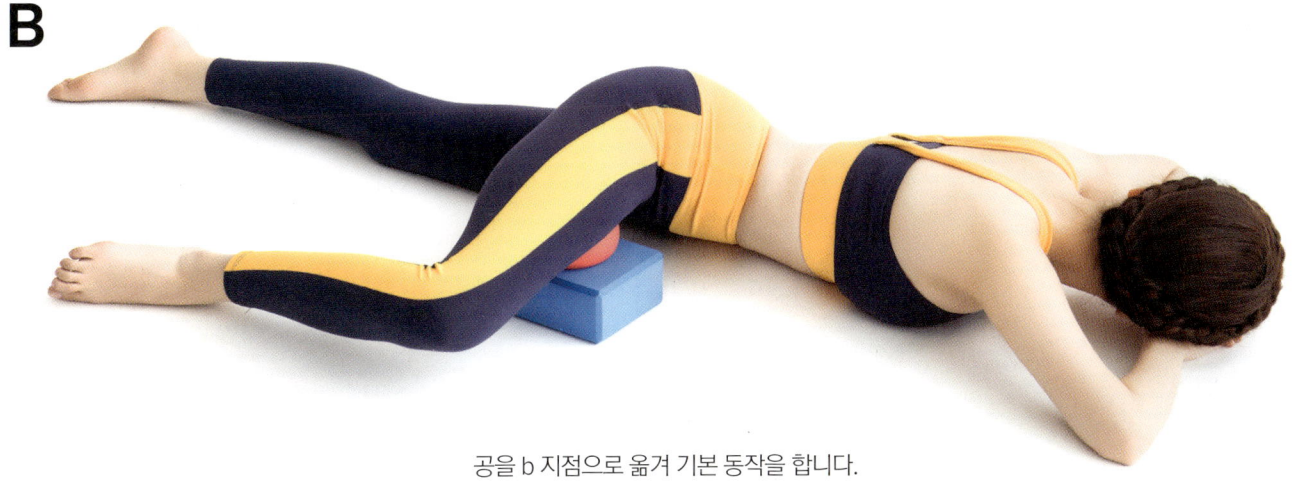

공을 b 지점으로 옮겨 기본 동작을 합니다.

C

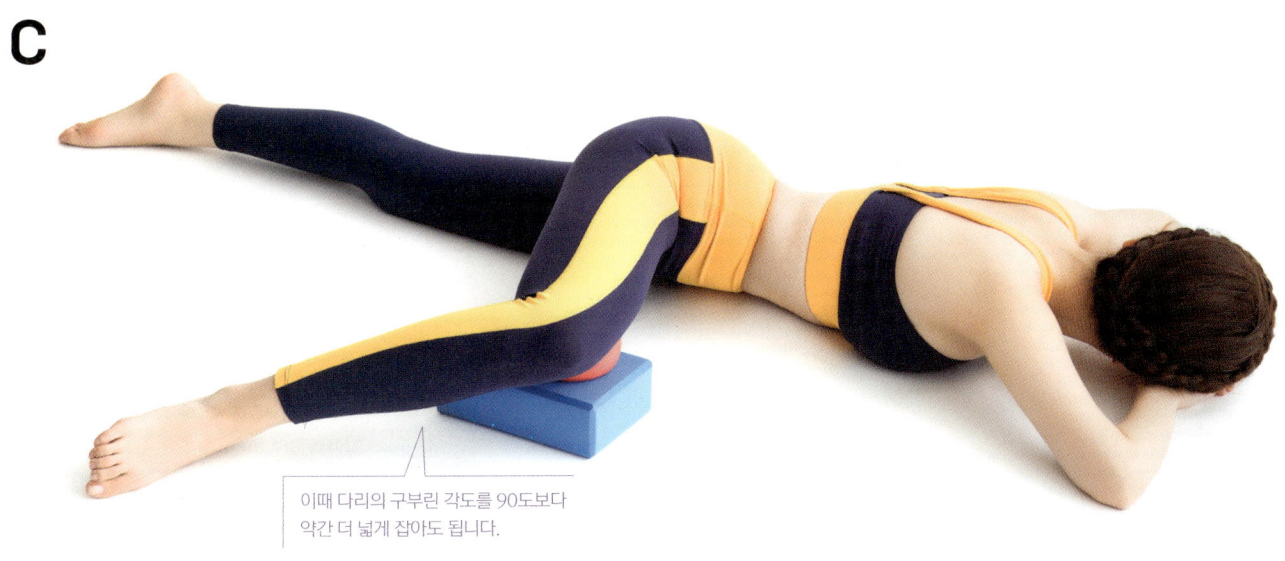

이때 다리의 구부린 각도를 90도보다
약간 더 넓게 잡아도 됩니다.

공을 c 지점으로 옮겨 기본 동작을 합니다. 여기까지가 1세트로
총 3세트 실시합니다. 반대쪽에도 3세트 실시합니다.

5 아랫다리 풀기

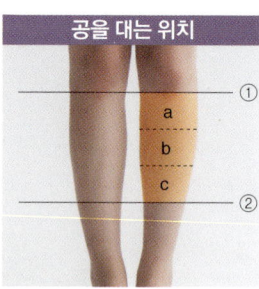

공을 대는 위치

① 무릎 바로 아래
② 무릎 아래부터 발목까지
3등분했을 때 3분의 2 지점

공으로 정강이뼈를 누르는 게 아닙니다. 정강이 앞쪽을 만져 보면 딱딱한 뼈가 가운데에 있고 바로 옆에 손가락으로 힘을 주어 누르면 들어가는 부위가 있어요. 바로 거기를 공으로 눌러 주는 겁니다.

A

a 지점에 큰 공 1개를 대고 손으로 감싸 잡아당긴 뒤 기본 동작을 합니다.

등은 가능한 한 1자로 펴 주세요. 다만 통증이 있으면 살짝 굽힙니다.

공을 댄 쪽 다리는 세우고, 반대쪽 다리는 책상다리를 해 주세요.

B

공을 b 지점으로 옮겨 기본 동작을 합니다.

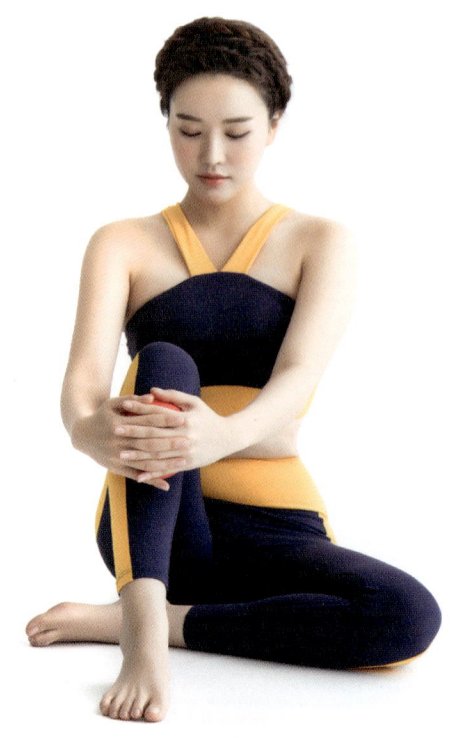

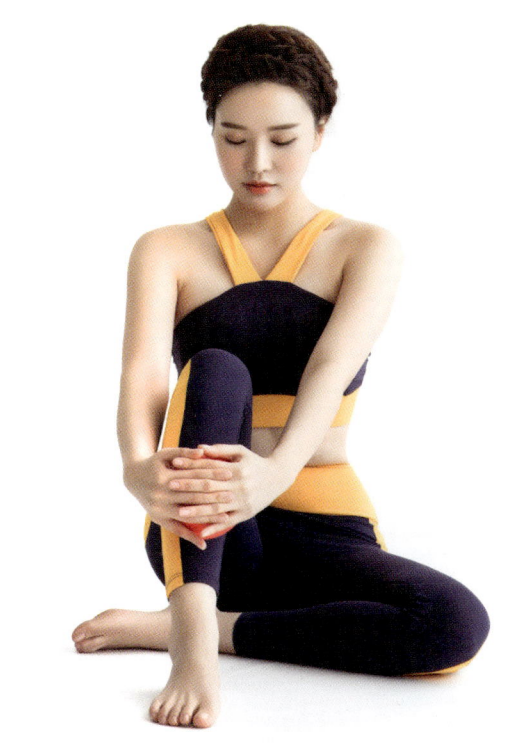

C

공을 c 지점으로 옮겨 기본 동작을
합니다.

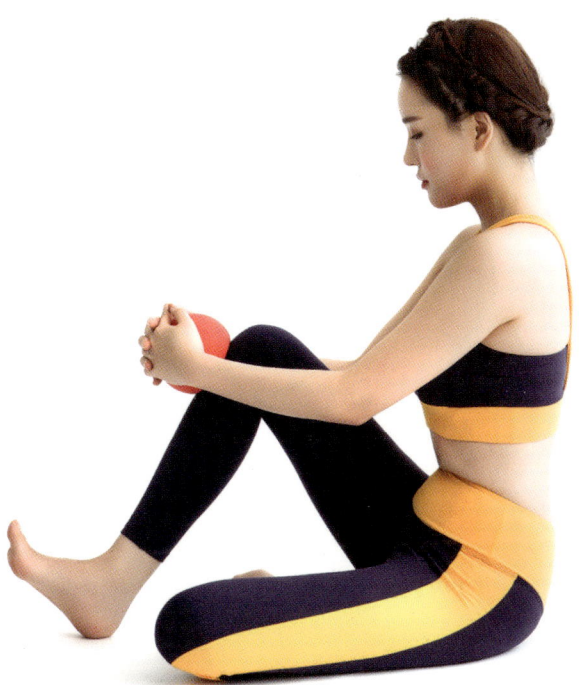

D

A~C 과정을 반복하되, 이번에는
발목까지 위아래로 까딱까딱해
줍니다.

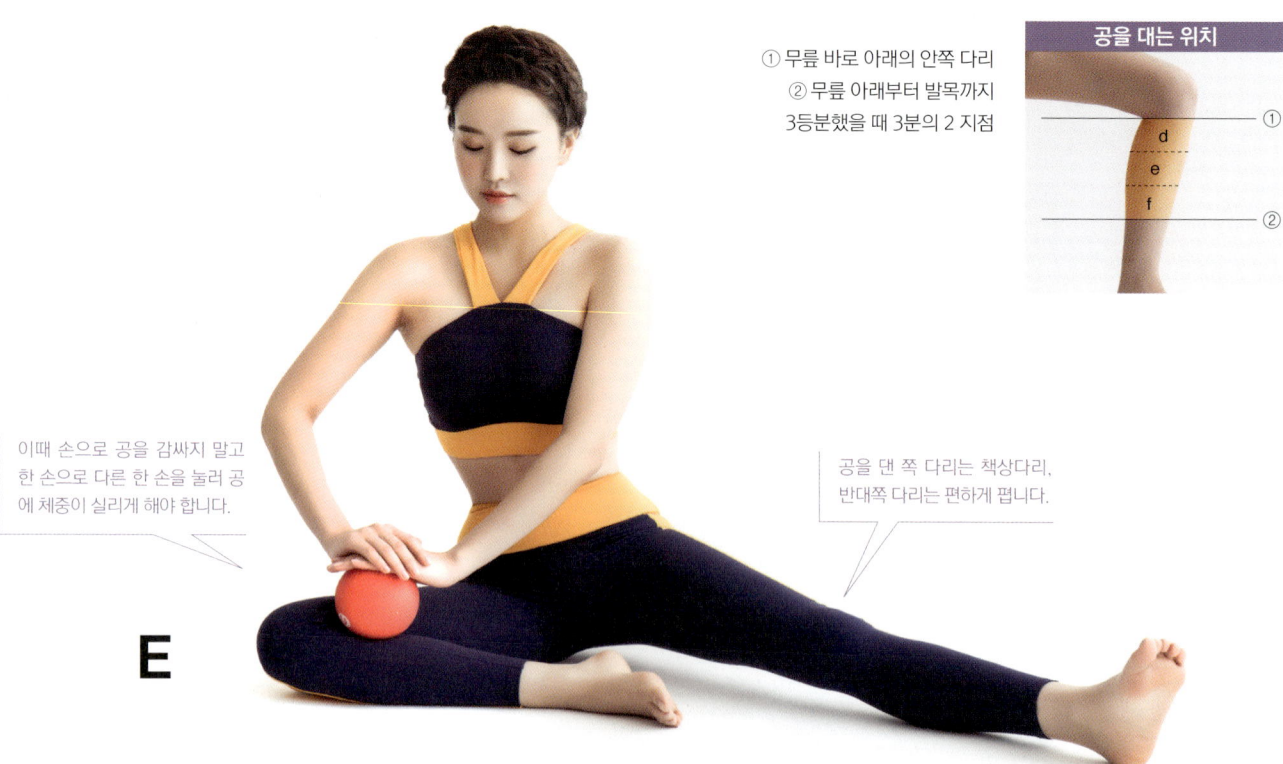

① 무릎 바로 아래의 안쪽 다리
② 무릎 아래부터 발목까지
3등분했을 때 3분의 2 지점

공을 대는 위치

이때 손으로 공을 감싸지 말고 한 손으로 다른 한 손을 눌러 공에 체중이 실리게 해야 합니다.

공을 댄 쪽 다리는 책상다리, 반대쪽 다리는 편하게 폅니다.

E

d 지점에 큰 공 1개를 대 주세요.

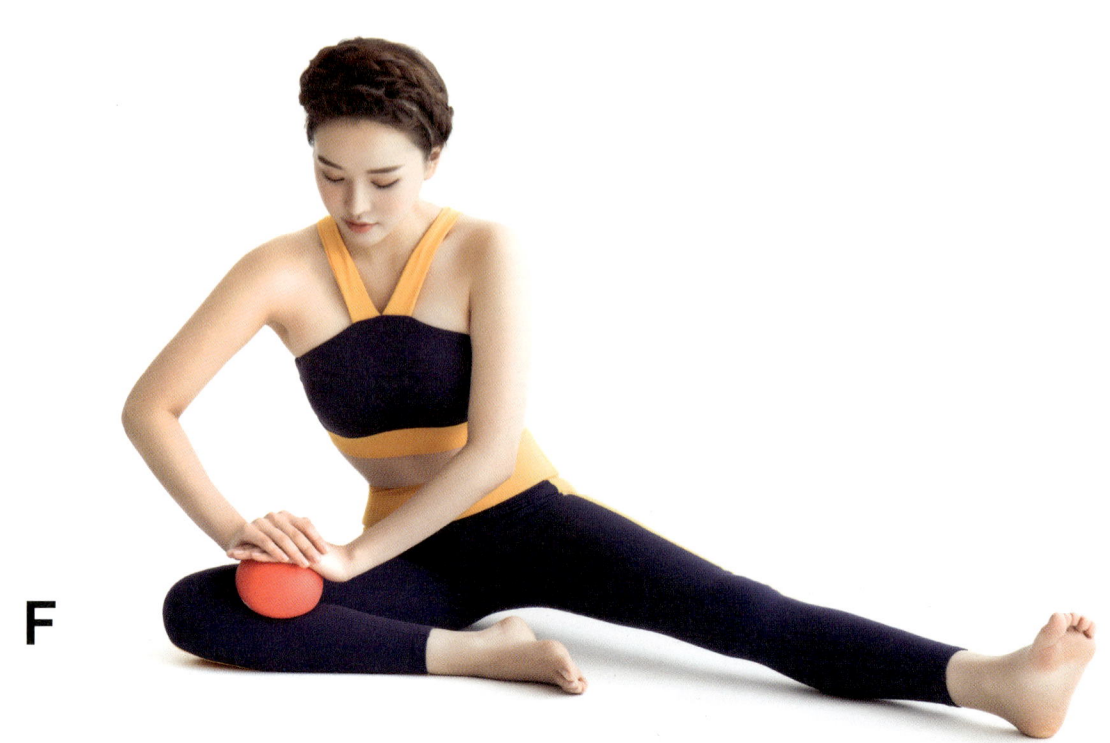

F

상체를 사진처럼 기울여 상체의 체중이 공에 실리게 한 뒤 기본 동작을 합니다. e, f 지점에도 같은 방법으로 기본 동작을 합니다.

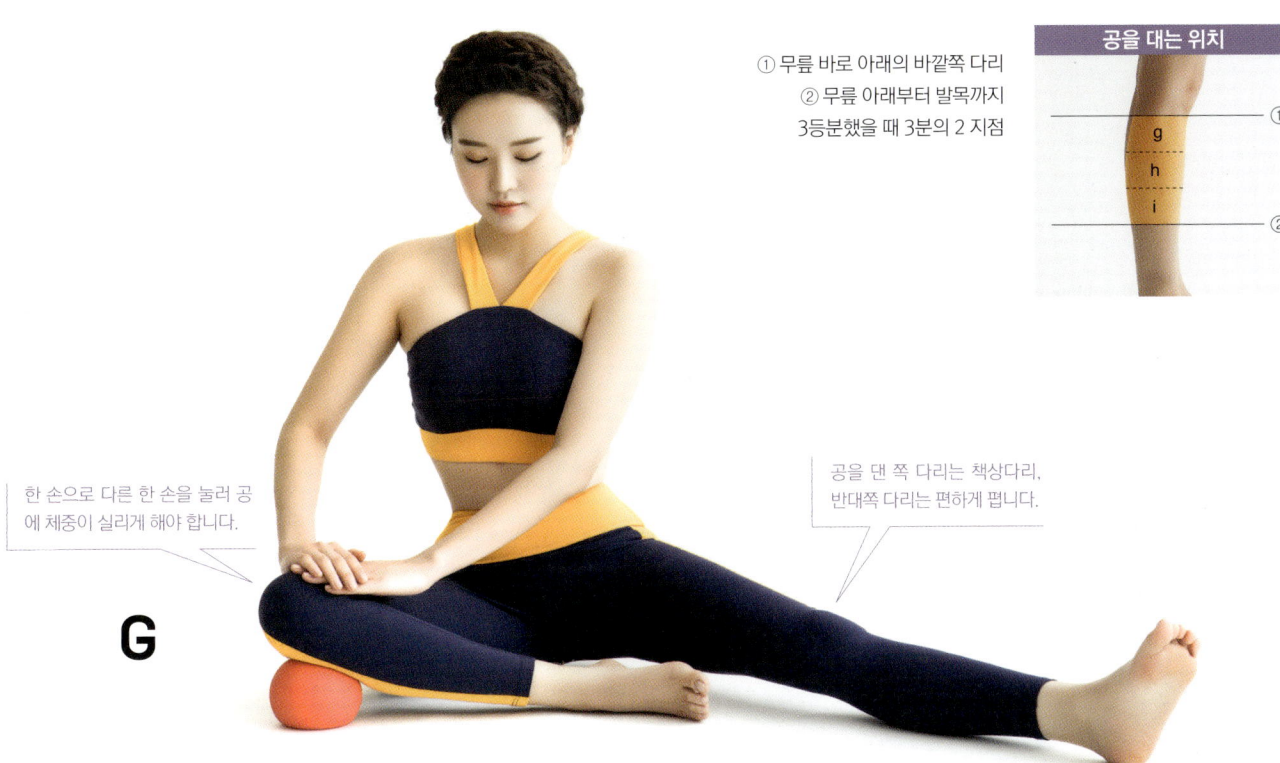

공을 대는 위치

① 무릎 바로 아래의 바깥쪽 다리
② 무릎 아래부터 발목까지
3등분했을 때 3분의 2 지점

한 손으로 다른 한 손을 눌러 공에 체중이 실리게 해야 합니다.

공을 댄 쪽 다리는 책상다리,
반대쪽 다리는 편하게 폅니다.

G

g 지점에 큰 공 1개를 대 주세요.

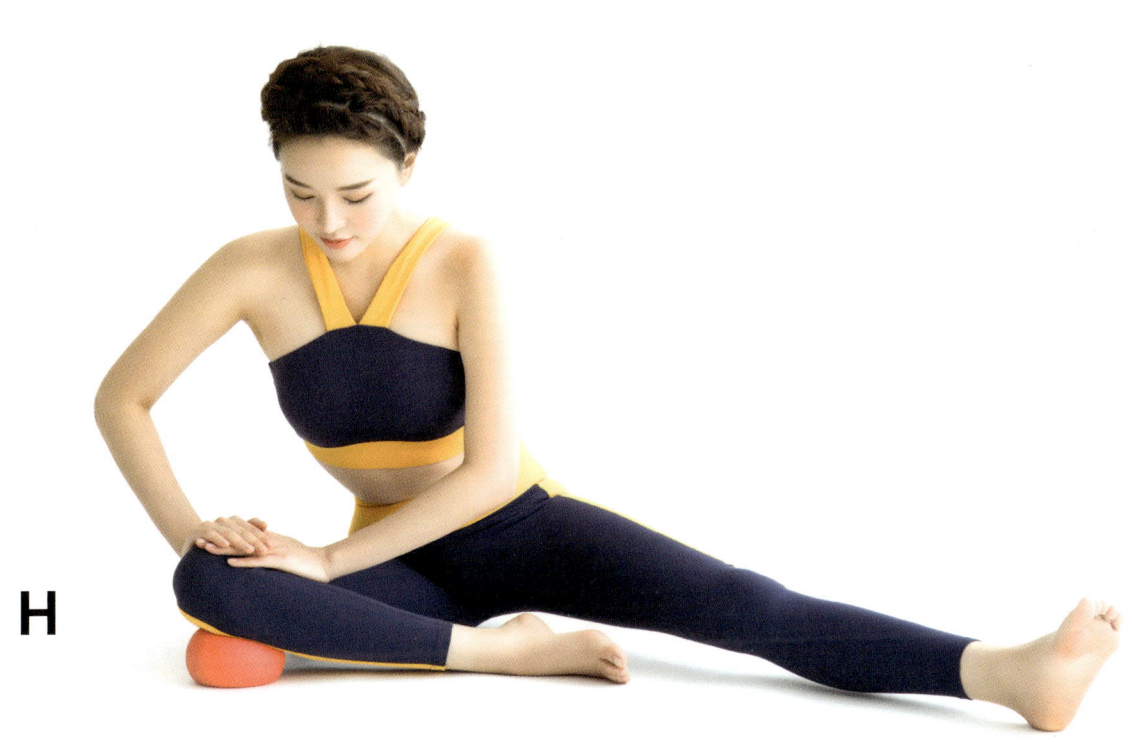

H

상체를 사진처럼 기울여 상체의 체중이 공에 실리게 한 뒤 기본 동작을
합니다. h, i 지점에도 같은 방법으로 기본 동작을 합니다.

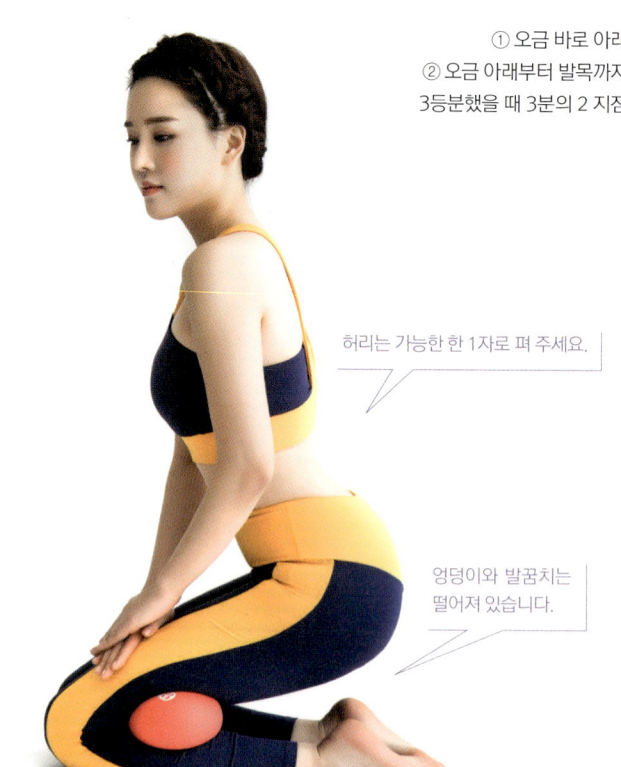

① 오금 바로 아래
② 오금 아래부터 발목까지 3등분했을 때 3분의 2 지점

공을 대는 위치

허리는 가능한 한 1자로 펴 주세요.

엉덩이와 발꿈치는 떨어져 있습니다.

I

오금(j 지점)에 큰 공 1개를 끼운 뒤 공에 허벅지의 체중이 실리도록 사진 처럼 지그시 눌러 주세요.

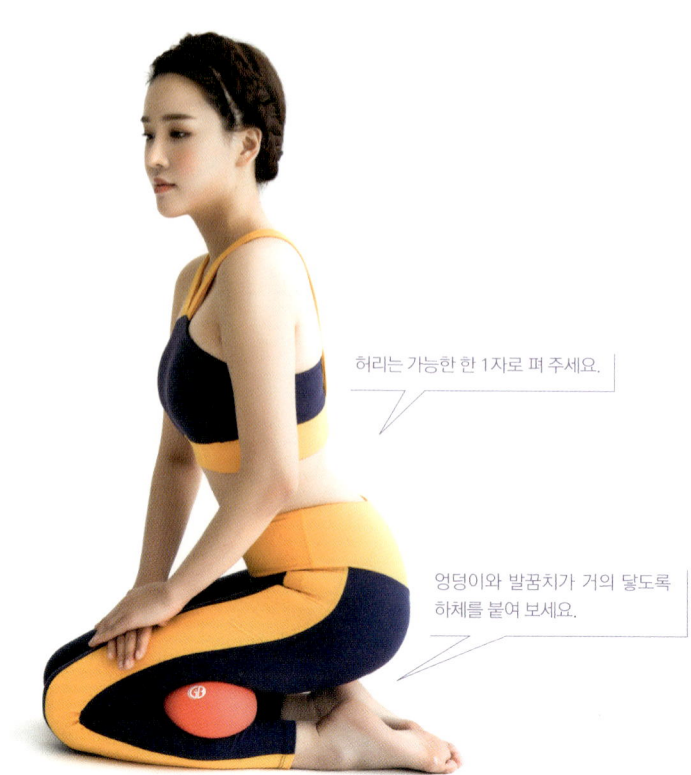

허리는 가능한 한 1자로 펴 주세요.

엉덩이와 발꿈치가 거의 닿도록 하체를 붙여 보세요.

J

이 자세에서는 공을 굴리기 힘듭니다. k, l 지점으로 공을 손으로 직접 옮긴 뒤 기본 동작을 하세요. 여기까지가 1 세트로 총 3세트 실시합니다. 반대쪽 에도 3세트 실시합니다.

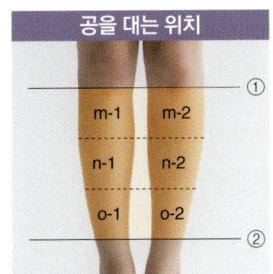

공을 대는 위치

① 무릎 바로 아래
② 발목 바로 위

K

무릎을 꿇고 앉아 작은 공 2개를 m-1, m-2 지점에 끼웁니다. 그런 다음 손으로 허벅지를 눌러 공에 체중을 실은 뒤 기본 동작을 합니다.

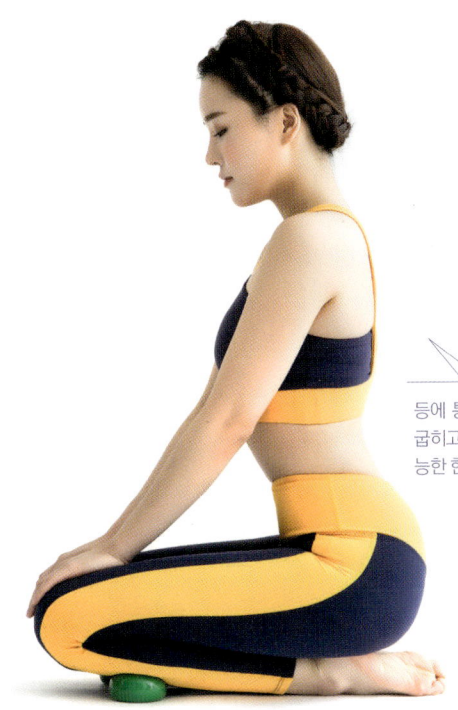

등에 통증이 있으면 살짝 굽히고, 그렇지 않다면 가능한 한 1자로 폅니다.

L

공을 n-1, n-2 지점으로 옮겨 기본 동작을 합니다.

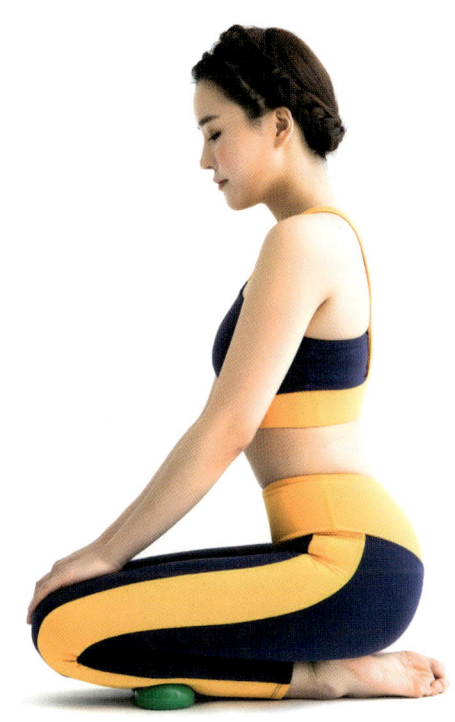

M

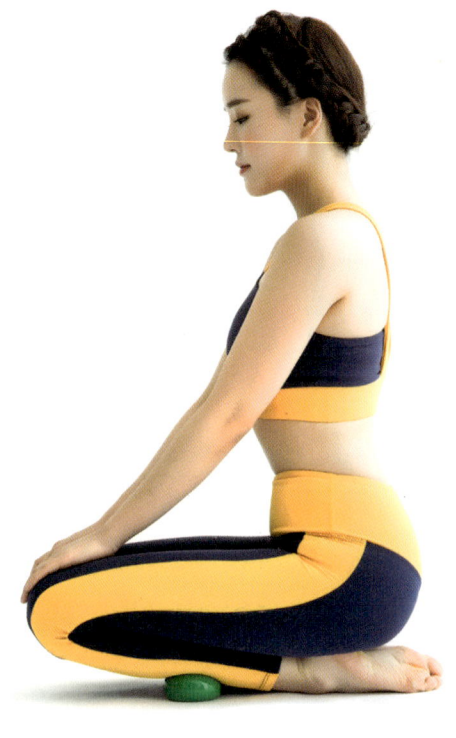

공을 o-1, o-2 지점으로 옮겨
기본 동작을 합니다.

N

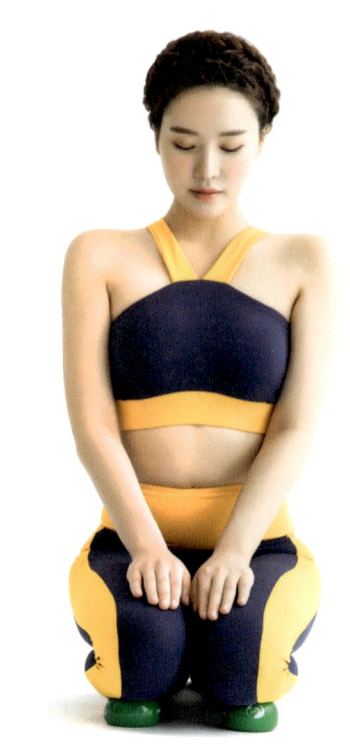

앞 과정과 같은 자세를 한 채 m-1,
m-2 지점에 다시 작은 공 2개를 댄
뒤 몸을 좌우로 10회씩 흔들어 주세
요. 여기까지가 1세트로 총 3세트 실
시합니다.

Good Ball
Home Training
for Pain-free

굿 볼 홈트 [통증]

지은이 이동신
펴낸이 정규도
펴낸곳 황금시간

초판 1쇄 발행 2018년 5월 20일
초판 4쇄 발행 2025년 3월 10일

편집 이후춘, 김효은
디자인 All design group
촬영 진행&섭외 박경미
촬영 studio etc. 한정수(010-6232-8725)
메이크업&헤어 김민정(010-8953-6626)
모델 손연수(@sys_0228)

황금시간
Golden Time

주소 경기도 파주시 문발로 211
전화 (02)736-2031(내선 291~296)
팩스 (02)732-2037

출판등록 제406-2007-00002호
공급처 ㈜다락원
구입문의 전화 : (02)736-2031(내선 250~252)
팩스 : (02)732-2037

ISBN 979-11-87100-56-0   13510

http://www.darakwon.co.kr
• 다락원 홈페이지를 통해 주문하시면 자세한 정보와 함께 다양한 혜택을 받으실 수 있습니다.